T0192051

Klaus Schmeck
Fritz Poustka
Heinz Katschnig (Hrsg.)

Qualitätssicherung und Lebensqualität in der Kinder- und Jugendpsychiatrie

SpringerWienNewYork

Dr. Dipl.-Psych. Klaus Schmeck
Prof. Dr. Fritz Poustka
Universitätsklinik Frankfurt, Deutschland

Prof. Dr. Heinz Katschnig
Universitätsklinik für Psychiatrie, Wien, Österreich

© 1998 Springer-Verlag/Wien
Printed in Austria

Satz: Composition & Design Services, Minsk, Belarus
Druck und Bindearbeiten: Eugen Ketterl Ges.m.b.H., A-1180 Wien

Graphisches Konzept: Ecke Bonk

Gedruckt auf säurefreiem, chlorfrei gebleichtem Papier – TCF

SPIN: 10684741

Mit 30 Abbildungen

Die Deutsche Bibliothek – CIP-Einheitsaufnahme

**Qualitätssicherung und Lebensqualität in der Kinder- und
Jugendpsychiatrie**/Schmeck ... (Hrsg.). – Wien ; New York :
Springer, 1998
ISBN 3-211-83194-0

ISBN 3-211-83194-0 Springer-Verlag Wien New York

Vorwort

Von der Qualitätssicherung zur Lebensqualität in der Kinder- und Jugendpsychiatrie

Qualitätssicherung ist in der Medizin zu einem überaus attraktiven Thema geworden. Gleichzeitig sind die Voraussetzungen dafür, dieses Thema mit Leben zu füllen, besonders in der Kinder- und Jugendpsychiatrie zur Zeit noch sehr begrenzt (Schmeck und Poustka, 1997).

Zwei Anstöße sind Wegbereiter für die nun aufgeflammte Diskussion über Qualitätssicherung geworden: Zum einen hat in Deutschland die Arbeitsgemeinschaft Wissenschaftlicher Medizinischer Fachverbände (AWMF) zusammen mit der Bundesärztekammer eine Initiative gestartet, um Leitlinien für die einzelnen medizinischen Fächer zu formulieren bzw. von den entsprechenden Fachgesellschaften formulieren zu lassen. Dies hat auch in der Kinder- und Jugendpsychiatrie dazu geführt, daß für etwa 35 Krankheiten und Symptombereiche Leitlinien verfaßt wurden und 1998 Schritt für Schritt veröffentlicht werden sollen. Diese Leitlinien stellen Empfehlungen dar, die wichtige diagnostische und therapeutische Bereiche unter dem Motto „was ist erforderlich, was ist nützlich und was ist entbehrlich" zusammenfassen und damit das heutige Wissen über die einzelnen Krankheiten und Symptombereiche in komprimierter und aktueller Form stichwortartig veranschaulichen.

Die Philosophie dieser Leitlinien sowie ihre konkrete Gestaltung (z.B. Entscheidungsbäume) werden an den Beispielen „Hyperkinetische Störungen" (Döpfner et al.) und Störungen des Sozialverhaltens (Lehmkuhl et al.) in diesem Buch dargestellt. Die Deutsche Gesellschaft für Kinder- und Jugendpsychiatrie und -psychotherapie hat in Zusammenarbeit mit den verschiedenen Verbänden dieses Faches ein Redaktionskomitee gebildet, das diese Leitlinien in Zukunft weiter aktualisieren und veröffentlichen wird.

Der zweite Anstoß für eine vermehrte Befassung mit Qualitätssicherung kommt aus dem Bemühen der „Aktion psychisch Kranke", eine praxisgerechte, umfassende Orientierungshilfe und eine operationalisierbare Managementstruktur für die verschiedensten Aufgabengebiete der psychiatrischen Versorgung, insbesondere der kinder- und jugendpsychiatrischen Versorgungsstruktur zu erstellen (Bundesminister für Gesundheit, 1996). Es ist dies sozusagen die notwendige, man könnte sagen verfahrenstechnische Ergänzung zu den mehr wissenschaftlich vorgegebenen Leitlinien für Diagnostik und Therapie. Die „Aktion psychisch Kranke" hat die verschiedensten Professionen, die in der Psychiatrie, wie auch in der Kinder- und Jugendpsychiatrie, zusammenarbeiten, über längere Zeit in Arbeitssitzungen vereinigt. In Zusammenarbeit mit Angehörigenverbänden wurde ein Ergebnis erarbeitet, das nunmehr auch der Öffentlichkeit vorliegt. Wegen der herausragenden Bedeutung dieses Qualitätsmanagements ist der dieses Thema behandelnde Beitrag von Jungmann den anderen Kapiteln dieses Buches als Einführung vorangestellt.

Es gibt aber noch eine dritte Wurzel der Bemühungen um Qualitätssicherung, die schon weiter zurückreicht, nämlich jene, die sich mit der Basisdokumentation befaßt. Unter Basisdokumentation versteht man die Festlegung von verschiedenen Merkmalen, die zum Großteil zwingend, zum kleineren Teil fakultativ während jeder Behandlungsepisode dokumentiert werden. Eine gute Basisdokumentation stellt ein Ordnungsprinzip dar, das sich an möglichst routinenahe Vorgangsweisen hält. Sie umfaßt sowohl die Erhebung soziodemographischer Merkmale, Merkmale von Behandlungserfordernissen sowie einen Raster von Symptomen und Diagnosen in Bezug auf das sechsaxiale Klassifikationsschema in der Kinder- und Jugendpsychiatrie (Englert und Poustka, 1995).

Das Fach der Kinder- und Jugendpsychiatrie hat Besonderheiten, die es von der Erwachsenenpsychiatrie deutlich unterscheidet. Kinder kommen für gewöhnlich nicht von alleine zur Vorstellung, sondern werden von ihren Eltern gebracht, allerdings nicht immer aus deren eigenem Antrieb, sondern oft auf Anregung der Schule, des Kindergartens, von Freunden - keineswegs immer eines konsultierten Arztes.

Die Probleme der Erfassung der entsprechenden Diagnostik im Routinevorgang der Aufnahmeprozedur und ihre Niederlegung in einer Basisdokumentation als Grundlage für Beratung und Therapieplanung sind sehr komplex (Poustka, 1988). Die Angaben über die spezifischen Probleme dieser Kinder sind auch von der Beschreibungsfähigkeit der Bezugspersonen mit abhängig. Mit anderen Worten: wir sind in vielen, besonders in ambulanten Tätigkeiten, von der Beschreibung zum Beispiel durch die Eltern abhängig, um zu erfahren, was in einem Kind vorgeht und welche Probleme es in unterschiedlichen Situationen zeigt. Dabei ist klar, daß sich die Sichtweise des Kindes nicht immer mit der seiner Eltern bzw. der Experten deckt. Eltern können die Probleme der Kinder als gravierender darstellen, als sie sind, oder aber auch verharmlosen; der Experte muß entscheiden, welche Behandlungsform er vorschlägt und durchzuführen gedenkt. Hier stoßen nicht nur verschiedene Lehrmeinungen therapeutischer Schulen und Überzeugungen aufeinander, oft sind auch die Ansichten der Kinder konträr zu denen der Eltern, zum Beispiel was die Heftigkeit der geschilderten Symptomatik oder die Art der Umfeldeinflüsse betrifft (Denner et al., 1993). Wir wissen zum Beispiel nicht, ob depressive Mütter die Probleme ihrer Kinder übertrieben oder besonders sensibel und richtig darstellen. Dazu gibt es derzeit nur wenige Untersuchungen; dies gilt besonders für die ethischen und rechtlichen Aspekte dieser Frage.

Die Basisdokumentation kann auch die Beeinflussung der Kosten einer Behandlung durch Umfeldeinflüsse darstellen, die oft bei ein und demselben Krankheitsbild ausgesprochen unterschiedlich sein können. Die Basisdokumentation kann eine gewisse Klarheit schaffen, weil in bezug auf das multiaxiale Klassifikationsschema eben nicht nur die krankheitsspezifische Symptomatik und die Umfeldeinflüsse, sondern auch weitere Faktoren wie intellektuelle Leistungsfähigkeit, Entwicklungsalter, Umstände spezifischer Entwicklungsrückstände, organische Krankheiten und auch das Ausmaß der notwendigen Pflege erfaßt und für eine sinnvolle Therapieplanung miteinbezogen werden. In dem hier vorliegenden Buch beschreiben Englert et al. zunächst die formalen und inhaltlichen Probleme der Einführung einer umfassenden Basisdokumentation in allen Bereichen der Kinderpsychiatrie, gleich, ob dies private Praxen betrifft oder stationär bzw. ambulant tätige Institutionen.

Wie die Handhabung dieser nun zur Verfügung stehenden Instrumente auf verschiedenen Gebieten erfolgen kann, zeigen die Beiträge zu den Qualitätszirkeln. Behandelt werden externe Qualitätssicherungs-Zirkel (von Ferber), Qualitäts-Zirkel in Bezug auf die psychosomatische Grundversorgung (Höger et al.) und klinikinterne Qualitätssicherungen (Bilke).

Welche aus dem bisherigen Dokumentationssystem ableitbare zunächst einmal globalisierende Behandlungsrichtlinien darstellbar sind, können Mattejat und Remschmidt im Rückgriff auf eine große und langwährende Tradition in der dokumentarischen Erfassung des Klientels einer bedeutenden Universitätsklinik darstellen, während im Beitrag von Lorenz die Schwierigkeiten, vor denen viele Kliniken bei der Einrichtung derartiger Standards stehen, direkt und in praktischer, anschaulicher Weise beschrieben werden. Dies gilt auch für den Beitrag von Friedrich in bezug auf die kinderpsychiatrische Forensik: Er gibt in diesem Exkurs über ein wichtiges Kapitel kinder- und jugendpsychiatrischer Aufgabenstellung Standards an, die beachtet werden müssen, um dem Tätigkeitsfeld des Kinderpsychiaters in bezug auf die Begutachtung gerecht zu werden.

Anregungen zum Qualitätsmanagement in der Medizin reichen in die dreißiger Jahre zurück und sind historisch eng mit entsprechenden Bestrebungen in der Chirurgie verbunden. Dieses Fach hat erstmals Fehleranalysen bzw. Mißerfolgsstatistiken als wissenschaftliches Instrument eingesetzt, mit dem klaren Ziel Fehler zu minimieren. Deshalb sind die Erfahrungen mit dem Qualitätsmanagement in der operativen Medizin (Koller et al.) hier besonders wertvoll, etwa die Darstellung von ausgewählten Diagnosen, die als Indikatoren für die Güte einer Institution stehen können. Dies ist auch auf andere medizinische Fachgebiete übertragbar, auch auf die psychiatrischen Fächer.

In seiner umfassenden Darstellung zu den Qualitätsstandards und der Dokumentation in der Psychiatrie ergänzt Fritze diese „Erfahrungen aus angrenzenden Gebieten" aus der unmittelbaren Schwester-Disziplin der Kinder- und Jugendpsychiatrie, der Erwachsenenpsychiatrie. Ergänzend dazu stellen (Heuft et al.) die Ergebnisdokumentation in der psychotherapeutischen Medizin anhand erster empirischer Unterlagen dar.

Lebensqualität ist zu einer wichtigen Zielvariable der Gesundheitsvorsorge geworden (Katschnig et al., 1997). Wie steht es nun mit der Lebensqualität der Patienten in der Kinder- und Jugendpsychiatrie? Von Schmeck wird in seinem Beitrag dokumentiert, daß hier Neuland betreten wird, das sich – bislang noch nicht sehr erfolgreich - an den schon eher etablierten Methoden anderer Disziplinen, etwa der Erfassung der Lebensqualität in der Onkologie (Flechtner) oder bei chronisch kranken und behinderten Kindern (Voll) orientieren kann.

Bei der Erfassung der Lebensqualität sind wir noch weit von den berechtigten Postulaten entfernt, die in den Beiträgen von Katschnig und Fritze aufgestellt werden. In der von Maslow (siehe Beitrag Katschnig) entworfenen Ordnung menschlicher Bedürfnisse, die von den physiologischen Grundbedürfnissen bis zu den ästhetischen und intellektuellen Bedürfnissen reichen, ist hier ein weiter Bogen gespannt, der von den Nebenwirkungen der Medikamente wie auch der Psychotherapie bis zu dem subjektiven Blickwinkel der auf ihre Lebensqualitätsbedürfnisse hin Befragten reicht. Naturgemäß sind die in Entwicklung begriffenen Kinder mit psychischen Störungen hier besonders stark betroffen, auch weil sie viel hilfloser sind - sie sind aber gleichzeitig auch in ihren sozialen und Sicherheits- sowie Stabilitätsbedürfnissen schwer einzuschätzen. Gerade in den entwickelten westlichen Ländern wird immer noch zuwenig Augenmerk auf diese Grundbedürfnisse gerichtet, nämlich auf die Frage, wie gefährdet die Entwicklung des Kindes in unserer Gesellschaft ist, wie Entwicklungsproblemen am besten vorgebeugt werden kann und wie bei psychischen Störungen am effektivsten geholfen und den subjektiven Bedürfnissen der Kinder gleichzeitig entsprochen werden kann. An der Antwort auf diese Fragen wird sich in Zukunft nicht nur das Fach der Kinder- und Jugendpsychiatrie, sondern auch die Gesellschaft als ganzes messen lassen müssen. Einen kleinen Denkanstoß in diese Richtung will dieses Buch geben.

Frankfurt am Main und Wien, im Dezember 1997   Die Herausgeber

Literatur

Bundesminister für Gesundheit (1996) Aktion psychisch Kranke e.V.: Leitfaden zur Qualitätsbeurteilung in psychiatrischen Kliniken. Projekt 1994-1996 im Auftrag des Bundesministeriums für Gesundheit. Bd. 74, Schriftenreihe des Bundesministeriums für Gesundheit. Nomos, Baden-Baden

Denner S, Poustka F (1993) Kinder beschreiben ihre unmittelbaren Lebensumstände. In: Poustka F, Lehmkuhl U (Hrsg) Gefährdung der kindlichen Entwicklung. Quintessenz Verlag, München, S 89-95

Englert E, Poustka F (1995) Das Frankfurter Kinder- und Jugendpsychiatrische Dokumentationssystem - Entwicklung und methodische Grundlagen unter dem Aspekt der klinischen Qualitätssicherung. Praxis der Kinderpsychologie und Kinderpsychiatrie 44: 158-167

Katschnig H, Freeman H, Satorius N (1997): Quality of life in mental disorders. Wiley, Chichester

Poustka F (1988) Diagnostik psychischer Störungen bei Kindern und Jugendlichen. In: Remschmidt H, Schmidt MH (Hrsg.): Kinder- und Jugendpsychiatrie in Klinik und Praxis, Band I. Thieme, Stuttgart, S 478-511

Schmeck K, Poustka F (1997) Quality of life in child psychiatric disorders In: Katschnig H, Freeman H, Satorius N (Eds) Quality of life in mental disorders. Wiley, Chichester, S 179-191

Autorenverzeichnis

Bilke, Oliver, Dr. med., Oberarzt der Poliklinik für Kinder- und Jugendpsychiatrie der Medizinischen Universität zu Lübeck, Kahlhorststr. 31-35, 23538 Lübeck

Döpfner, Manfred, Prof. Dr. phil., Leitender Psychologe der Klinik und Poliklinik für Psychiatrie und Psychotherapie des Kindes- und Jugendalters der Universität zu Köln, Robert-Koch-Str. 10, 50931 Köln

Englert, Ekkehart, Dr. med., Klinik für Psychiatrie und Psychotherapie des Kindes- und Jugendalters der Johann Wolfgang Goethe-Universität Frankfurt, Deutschordenstr. 50, 60528 Frankfurt a.M.

von Ferber, Lieselotte, PD Dr. med., Leiterin der Forschungsgruppe Primärmedizinische Versorgung der Universität zu Köln, Herderstr. 52, 50931 Köln

Flechtner, Henning, Dr. med., Oberarzt der Klinik und Poliklinik für Psychiatrie und Psychotherapie des Kindes- und Jugendalters der Universität zu Köln, Robert-Koch-Str. 10, 50931 Köln

Friedrich, Max H., Prof. Dr. med., Vorstand der Universitätsklinik für Neuropsychiatrie des Kindes- und Jugendalters, Allgemeines Krankenhaus, Währinger Gürtel 18-20, A-1090 Wien

Fritze, Jürgen, Prof. Dr. med., Leitender Arzt des Verbandes der Privaten Krankenversicherung, Bayenthalgürtel 26, 50946 Köln

Heuft, Gereon, PD Dr. med., Leitender Oberarzt der Klinik für Psychotherapie und Psychosomatik, Rheinische Landes- und Hochschulklinik Essen, Virchowstr. 174, 45147 Essen

Höger, Christian, Dr. med., Oberarzt der Abteilung für Kinder- und Jugendpsychiatrie der Georg-August-Universität Göttingen, v.-Siebold-Str. 5, 37075 Göttingen

Jungmann, Joachim, Dr. med. Dipl.-Psych., 1. Vorsitzender der Bundesarbeitsgemeinschaft der leitenden Ärzte kinder- und jugendpsychiatrischer Kliniken und Abteilungen e.V., Abt, Kinder- und Jugendpsychiatrie am ZIP Weinsberg, 74189 Weinsberg

Katschnig, Heinz, Prof. Dr. med., Vorstand der Universitätsklinik für Psychiatrie, Allgemeines Krankenhaus, Währinger Gürtel 18-20, A-1090 Wien

Koller, Michael, Dr. phil., Institut für theoretische Chirurgie der Phillips-Universität Marburg, Baldingerstr., 35033 Marburg

Lehmkuhl, Gerd, Prof. Dr. med. Dipl.-Psych., Leiter der Klinik und Poliklinik für Psychiatrie und Psychotherapie des Kindes- und Jugendalters der Universität zu Köln, Robert-Koch-Str. 10, 50931 Köln

Lorenz, Alfred L., Dipl.-Psych., Leiter der Tagesklinik, Klinik für Kinder- und Jugendpsychiatrie und Psychotherapie, Zentralkrankenhaus Bremen-Ost, Züricher Str. 40/Hs 10, 28325 Bremen

Mattejat, Fritz, PD Dr. phil., Leiter der Familienambulanz der Klinik für Kinder- und Jugendpsychiatrie und Psychotherapie der Phillips-Universität Marburg, Hans-Sachs-Str. 6, 35039 Marburg

Poustka, Fritz, Prof. Dr. med., Leiter der Klinik für Psychiatrie und Psychotherapie des Kindes- und Jugendalters der Johann Wolfgang Goethe-Universität Frankfurt, Deutschordenstr. 50, 60528 Frankfurt a.M.

Schmeck, Klaus, Dr. med. Dipl.-Psych., Oberarzt der Klinik für Psychiatrie und Psychotherapie des Kindes- und Jugendalters der Johann Wolfgang Goethe-Universität Frankfurt, Deutschordenstr. 50, 60528 Frankfurt a.M.

Voll, Renate, Dr. med., Ärztin für Kinder- und Jugendpsychiatrie u. Psychotherapie und Rehabilitationsmedizin, Rehabilitationsklinik Neckargemünd, Im Spitzerfeld 25, 69151 Neckargemünd

Inhaltsverzeichnis

Einführender Beitrag

Qualitätsmanagement in der Kinder- und Jugendpsychiatrie

J. Jungmann

Rechtliche Grundlagen

Seit dem 01. 01. 1989 sind durch das Gesundheitsreformgesetz alle nach § 108 zugelassenen Krankenhäuser nach § 137 SGB V dazu verpflichtet, „sich an Maßnahmen zur Qualitätssicherung zu beteiligen. Die Maßnahmen sind auf die Qualität *der Behandlung, der Versorgungsabläufe und der Behandlungsergebnisse* zu erstrecken. Sie sind so zu gestalten, daß vergleichende Prüfungen ermöglicht werden. Das Nähere wird für die Krankenhäuser in den Verträgen nach § 112 ... geregelt".

Ziele von Qualitätsmanagement

Hinter den genannten Bestimmungen steht die Absicht, Standards zu entwickeln, die es ermöglichen sollen, die Leistung von Kliniken zu bewerten und vergleichbar zu machen. Das Vorhaben geht über Maßnahmen der Mitarbeiterqualifizierung im Rahmen von Fort- und Weiterbildung und über eine Optimierung der materiellen und strukturellen Ressourcen hinaus, die in der Psychiatrie-Personalverordnung (Psych-PV) grundgelegt wurde.

Welchen Beitrag kann das Krankenhaus, das dort tätige medizinische, pflegerische und therapeutische Personal zur Lösung dieser komplexen Aufgabe leisten? Können Kliniken zur Qualitätsverbesserung ihrer Behandlung dadurch beitragen, daß sie Standards formulieren und beschreiben, mit denen Behandlung und Behandlungsergebnisse beurteilt und vergleichbar bewertet werden können?

Wer hat Interesse an der Festlegung solcher Standards, die, wenn man sie denn entwickeln könnte, nur in fachlichem, die Erkenntnisse von Praxis und Wissenschaft berücksichtigendem Konsens erfolgen kann? Zum ersten sind die Patienten diejenigen, für die Behandlungsleistungen erbracht werden sollen. Der Patient und seine Angehörigen wollen sich in ihren Bemühungen und Sorgen ernstgenommen und unterstützt fühlen, das jeweils mögliche oder optimale Ergebnis der Behandlungsintervention zu erreichen.

Was aber benötigen diejenigen, die die Leistung des Krankenhauses in Anspruch nehmen wollen, um die „richtige" Entscheidung bei einem Vergleich verschiedener klinischer Leistungsangebote treffen zu können? Steht ihnen eine Auswahl in den Fachgebieten der Psychiatrie oder der Kinder- und Jugendpsychiatrie überhaupt zur Verfügung? Sicher haben sie großes Interesse an einem qualitativ hochwertigen Behandlungsergebnis. Läßt sich das aber durch die Festlegung von Standards erreichen? Wer definiert sie, wie verständigen sich Leistungsempfänger, Angehörige, Ärzte, Therapeuten, Betreuungs- und Pflegekräfte?

Zum zweiten sind die ökonomischen Leistungsträger und Planungsverantwortlichen in Politik und Verwaltung an der möglichst verbindlichen Definition von Qualitätsstandards interessiert, um im Namen der Versichertengemeinschaft oder im Rahmen ihrer kommunalen Verantwortung dem Auftrag nach Sicherstellung von optimalen Behandlungsergebnissen unter Beachtung wirtschaftlich vertretbarer Nutzen-Kosten-Relationen nachkommen zu können. Nach welchen Zielvorstellungen nehmen diese aber ihre Schwerpunktsetzungen vor? Politische, wirtschaftliche, fachlich inhaltliche oder ethische Überzeugungen und Übereinkünfte sind beständigen Veränderungen infolge gesellschaftlicher Diskussionsprozesse unterzogen und stellen das jeweilige Ergebnis geltender Wert- und Präferenzvorstellungen dar.

Drittens schließlich kann Qualitätssicherung als internes Anliegen einer Klinik im Mittelpunkt der Aufmerksamkeit stehen. Es wäre dann zu prüfen, ob definierte Qualitätsstandards des klinischen Handelns in Diagnostik und Therapie zur Basis einer internen Qualitätssteuerung der einzelnen Klinik gemacht werden können. Hierbei handelt es sich nicht um den Vergleich mehrerer Kliniken, ihrer Konzepte und Behandlungsabläufe untereinander, sondern um das Anliegen der internen Qualitätslenkung des einzelnen Krankenhauses, die darauf abzielt, die Qualität der eigenen Leistung zu verbessern. Hierzu müßten operational umsetzbare Übereinkünfte über medizinisch-therapeutische wie auch über wirtschaftliche und organisatorische Qualitätsanforderungen gefunden werden, an denen orientiert das klinische Handeln beständig bewertet werden könnte. Steuerung, Koordination und Supervision der zum Einsatz kommenden Untersuchungs- und Behandlungsmaßnahmen sind Bestimmungsstücke eines innerklinischen Qualitätsmanagements. Welche Anforderungen an personelle und materielle Voraussetzungen wären mit einem solchen Ansatz verbunden?

Deutlich wird, daß Maßnahmen der Qualitätssicherung in Abhängigkeit vom jeweiligen Blickwinkel unterschiedliche Schwerpunkte setzen. Es sind Einigungs- und Verständigungsprozesse notwendig, die Motivation und Kooperationsbereitschaft voraussetzen. Eine hierarchisch oder administrativ getragene „Standardsetzung" kann dem zu Recht unsere hohe Aufmerksamkeit fordernden Anliegen nicht entsprechen, Qualitätsbewußtsein und Qualitätsverantwortung für die Behandlungsleistung im Krankenhaus, in unserem Fall in der klinischen Kinder- und Jugendpsychiatrie, zu entwickeln und zu stärken.

An Bemühungen um Qualitätssicherung kann sich die Klinik selbst sinnvoll wohl nur unter dem Aspekt der internen Qualitätslenkung beteiligen. Da ihr unmittelbares Anliegen auf den größtmöglichen Nutzen ihres Handelns für den einzelnen Patienten zielt, ist sie auch zur Optimierung der eigenen Leistung verpflichtet. Bei den Überlegungen zur Qualifizierung des innerklinischen

Handlungsablaufes als Grundlage von Qualitätssicherung steht nicht die Definition von allgemein verbindlichen Standards im Vordergrund. Vielmehr geht es um eine möglichst vollständige Erfassung aller behandlungsrelevanten Prozesse, die einer innerklinischen Beeinflussung unter definierten Qualitätsmerkmalen zugänglich sind.

Um eine interne Qualitätslenkung betreiben zu können, muß zunächst das konkrete Anforderungsprofil an die klinische Leistung zu möglichst allen behandlungsrelevanten Faktoren erarbeitet werden. Hierzu gehören die Festlegung von diagnostisch-therapeutischen *Leitlinien*, die in Bezug auf bestimmte Krankheitsbilder anzuwenden sind, genauso wie die Definition von *Richtlinien, Verfahrensanweisungen, Checklisten* u. ä. zu einzelnen Handlungsschritten im diagnostisch-therapeutischen Prozeß.

Übereinstimmung besteht darüber, daß es das gemeinsame Ziel aller Maßnahmen des Qualitätsmanagements in der Medizin ist, einen möglichst hohen Grad der Zielerreichung des Behandlungsauftrages sicherzustellen, Gesundheit wiederzuerlangen oder soweit wie möglich wiederherzustellen. Für die Kinder- und Jugendpsychiatrie heißt dies, seelische Beeinträchtigungen, die den Patienten und oft auch sein unmittelbares Lebensumfeld belasten, zu reduzieren oder zu heilen.

Umfassendes Ziel von *Qualitätssicherung* im Psychiatrischen Krankenhaus ist es, Strategien zu entwickeln, mit denen die Voraussetzungen und Abläufe beeinflußt werden können, die notwendig sind, um die dort erbrachten Behandlungsleistungen zu optimieren. Selbstverständlich muß dabei dem Bemühen um Transparenz nach draußen hohe Aufmerksamkeit zukommen. Dies dient dem Anliegen der externen Qualitätsbewertung.

Die alleinige Prüfung des Behandlungsergebnisses als einem Leistungsprodukt, und als solches kann die Dienstleistung des psychiatrischen Krankenhauses auch verstanden werden, ist nur ein Teil von qualitätssichernden Maßnahmen. Eine erst nach ihrer Erbringung festgestellte Fehlerhaftigkeit oder Ineffektivität der Dienstleistung hat für denjenigen, der sie in Anspruch genommen hat, unter Umständen gravierende Folgen. Ein Behandlungsfehler löst einen bisweilen hohen Aufwand zur Fehlerbeseitigung aus.

Da die erbrachte Behandlungsleistung stets das Ergebnis eines Prozesses ist, müssen sich Maßnahmen zur Sicherung und Verbesserung der Leistungsqualität auf die Abläufe und Rahmenbedingungen beziehen, die den Prozeß der Leistung bestimmen. Herausragende Bedeutung kommt dabei der Qualifikation und Motivation des Personals zu, das die Behandlung erbringt. Von der Einstellung eines jeden Mitarbeiters hängt es ab, wie Behandlungskonzepte, Leitlinien und Vorgaben umgesetzt und zum Wohl des Behandelten optimiert werden. Sowohl in produzierenden Unternehmen als auch im Dienstleistungsbereich gehen Überlegungen zur Qualitätssicherung, geht die Qualitätsphilosophie, immer mehr davon aus, daß Qualitätsverantwortung denen zu übertragen ist, die auch die Produktverantwortung haben. Damit ist jeder Mitarbeiter für die Qualität seiner Arbeit selbst verantwortlich und muß in die Überlegungen zur Sicherung und Verbesserung der Qualität seines Handelns einbezogen werden.

Der Leitfaden zur Qualitätsbeurteilung in psychiatrischen Kliniken

Qualitätssicherung ist in dem hier vorgetragenen Konzept als ein Prozeß zu verstehen, der darauf ausgerichtet ist, Schwachstellen zu erkennen und Problemlösungen zu ermöglichen. Wesentliches Kennzeichen dieses Prozesses ist seine dauernde Fortführung mit dem Ziel, in gemeinsam vereinbarter zeitlicher Festlegung Ist-Soll-Abgleiche zu jeweils vereinbarten Qualitätszielen durchzuführen.

Um einen Reflexionsprozeß mit dem Ziel einer optimalen Gestaltung des gemeinsamen Handelns im Psychiatrischen Krankenhaus veranlassen zu können, müssen die Abläufe in den einzelnen Arbeits- und Handlungsbereichen definiert und beschrieben werden. Erst auf der Grundlage genereller Festschreibungen der notwendigen Handlungsschritte können Kriterien entwikkelt werden, die eine nachvollziehbare Analyse und kritische Überprüfung der angestrebten und erreichten Qualität des Handelns möglich machen.

Die im Auftrag des Bundesgesundheitsministeriums unter Federführung der Aktion Psychisch Kranke gebildete Projektgruppe, der ich als Vertreter der Kinder- und Jugendpsychiatrie angehöre, unternahm den Versuch, Voraussetzungen zu einem internen Qualitätsmanagement zu entwickeln, die den komplexen Anforderungen des Behandlungsprozesses in der klinischen Psychiatrie und in der Kinder- und Jugendpsychiatrie gerecht werden können. Der Kern der seit Frühjahr 1994 tätigen Arbeitsgruppe besteht aus Mitgliedern der Expertenkommission, die die Psych-PV erarbeitet hat. Sie ist dem Auftrag, ein Verfahren zur Qualitätssicherung in der klinischen Psychiatrie zu entwickeln, daher vor dem Hintergrund ihrer Grundüberzeugungen nachgekommen, die das Konzept klinisch-psychiatrischen Handelns bestimmen, das den differenzierten und multiprofessionellen Personalvorgaben der Psych-PV zugrunde liegt. Sie sah es nicht als ihre Aufgabe an, auf Diagnosen bezogene Leitlinien für Diagnostik und Therapie zu entwickeln. Diese Aufgabe steht bei kritischer Beachtung der sich dabei ergebenden komplexen Zusammenhänge sehr wohl an. Die Arbeitsgruppe leistet auch nicht die Entwicklung von konkreten Handlunganweisungen oder Dokumentationssystemen, die vor allem für die Nachvollziehbarkeit von Behandlungsverläufen notwendig sind. Mit ihrem Vorschlag eines Leitfadens zur internen Qualitätsbeurteilung der klinischen Handlungsabläufe liefert sie vielmehr einen grundsätzlichen Baustein zur Qualifizierung des dringend notwendigen internen Dialoges der Mitarbeiterinnen und Mitarbeiter des psychiatrischen Krankenhauses.

Es wurde der Versuch unternommen, auf der Grundlage klarer Zieldefinitionen für klinische Diagnostik und Behandlung die komplexen Anforderungen an die anzustrebende Qualität der Leistungserbringung verbindlich zu beschreiben. Neben den unmittelbar patientenorientierten Behandlungszielen, die sich in der Psychiatrie nicht nur auf die *Symptomverminderung* auffälliger Krankheitssymptome beziehen können, waren ausdrücklich auch die Behandlungsinitiativen zur Verbesserung der *Selbstverantwortlichkeit* des Patienten aufzunehmen. Zu berücksichtigen waren ferner die *Bedingungen*, unter denen die Behandlung zu erfolgen hat, da sie nach der Überzeugung der Arbeitsgruppe die *Qualität* der Behandlung wesentlich mitbestimmen. Diese als vorrangige *Absichten* des Handelns beschriebenen Elemente sollen ebenfalls qualifiziert überprüfbar und lenkbar sein. Es waren Qualitätsanforderungen an die *Behandlungsmaßnahmen* und die zur Durchführung notwendigen *Mittel* zu definieren. Darüberhinaus legten wir Qualitätsziele zum Umgang mit den personellen und sächlichen *Ressourcen* fest.

Kinder- und jugendpsychiatrische Behandlung als Prozeß

Der Aufbau des Kataloges der von uns für erforderlich gehaltenen Qualitätsanforderungen folgt den Besonderheiten des psychiatrischen bzw. kinder- und jugendpsychiatrischen Behandlungsverlaufes als einem individuellen Prozeß.

Die therapeutische Intervention zielt letztlich darauf ab, die Fähigkeit des erkrankten Menschen wiederherzustellen, zu verbessern oder zu sichern, am Leben der Sozialgemeinschaft teilnehmen zu können, soweit ihm dies nach seinen Möglichkeiten und Fertigkeiten gelingen kann. In den „Grundsätzen des Verordnungskonzeptes" der Psychiatrie-Personalverordnung heißt es ausdrücklich, daß es „Kernpunkt einer ausreichenden, zweckmäßigen und wirtschaftlichen stationären Behandlung" ist, daß die behandelten Patienten soweit wie möglich befähigt werden, außerhalb der Klinik zu leben, also wieder in die Gesellschaft eingegliedert sind. Der psychiatrische Behandlungseingriff muß in einer Weise erfolgen, die die noch vorhandene Lebenskontinuität des Patienten so wenig wie möglich zusätzlich belastet. Die durch die Psych-PV erfolgte Verbesserung der diagnostischen und therapeutischen Handlungsmöglichkeiten durch Erhöhung der Personalbemessung hat nur darin ihre Berechtigung, daß sie diesem zentralen Behandlungsziel einer stationären/teilstationären psychiatrischen Intervention dient. Die stationäre psychiatrische Behandlung umfaßt deshalb nicht nur Tätigkeiten „am Bett" oder auf dem Klinikgelände sondern auch therapeutische Aktivitäten im privaten und schulischen bzw. beruflichen Lebensumfeld. „Bei längerer Krankheitsdauer rückt die mehrdimensionale rehabilitative Behandlung von krankheitsbedingten Einbußen in den Vordergrund" (Präambel der Expertengruppe für den Bedarf der stationären Psychiatrie).

Bei der Diagnostik und Therapie von seelischen Beeinträchtigungen bei Kindern und Jugendlichen müssen Besonderheiten beachtet werden, die durch entwicklungspsychologische Prozesse in den Lebensphasen von Kindern und Jugendlichen bedingt sind. Nicht selten stellt die Beurteilung von Beeinträchtigungen der seelischen Entwicklung selbst die zentrale diagnostische Aufgabe dar, von deren Ergebnis die Gestaltung eines adäquaten therapeutischen Vorgehens abhängt.

Die klinische Therapie einer gravierenden psychischen Problematik oder Erkrankung hat zwei grundsätzliche Besonderheiten zu berücksichtigen:

Anders als bei der ambulanten Therapie eines psychisch beeinträchtigten Menschens erfolgt die Klinikbehandlung stets im Kontext einer stationären/teilstationären Behandlungsgruppe.

In der stationären/teilstationären Behandlungseinheit muß die Aufgabe gelöst werden, diagnostische und therapeutische Handlungskonzepte auf die Therapie des einzelnen Patienten anzuwenden, die in der Regel zunächst für bestimmte Problemgruppen oder Krankheiten entwickelt wurden. Den unterschiedlichen therapeutischen Bedürfnissen der in der Psychiatrie behandelten Patienten, auf die bereits die Diagnostik ausgerichtet werden muß, trägt die multiprofessionelle Personalausstattung der klinischen Behandlungseinheit Rechnung.

Zum zweiten setzt die stationäre/teilstationäre psychiatrische Therapie auf die Behandlung durch das Behandlungsteam. Wie in der Psych-PV grundgelegt, besteht heute ein hoher Konsens darüber, daß psychiatrische Diagnostik und Therapie von einem mehrdimensionalen Krankheitskonzept auszugehen haben, das die Wechselwirkung von somatischen/hirnorganischen, psychischen/biographischen und sozialen Dimensionen in der Behandlung und im Krankheitsverlauf berücksichtigt und deshalb eine Therapie durch ein multiprofessionelles Team erfordert (Psychiatrie-Personalverordnung, 2. Aufl., allgemeiner Teil, 3. 2, Seite 6, 1994).

Die Behandlungspläne der verschiedenen an der Behandlung beteiligten Berufsgruppen müssen sorgfältig aufeinander abgestimmt werden, um gemeinsam die angestrebten Therapieziele zu verfolgen. Alle mit der Behandlung befaßten Berufsgruppen müssen unter wechselseitiger Achtung der fachlichen Autorität miteinander darüber nachdenken, wie Fehler und unökonomische Vorgehensweisen, ineffektive Handlungsmuster im Behandlungsverlauf erkannt und korrigiert werden können. Erforderlich ist eine kritische Zielplanung im Sinne einer geschlossenen Behandlungskonzeption, die abgestellt ist auf die Berücksichtigung verschiedener Faktoren, die beim Entstehen und Weiterbestehen einer Erkrankung oder Störung zusammenwirken.

Es müssen folgende Fragen geklärt sein:

– Stehen die individuellen Behandlungspläne der unterschiedlichen therapeutischen Berufsgruppen in klarer Beziehung zu den Therapiezielen?
– Ist die Kooperation zwischen den unterschiedlichen Professionen verbindlich festgelegt (Therapiebesprechungen)?
– Sind die jeweiligen Zuständigkeiten der verschiedenen Berufsgruppen unter wechselseitiger Achtung der jeweiligen Fachkompetenz und Verantwortlichkeit definiert?
– Verfügt die Klinik über Instrumente, um Therapiemaßnahmen regelmäßig in Bezug auf die angestrebten Therapieziele und ihre Erreichbarkeit überprüfen zu können?
– Werden die einzelfallbezogenen Therapieziele regelmäßig kontrolliert und an neuen Entwicklungen ausgerichtet?
– Werden Behandlungsmaßnahmen in stetigem dialogischen Prozeß mit allen an der Behandlung Beteiligten weiterentwickelt und den sich ändernden Bedingungen angepaßt?

Stets sind Überlegungen darüber anzustellen, ob ein Therapieauftrag noch besteht und ob die Therapieziele von allen Beteiligten weiterhin gleichermaßen getragen werden. Dies gilt vor allem für die Motivation und Mitarbeitsbereitschaft des Patienten und seiner Familie.

Das Zusammenleben mehrerer psychisch beeinträchtigter und kranker Menschen in einer Behandlungsgruppe erfordert Gestaltung und Begleitung von persönlichen und sozialen Abläufen im klinischen Lebensalltag, die sich an den jeweiligen Belastungsgrenzen, Fähigkeiten und Bedürfnissen des einzelnen Patienten orientieren müssen. Die Milieugestaltung hat den materiellen Rahmen sicherzustellen, der notwendig ist, um den in seiner sozialen und emotionalen Belastbarkeit und Orientierungsfähigkeit meist erheblich beeinträchtigten Kranken als individuelle Persönlichkeit darin zu unterstützen, seelische Gesundheit als Selbstgewißheit und Fähigkeit zu sozialer Kommunikation wiederzuerlangen.

Umgangsformen, Größe der pflegerischen bzw. pflegerisch-heilpädagogischen Behandlungsgruppe, Tagesgestaltung, Freizeit- und Wochenplanung bis hin zur Außenorientierung der Behandlung mit therapeutischen Maßnahmen im Außenbereich des Krankenhauses bestimmen und kennzeichnen das Ausmaß an Wertschätzung und Aufmerksamkeit, die dem Schutz der Würde und der sozialen Rechte des einzelnen Patienten entgegengebracht werden. Der klinische Behandlungsalltag sollte, bei familienähnlicher Struktur in der Kinder- und Jugendpsychiatrie, soviel Normalität wie möglich beinhalten und darauf ausgerichtet sein, Selbstbestimmung und Selbstverantwortung des einzelnen Patienten zu unterstützen.

Besonderes Gewicht ist auf die dem Patienten mögliche Mitwirkung an der Behandlung zu legen. Für die Kinder- und Jugendpsychiatrie ist darüberhinaus die Abstimmung mit Eltern und Sorgeberechtigten unverzichtbar, nicht nur weil diese auch bei einer klinischen psychiatrischen Behandlung die Verantwortlichkeit für die Entwicklung ihres Kindes behalten, sondern vor allem, weil kinder- und jugendpsychiatrische Diagnostik und Therapie grundsätzlich den familiären Lebenskontext eines seelisch erkrankten Kindes von Anfang an einbeziehen müssen. Die Mitwirkung der Angehörigen, die Zustimmung des Patienten vorausgesetzt, dürfte allerdings auch bei der Behandlung erwachsener Patienten oftmals anzustreben sein. Die Gestaltung von Therapie- und Hilfeplänen muß unter größtmöglicher wechselseitiger Akzeptanz und Achtung geschehen und im Hinblick auf Erreichbarkeit, Auswirkungen und Grenzen erörtert werden.

Die Kriterien, von denen die Beendigung der stationären Therapie abhängig gemacht wird, müssen vom ersten Tag der Behandlung an für alle Beteiligten klar und nachvollziehbar sein. Der für die Entlassung erforderliche Entscheidungsprozeß muß den gesamten Aufenthalt begleiten. Sobald erkennbar wird, daß über die stationäre kinder- und jugendpsychiatrische Behandlung hinaus weitere Hilfen notwendig werden, muß ein adäquater fachlicher Austausch mit komplementären Diensten, vor allem der Jugendhilfe, gewährleistet sein. Die rechtzeitige fachkompetente Zuziehung komplementärer Dienste entscheidet nicht selten über die Länge und die adäquate Fortführung der Behandlung nach der akuten stationären Phase. Schon zu Beginn einer stationären/teilstationären Behandlung in einer kinder- und jugendpsychiatrischen Einrichtung sollte beispielsweise die Jugendhilfe eingeschaltet werden und im weiteren Verlauf der Behandlung einbezogen bleiben, wenn erkennbar ist, daß wegen des Erziehungs- und Entwicklungshintergrundes des Kindes, Jugendlichen oder Heranwachsenden Hilfe zur Erziehung notwendig sein wird.

Bei Abschluß einer Behandlung erfolgt sinnvollerweise die Erörterung des individuellen Therapieverlaufes mit allen Beteiligten. Die durchgeführten Therapien werden auf das Erreichte hin bewertet und übergreifende Fragen der Effektivität des Handelns berücksichtigt. Die Effektivitätskontrolle sollte Befragungen von Patienten und Angehörigen über die Zufriedenheit mit dem Verlauf und dem Erreichten einschließen. Darüberhinaus können Nachuntersuchungen sowie katamnestische Erhebungen die Grundlage für Neubewertungen und Optimierung des Behandlungsverlaufes bilden. Von besonderer Wichtigkeit erscheint der Vergleich von Behandlungsergebnissen bezogen auf individuelle Problemlagen mit anderen Einrichtungen und mit Ergebnissen aus wissenschaftlichen Untersuchungen.

Das Problem der Effektivitätskontrolle einer psychiatrischen Behandlung besteht in der Bewertung von Veränderungen subjektiven Erlebens. Äußere Parameter wie etwa die Möglichkeit zur Wiederaufnahme des Schulbesuches oder einer Berufsausbildung lassen sich noch relativ leicht eruieren. Die Frage einer Verbesserung des individuellen Selbstwerterlebens und der Selbstsicherheit des heranwachsenden Kindes wird sich einer gezielten Effektivitätskontrolle weitgehend entziehen. Mit gewissen Einschränkungen wird man Faktoren wie die Wiederaufnahme in kinder- und jugendpsychiatrische stationäre Behandlung, oder die Dekompensation in der Nachbetreuung durch komplementäre Einrichtungen und ähnliches heranziehen können. Im Hinblick auf vergleichbare Problemstellungen wird auch die Dauer der stationären/teilstationären Intervention als Qualitätsmerkmal der Behandlungseffektivität gewertet werden dürfen.

Eine Behandlungsdokumentation muß dem Behandlungsprozeß quantitativ und soweit vergleichbar möglich auch qualitativ abbilden können. Die Psych-PV bietet dafür notwendige Vorgaben. Diese sind nicht nur quantitativ sondern bei adäquater Beachtung des Einsatzes der unterschiedlichen Berufsgruppen und ihrer Behandlungsangebote auch qualitativ verwertbar.

Qualitätsmanagement in der Kinder- und Jugendpsychiatrie als qualitativer Dialog

Um dem Ziel des kollegial geführten Dialogs aller an der Leistungserbringung beteiligter Mitarbeiter einer Klinik näher zu kommen, können fachliche und formale Vorgaben dann hilfreich sein, wenn sie den Erfahrungs- und Problembereich der Mitarbeiter abzubilden vermögen. Wir haben uns darum bemüht, nicht nur die Handlungsbereiche der klinischen Diagnostik und Therapie exakt zu beschreiben sondern auch Fragen zu formulieren, die eine Reflexion zu den verschiedenen Qualitätsanforderungen anregen sollen. Dabei gehen wir davon aus, daß jede Klinik ihre eigenen Zielvorstellungen, ihre eigene „Unternehmensphilosophie" zu formulieren hat. Solche Zielvorstellungen können nicht nur konzeptuell, aufgrund unterschiedlicher Aufgabenstellungen oder in Folge sich wandelnder Anforderungen Veränderungen unterliegen, die jeweils erneut der Reflexion zugänglich gemacht werden müssen.

Die von uns aufgestellten Qualitätsanforderungen sind nur sinnvoll, wenn Ziel- und Handlungsvorgaben folgen, die in der jeweiligen Klinik zu entwickeln sind. Sie sollen eine beständig fortgeführte Beurteilung des konkreten Zielerreichungsgrades der Qualitätsprofile ermöglichen.

Auf der Grundlage von Einschätzungen durch alle Leistungserbringer des entsprechenden Prüfbereiches kann eine Beurteilung des Ist-Standes erfolgen, der den bereits erreichten Qualitätsstand beschreibt und zur Grundlage für verbindliche Sollvorgaben gemacht werden kann. Über das Instrument der in bestimmten Zeitintervallen wiederholten Bewertungskontrolle soll der Prozeß der fortlaufenden Qualitätsbeurteilung und Qualitätslenkung beständig fortgeführt werden.

Die zentrale Anforderung an jede qualitätssteuernde Maßnahme in der kinder- und jugendpsychiatrischen Klinik ist die Orientierung aller Überlegungen an der Frage, in welcher Weise die getroffenen Maßnahmen zur Qualifizierung der Behandlungsleistungen für den Patienten beitragen. Es erschien uns notwendig, Qualitätsbeurteilungen der komplexen klinischen Abläufe im direkten Bezug zum einzelnen Behandlungsfall von Bewertungen der Gesamtkonzeptionen der Klinik ebenso zu trennen wie von der Bewertungsebene der stationären Behandlungseinheit. Wir unterscheiden also Qualitätsbeurteilung im Hinblick auf die Gesamtkonzeption des Krankenhauses, die Ebene der Station oder der Behandlungseinheit und Qualitätsbeurteilung bezogen auf die einzelne Patientenbehandlung.

In dem von uns entwickelten Leitfaden zur Qualitätsbeurteilung haben wir für alle relevanten Aufgabenbereiche bzw. Prüfbereiche der klinischen Abläufe Checkfragen formuliert, die einen qualifizierten, von gegenseitiger fachlicher Achtung getragenen kollegialen Dialog aller am jeweiligen Leistungssegment mitwirkenden Mitarbeiter ermöglichen sollen. Die Fortführung der Fragensammlungen und regelmäßigen konzeptionellen Gespräche sollen zur Stärkung der Motivation und Bereitschaft der Mitarbeiter beitragen, verantwortlich am Prozeß der Qualitätslenkung teilzunehmen.

Die Dokumentation aller Beurteilungsergebnisse, die die Grundlage der nachfolgenden Planungsschritte zur Qualitätsverbesserung bilden, ist ausdrücklicher Bestandteil der im Leitfaden aufgeführten Qualitätsanforderungen.

Der vorgeschlagene Leitfaden kann zum Bestandteil eines Qualitätsmanagement (QM)-Systems werden. Als Voraussetzung dazu muß das Krankenhaus allerdings eine interne Organisation aufbauen, in welcher unter Verantwortung der Leitung und der Führungskräfte die gemeinsame Umsetzung des Vorhabens des Qualitätsmanagements betrieben wird. Von besonderer Wichtigkeit ist die Zusammenarbeit des eigens mit dieser Aufgabe betrauten QM-Personals, des QM-Beauftragten und der Mitarbeiter, die die Behandlungsleistungen erbringen.

Das QM-Personal hat dabei die Aufgabe der Motivation, der Koordination und der Steuerung wahrzunehmen. Die Beschreibung der Arbeitsabläufe, die realistisch und nicht übertrieben detailliert erfolgen soll, muß Fragen der Abstimmung und der Überprüfung von Verantwortlichkeiten einschließen. Bereits zu diesem Zeitpunkt kann erkannt werden, was unter Umständen neu zu regeln ist. Voraussetzung dafür ist, daß die geforderten Beschreibungen und Zuständigkeitsprüfungen am beabsichtigten Ergebnis orientiert werden, da nur durch die Ausrichtung auf das angestrebte Handlungsziel eine Optimierung der dafür notwendigen Handlungsschritte und des dafür erforderlichen Ressourceneinsatzes möglich wird. Diese unmittelbar einsichtig erscheinende Betrachtungsweise steht im Gegensatz zu einer Vorgehensweise, die nicht die Fragen nach dem optimalen Ablauf in den Mittelpunkt der Überlegungen stellt, sondern von der prinzipiellen Unveränderbarkeit der vorhandenen betrieblichen Abläufe, aus welchen Gründen auch immer, ausgeht.

Noch einmal sei abschließend betont, daß es ausdrückliche Aufgabe der Leitung sein muß, die übergeordneten Qualitätsziele zu definieren und dafür zu sorgen, daß diese von allen Mitarbeitern verstanden werden. Die Leitung hat nachzuweisen, daß sie mit eigenem Engagement und Vorbild die Aktivitäten der Qualitätspolitik der Klinik unterstützt. Sie trägt die Verantwortung dafür, daß die erforderlichen Strukturen geschaffen werden, um die Maßnahmen zur internen Qualitätssteuerung zu planen, Arbeitsergebnisse zu dokumentieren und getroffene Maßnahmen zu beabsichtigten Veränderungen auf ihre Wirksamkeit hin zu überprüfen.

Literatur

Bundesminister für Gesundheit (1996) Aktion psychisch Kranke e. V.: Leitfaden zur Qualitätsbeurteilung in psychiatrischen Kliniken. Projekt 1994–1996 im Auftrag des Bundesministeriums für Gesundheit. Bd. 74, Schriftenreihe des Bundesministeriums für Gesundheit. Nomos, Baden Baden

Kunze H, Kaltenbach L (1994) Psychiatrie-Personalverordnung. Textausgabe mit Materialien und Erläuterungen für die Praxis, 2nd edn. Kohlhammer, Stuttgart

Erfahrungen aus angrenzenden Gebieten

Qualitätsmanagement in der operativen Medizin

M. Koller, H. Sitter und W. Lorenz

Einführung

In Zeiten zunehmender Kostenexplosion im Gesundheitswesen schreibt der Gesetzgeber zwingend vor, Behandlungsabläufe und Ergebnisse der stationären Versorgung hinsichtlich ihrer Qualität nachzuweisen und zu überprüfen (§137 SGB V). Weitgehend Uneinigkeit herrscht allerdings, mit Hilfe welcher Methoden die Qualität der Krankenversorgung in der täglichen Praxis evaluiert werden soll. Um diese Lücke für die chirurgischen Fächer zu schließen, hat sich im Januar 1995 am Marburger Universitätsklinikum eine *Qualitätsmanagement-Kommission Operative Medizin* (QMOM) konstituiert (Klose et al., 1995). Das vorliegende Manuskript stützt sich auf die ausführliche Darstellung der Methodik und der Kommissionsarbeit in (Lorenz et al., 1996), einige weitere Aspekte wurden auch in (Lorenz und Koller, 1996) und (Koller et al., 1996) beschrieben.

Die QMOM-Kommission besteht aus Mitgliedern des Klinikumsvorstandes (Ärztlicher Direktor, Pflegedirektorin und Verwaltungsdirektor) und je einem Vertreter der operativen Kliniken, der Anästhesie, der Radiologie, und je einem Vertreter von Bereichen, die mit der Datenerfassung und – behandlung im Klinikum befaßt sind (Ethikkommission, Datenschutzbeauftragter, Klinikrechenzentrum). Die Treffen der QMOM-Kommission finden regelmäßig alle 5–6 Wochen statt, wobei die Teilnehmer mit einem Erscheinen von 90% eine hohe Disziplin an den Tag legen.

Das von der QMOM-Kommission erarbeitete methodische Konzept des *internen Qualitätsmanagements* umfaßt vier Bereiche:

– Qualitätszirkel (Abhaltung regelmäßiger Mortalitäts- und Morbiditätskonferenzen)
– Tracer (Evaluierung eines medizinischen Fachgebietes mit Hilfe repräsentativer Gesundheitsprobleme)
– Leitlinien (Erstellung und Implementierung von Behandlungsstandards)
– Lebensqualitätsmessung (Befragung der Patienten nach deren subjektivem Wohlbefinden).

Wir verwenden bewußt den Begriff Qualitäts*management*, um zum Ausdruck zu bringen, daß eine laufende Optimierung der Krankenversorgung angestrebt wird. Das Festhalten an einem einmal für richtig befundenen Standpunkt, wie es der Begriff Qualitäts*sicherung* impliziert, ist nicht beabsichtigt. Qualitätsmanagement bezeichnet demnach ein dynamisches System, das eine permanente Herausforderung für alle im Krankenhaus Tätigen (Ärzte, Pflegepersonal, Verwaltung) bedeutet (Berwick, 1989).

Qualitätszirkel

Ziel dieser Maßnahme ist es, in allen operativen Abteilungen regelmäßige Mortalitäts- und/oder Morbiditäts-Konferenzen zu installieren. Diese Qualitätszirkel finden einmal monatlich statt. Hierbei sollen alle in der Abteilung zwischenzeitlich aufgetretenen Todesfälle besprochen werden (Pollock und Evans, 1993). Das Klinikrechenzentrum ist dabei der externe Taktgeber, so daß kein Fall unter den Teppich gekehrt werden kann. Die M+M–Konferenzen ermöglichen die Reflexion über medizinisch unbefriedigende Ausgänge und dienen der Weiterbildung aller Beteiligten. Fragen, die typischerweise in solchen Konferenzen gestellt und beantwortet werden, lauten:

– Wurde der Patient optimal versorgt, was könnte man anders machen?
– Wurde gar zu viel für ihn getan und sein Leiden unnötig hinausgezögert?
– In welcher Einzelentscheidung der Behandlungskette lag der entscheidende Fehler, der letztlich zum letalen Ausgang geführt hat?

Die Analyse aller Fälle unter diesen Gesichtspunkten erlaubt die Überprüfung bestehender Leitlinien und kann zum Anlaß genommen werden, gezielt Anpassungen vorzunehmen. Keineswegs geht es in diesen Qualitätszirkeln um Schuldzuweisung. Einschüchterung würde nicht nur zusätzlichen Druck in einem ohnehin aufreibenden Beruf bereiten, sondern überdies den Arzt und alle übrigen Beteiligten unweigerlich zur positiven Selbstdarstellung verleiten – das wäre der Wahrheitsfindung hinderlich. Die ersten Analysen der QMOM-Kommission deuten darauf hin, daß dieses Problem nach einem Jahr noch nicht ganz ausgeräumt ist.

Von den Qualitätsmanagementbeauftragten der einzelnen Kliniken wurde erwartet, daß sie monatlich einen schriftlichen Nachweis der abteilungsinternen Mortalitäts- und Morbiditäts- Konferenz erbringen. Auf einem einfachen Formblatt sollten lediglich folgende Informationen stehen:

– Tag und Uhrzeit der M+M–Konferenz
– Anzahl der beteiligten Ärzte
– Anzahl der besprochenen Todesfälle oder Patienten

Ein wesentlicher Aspekt war die Anonymität: Namen der Patienten und der Operateure sollten nicht genannt werden.

Tabelle 1 faßt die Frequenz dieser Berichterstattung zusammen. Es wird deutlich, daß keineswegs von einer lückenlosen Ablieferung der monatlichen Liste die Rede sein kann. Zweifellos waren strukturelle und personelle Probleme (Wechsel in der Funktion des Qualitätsbeauftragten) für diesen unbefriedigenden Zustand mitverantwortlich. Aber auch ein Mißverstehen des Instruments der M+M–Konferenz ist ein wichtiger Hinderungsgrund. Es geht um Fehleranalyse und Weiter-

Tab. 1. Gesamtmortalitäts- und Morbiditätskonferenzen 1995

| Klinik | Monate seit der Implementierung 1995 | | | | | | | | | | |
| | Juli | | August | | September | | Oktober | | November | | Dezember | |
	Teiln.	Fälle	Teiln.	Fälle	Teiln.	Fälle	Teiln.	Fälle	Teiln.	Fälle	Teiln.	Fälle
1	28	4	21	2	21	2	29	8	30	5	32	4
2	–	–	25	1	–	–	–	–	–	–	–	–
3	10	3	10	3	10	5	10	3	11	3	11	3
4	8	5	10	5	–	–	–	–	–	–	–	–
5	14	0	13	0	13	0	13	0	9	1		
6	13	1	11	2	12	1	11	1	13	0	13	0
7	–	–	–	–	–	–	–	–	11	3	11	3
8	18	0(0)*	–	–	17	0(2)	11	0(2)	17	0(1)	17	0(2)

* Keine Mortalität, nur Komplikationen bei interventionellen Eingriffen als Morbidität. Teiln. – Teilnehmer am Qualitätszirkel, Fälle – Todesfälle/Monat in der Abteilung

bildung. Der regelmäßige Bericht an die QMOM-Kommission soll lediglich den Prozeß automatisieren helfen und dem Klinikum nach außen Argumente liefern, daß aktiv Qualitätsmanagement betrieben wird. In diesem Punkt ist sicher noch Aufklärungsarbeit zu leisten, aber die Grundvoraussetzungen sind geschaffen.

Ein weiterer Problempunkt ergibt sich dadurch, daß nicht in allen operativen Fächern die Mortalität das geeignetste Qualitätskriterium ist. Beispielsweise stellt die Mortalität in der Orthopädie oder plastischen Chirurgie kein Problem dar. Für diese Fächer müssen andere Qualitätskriterien gefunden werden. Diskutiert wird zur Zeit, Patienten mit einer überdurchschnittlich hohen Liegedauer in regelmäßigen Konferenzen zu besprechen.

Tracer

Die Tracermethodologie wurde durch (Kessner et al., 1973; Selbmann, 1987) theoretisch und in der Anwendung dargelegt. Sie beschreibt 6 Kriterien für repräsentative Gesundheitsprobleme eines bestimmten Gebietes:

- Tracer sollen einen Hauptteil eines Gebietes repräsentieren
- sollen gut definiert und leicht zu diagnostizieren sein
- sollen eine hohe Prävalenz haben
- ihr natürlicher Verlauf soll mit der Qualität der Heilversorgung variieren
- ein Minimum an Wissen und an Standards sollte über sie vorhanden sein
- und die Effekte von nichtmedizinischen Faktoren sollten auch verstanden und meßbar sein.

Die Frage, welche Tracer herangezogen werden, ist gegenwärtig noch Punkt heftiger Diskussionen in den Fachgesellschaften (Paschen und Vitt, 1992). Die QMOM-Kommission wandte sich daher an die einzelnen Fachgesellschaften und Berufsverbände und erhielt die in Tab. 2 aufgelisteten Auskünfte.

Tab. 2. Tracer als gebietsspezifische Probleme (Diagnose und Therapie)

Kliniken und Abteilungen	Tracer ausgewählt für externe Qualitätssicherung	
	Wissenschaftliche Fachgesellschaften und Berufsverband	Krankenkassen (VDAK/AEV) und Geschäftsstelle QS Hessen bei HKG e.V.
– Allgemeinchirurgie	– Appendektomie sympt. Gallensteinleiden Leistenhernien kolorektales Karzinom	– Appendicitis Cholecystitis Hernien (femoral, inguinal, umbilical)
– Unfallchirurgie	– Per- und subtrochantere Oberschenkelfraktur	– Schenkelhalsfraktur
– Gefäßchirurgie	– Keine Angaben	– Stammvaricosis Carotisstenose
– Neurochirurgie	– Wurzelkompressionssyndrom Aneurysma R. C. A. Konvexitätsmeningeom	– Carpaltunnelsyndrom Ulnarisrinnensyndrom
– Herzchirurgie	– Herzoperationen insgesamt (Quadrasystem)	– Schrittmacheroperationen Linksherzkatheteruntersuchung
– Orthopädie	– Totalendoprothese	– Coxarthrose mit Totalendoprothese und Umstellungsosteotomie mit Osteosynthese Gonarthrose: verschiedene Prothesen
– Urologie	– Phimose Leistenhoden Nierenzellkarzinom	– Prostataadenom
– Anästhesiologie	– Intensivtherapie	– Datensatz „Sonderprogramm externe QS"
– Strahlendiagnostik		– Dilatation peripherer Gefäße: PTA

Die Tracer in der Allgemein- und Unfallchirurgie waren dabei über Jahre durch Experten für Qualitätssicherung (Scheibe, Selbmann, Schega) entwickelt und in mehreren Bundesländern implementiert worden (Scheibe, 1995). Hingegen liegt über die Tracer in der Neurochirurgie, Orthopädie und Urologie bis heute kein System (Indikatoren, Kriterien und Standards) vor, nur in der Herzchirurgie werden praktisch alle Operationen, vor allem Koronarbypass- und Herzklappenoperationen erfaßt (Quadra-System). Bei aller Heterogenität, die in Tab. 2. deutlich wird, fällt überdies auf, daß keine Einigkeit darüber besteht, ob man die Einzelaspekte in Form von Diagnosen/Indikationen oder operativen Eingriffen formulieren soll.

Aber auch international herrscht wenig Konsens über die Tracermethodologie: die Suche nach internationalen Veröffentlichungen über Tracer in der Qualitätssicherung förderte unter ca. 2500 Arbeiten in Medline (Zeitraum, 1990–1995) lediglich zwei Publikationen zutage, die beide von israelischen Arbeitsgruppen stammten. Die Tracermethodologie wurde weder im Handbuch für Qualitätssicherung in England (Pollock und Evans, 1993) noch in den USA (Crombie et al., 1993) überhaupt erwähnt. Auch der Vorstand der Society for Medical Decision Making mit führenden Methodologen wie (Berwick, 1989), Eddy und anderen hielt die Tracermethodologie für gegenwärtig nicht verfolgenswürdig, weil sich die Forschung in der Qualitätssicherung im Augenblick ganz auf „outcome research" konzentriert.

Vor dem Hintergrund der Fülle von ambigen bis negativen Aussagen zu diesem Thema hat die QMOM-Kommission zum gegenwärtigen Zeitpunkt darauf verzichtet, Tracer zu implementieren. Dieser Punkt bleibt aber Gegenstand weiterer Diskussionen und es muß auf befriedigende Lösungen in der Zukunft gehofft werden.

Leitlinien

Nach der Implementierung abteilungsinterner Qualitätszirkel in Form regelmäßiger Mortalitäts- und Morbiditätskonferenzen wandte die QMOM-Kommission ihr Hauptaugenmerk auf Praxisleitlinien. Diese Domäne wird auch von den Ärzteorganisationen, aber auch beim Gesundheitsministerium und den Kassen als zentrale Domäne des Qualitätsmanagements angesehen. *Leitlinien* sind ein Mittelding zwischen *Empfehlungen* (mit ihrem eher unverbindlichen Charakter) und *Richtlinien* (mit ihrem apodiktischen Charakter). Leitlinien stellen eine Anleitung zur state-of-the-art Behandlung im Regelfall dar, allerdings kann diese Anleitung im speziellen Einzelfall verlassen werden, wenn diese Abweichung begründet werden kann (Lorenz et al., 1996). Wesentlich ist, daß Leitlinien den optimalen Behandlungsablauf für eine große Anzahl von Patienten widerspiegeln.

Ein sehr wichtiges erstes Ergebnis am Marburger Klinikum war die Erstellung von Leitlinien (guidelines) zur Dauer der Antibiotikatherapie bei chirurgischen Infektionen des Abdomens (Schein et al., 1996). Durch Literaturrecherche, Expertenbefragung, formale Konsensusprozesse und klinische Studien wurden Leitlinien formuliert, die von international anerkannten Experten in Form eines Discussion Forums ausführlich debattiert und veröffentlicht wurden (Lorenz et al., 1995, Lorenz et al., 1996). Die so abgesteckten Rahmenbedingungen bedürfen aber noch der Implementierung an Ort und Stelle (local tailoring) in den Marburger Kliniken für Allgemeinchirurgie und Unfallchirurgie. Dieser Prozeß gilt grundsätzlich für alle Leitlinien.

Bei der graphischen Darstellung von Leitlinien bedient man sich der Methode der *Klinischen Algorithmen* (Society for Medical Decision Making, 1992). Sie machen den Ablauf von Entscheidungsprozessen und therapeutischen Handlungsabläufen in Form von Flußdiagrammen sichtbar. Dafür gibt es eine einheitliche Notation, die aus Ellipsen (klinische Zustände), Sechsecken (Entscheidungsknoten), Rechtecken (Handlungsbedingungen), gerichteten Pfeilen und Ziffern besteht. Praktisches Beispiel ist der Algorithmus für das symptomatische Gallensteinleiden (Abb. 1). Ausgehend von diesem Beschwerdebild werden eine Reihe von Untersuchungen durchgeführt (Ultraschall, Parameter in Blut und Serum, i. v. Cholangiogramm), um den Verdacht auf Gallengangssteine zu klären. Bestätigt sich dieser Verdacht, so wird eine ERC durchgeführt (mit oder ohne Papillotomie). Konnten durch die Untersuchungen Gallengangssteine aus-

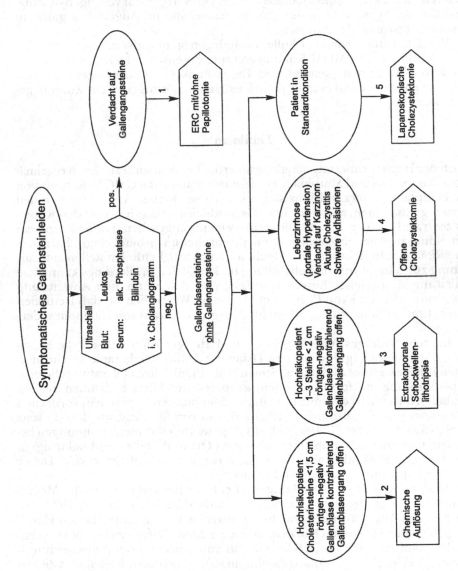

Abb. 1. Klinischer Algorithmus

geschlossen werden, so richtet sich das weitere therapeutische Vorgehen im wesentlichen nach dem Risikostatus des Patienten. Nach diesem Schema ist die laparoskopische Cholezystektomie für Patienten in Standardkonditionen vorgesehen. Der Klinische Algorithmus bietet folgende Vorteile:

– Übersichtliche Darstellung aller nötigen diagnostischen Schritte, Einzelentscheidungen und therapeutischen Alternativen
– Darstellung der logischen Verknüpfung der einzelnen Elemente
– Handlungsanleitung, vor allem für den jungen, unerfahrenen Arzt; es wird sichergestellt, daß nichts Wesentliches übersehen wird.

Klinische Algorithmen spiegeln im Idealfall die Meinung einer Fachgesellschaft zu einem Thema wider (Lorenz et al., 1995). Es handelt sich hierbei dann um eine Gruppenmeinung, deren Erhebung bestimmter Techniken bedarf. Bei einer *Konsensuskonferenz* tagt ein Expertenpanel. Der Informationsaustausch der Mitglieder erfolgt durch Vorträge mit anschließender Diskussion. Die Konsensuskonferenz endet mit einem Schlußstatement, das formell beschlossen wird. Hauptproblem ist, daß einzelne Gruppenmitglieder (opinion leader) oder „pressure groups" sehr großes Gewicht bekommen. Dieser Nachteil wird beim *nominalen Gruppenprozeß* abgeschwächt. Hier sind nach einem ersten Meinungsaustausch alle Mitglieder zu einer Entscheidung aufgefordert. Die Einzelentscheidungen werden gesammelt und deren Verteilung allen bekanntgegeben. Nach nochmaliger Diskussion sind wieder Einzelentscheidungen gefordert, die zu einer Gruppenentscheidung aggregiert werden. Die rigoroseste und anonymste Technik ist die *Delphi*-Methode. Hier kommt es zu keiner direkten Interaktion der Beteiligten, die Meinungen werden durch Fragebögen erhoben. Auch die Bekanntgabe der ersten Runde und die Einholung der zweiten Entscheidung erfolgt in dieser schriftlichen Form.

Welcher dieser Methoden der Vorzug zu geben ist, muß im Einzelfall entschieden werden und wird sicherlich auch durch technische und logistische Gegebenheiten bestimmt sein. Entscheidend ist, daß man bei der Publikation eines Klinischen Algorithmus genau angibt, wie dieser zustande gekommen ist (Anzahl der Beteiligten, deren Expertise, Anzahl der Befragungsdurchgänge, Prozentsatz der Zustimmung). Eine derart sorgfältig erhobene Gruppenmeinung wird in vielen Fällen willkürlichen, ungesicherten „Schulmeinungen" vorzuziehen sein.

Lebensqualität

Lebensqualität (LQ) war ursprünglich ein Gegenstand der Soziologie, ist innerhalb der Medizin zuerst von den Onkologen aufgegriffen worden, und wurde von Hans Troidl in die Chirurgie eingeführt (Troidl et al., 1987). Wie bei einem emotional gefärbten Begriff nicht anders zu erwarten, war die Definition von LQ lange Zeit Gegenstand kontroverser Diskussionen (Neugebauer et al., 1991, 1992). Mittlerweile herrscht weitgehend Konsens. Wenn wir heute in der Medizin von LQ sprechen, so meinen wir das subjektive Wohlbefinden der Person hinsichtlich der Dimensionen somatische, psychische und soziale Befindlichkeit. Entsprechend dieser Definition wird LQ mit Hilfe von Fragebögen gemessen, die von den Patienten auszufüllen sind. Es ist eine Standardisierung der Meßsituation anzustreben, d.h. gleiche Meßbedingungen für alle Patienten, um methoden-abhängige Meßartefakte auszuschließen (Koller et al., 1996, Koller et al., 1994).

In der Literatur finden sich mittlerweile mehrere Dutzend Fragebögen, die zur Erfassung des Konstrukts LQ geeignet sind. Einige Handbücher und Sammelreferate erleichtern die Orientierung in diesem immer unübersichtlicher werdenden Bereich (Koller et al., 1995, Neugebauer et al., 1991, 1992). Im deutschsprachigen Raum sind dabei zwei Fragebögen hervorzuheben, die nach dem heute favorisierten *modularen Ansatz* konzipiert sind. Es handelt sich dabei um den für Karzinompatienten entwickelten EORTC QLQ-C30 von Aaronson et al. und den PLC von Siegrist et al.; beide Fragebögen sind in (Wagner und Hermanek, 1995) abgedruckt. Modulare Fragebögen bestehen aus einem Kerninstrument, das die drei Dimensionen der Befindlichkeit (somatisch, psychisch, sozial) in einer allgemeinen, für eine große Anzahl von Patienten zutreffenden Weise abdeckt. In Ergänzung dazu gibt es spezifische Symptomlisten, die auf bestimmte Krankheitsbilder zugeschnitten sind, z.B. Hypertonie oder Oesophaguskarzinom.

Ebensowichtig wie eine exakte und methodisch einwandfreie LQ-Messung ist die praxistaugliche Aufbereitung der Ergebnisse (Lorenz und Koller, 1996). Dies wird mit einem LQ-Profil erreicht (siehe Abb. 2). Die linke Spalte bezeichnet die einzelnen LQ-Dimensionen. Deren Bezeichnung wurde bewußt umgangssprachlich gehalten, um auch Personen, die mit dieser Materie weniger vertraut sind, einen nachvollziehbaren Eindruck davon zu vermitteln, was inhaltlich gemessen wurde. Die durchgezogene Linie markiert das LQ-Profil einer Patientin, die wegen eines Rektumkarzinoms operiert wurde. Die eingekreisten

	sehr schlecht								sehr gut		
GLOBALE LEBENSQUALITÄT	0	10	20	30	40	**50**	60	70	80	90	100
Somatisch Körperl. Leistung	0	10	20	30	40	50	60	70	**80**	90	100
Arbeitsleistung	0	10	20	30	40	**50**	60	70	80	90	100
Kolorektale Symptome	0	10	20	30	40	50	60	**70**	80	90	100
Schmerzen	0	10	20	30	40	50	60	70	80	90	**100**
Psychologisch Emotion	0	**10**	20	30	40	50	60	70	80	90	100
Kognitive Leistung	0	10	20	**30**	40	50	60	70	80	90	100
Müdigkeit	0	10	20	30	**40**	50	60	70	80	90	100
Sozial Soziale Aktivitäten	0	10	20	30	40	**50**	60	70	80	90	100

Indexwerte repräsentieren die Summe der Einzelwerte der zu einer Dimension gehörenden Fragen; der besseren Vergleichbarkeit halber wurden alle Summenwerte von 0 auf 100 linear transformiert. Graphisch gut erkennbar zeigt diese Patientin einen deutlichen Einbruch im psychischen Bereich, vor allem die Dimension „Emotion" (zusammengesetzt aus vier Einzelfragen zu Anspannung, Niedergeschlagenheit, Reizbarkeit und Sorgen) weist mit 10 einen sehr niedrigen Wert auf. Dieser Befund stimmt sehr gut mit der Anamnese überein und die Tumornachsorge-Ärztin hat konsequenterweise eine fortgesetzte Psychotherapie empfohlen.

Für das Qualitätsmanagement bietet die LQ-Profil-Methode eine Reihe wichtiger Ansatzpunkte:

– Darstellung des augenblicklichen LQ-Status
– Anlage des Profils zu den Krankenakten: Vergleich mit Arzteinschätzung
– Evaluierung des Therapieverlaufs
– Gegenüberstellung von Patientengruppen.

Integration der vier Ansätze am Beispiel der Feldstudie zur Tumornachsorge

Die vier dargestellten Bereiche des Qualitätsmanagements in der Operativen Medizin sind keineswegs konkurrierende oder parallel verlaufende Methoden. Vielmehr sind sie miteinander verzahnt und erfüllen so das Ideal vom Total Quality Management (TQM). Als Beispiel sei hierzu eine eben begonnene Feldstudie angeführt.

Es handelt sich dabei um ein vom Bundesministerium für Gesundheit gefördertes, auf fünf Jahre angelegtes Projekt zur Evaluierung der Tumornachsorge. Es sollen dabei schwerpunktmäßig die beiden *Tracerdiagnosen* Rektumkarzinom und Mammakarzinom untersucht werden. Die Ersterfassung erfolgt in der Klinik und beinhaltet eine exakte standardisierte Tumordokumentation sowie die Messung der *Lebensqualität* mittels der bereits dargestellten Verfahren. Ein wesentliches Element des Feldstudienprojekts ist die Kooperation mit den niedergelassenen Ärzten der Region. Sie sind aktiv an der Tumorfolgedokumentation und der LQ-Messung in der Nachsorge beteiligt, wofür sie mit einer Fallpauschale entlohnt werden. Die niedergelassenen Ärzte, die regionalen Krankenhäuser und Patientenselbsthilfegruppen sind durch Verteter in einem 20-köpfigen *Qualitätszirkel* vertreten, der als Leitergruppe die strukturellen Voraussetzungen für eine erfolgreiche Studiendurchführung schafft. Dieser Qualitätszirkel tagt regelmäßig in Abständen von 6–8 Wochen, berichtet über Probleme und Erfolge der täglichen Dokumentation und diskutiert die regelmäßig zwischenausgewerteten Studienergebnisse. Ein wesentliches Ziel des Projekts ist es herauszufinden, wie sich *Leitlinien* zur Tumornachsorge so umsetzen lassen, daß sie auf breiter Basis allen Patienten zugute kommen.

Diese Herangehensweise an ein Projekt im Sinne eines umfassenden Qualitätsmanagements hat einen weiteren beachtlichen Zusatzeffekt: es regt fächerübergreifende Forschung an. Die Prüfstellen sind die Klinik für Allgemeinchirurgie mit der chirurgischen Tumornachsorge und die Klinik für Gynäkologie und Geburtshilfe. Die Studienkoordination übernimmt das Institut für Theoretische

Chirurgie. Zusätzlich sind andere Abteilungen (Strahlentherapie, Chemotherapie) als Kooperationspartner beteiligt. In Zeiten einer immer stärkeren Zersplit-
terung der Fächer sind solche joint-venture Projekte von besonderer Bedeutung,
da sie über den eigenen Tellerrand hinausführen und ein vertieftes Problemverständnis fördern (Lorenz und Rothmund, 1989).

Literatur

Berwick DM (1989) Continuous improvement as an ideal in health care. N Engl J Med
    320: 53–56
Crombie IK, Davies HTO, Abraham SCS, Florey D du V (1993) The audit handbook: a
    lesson from America. Wiley, Chichester, pp 8–11
Kessner DM, Kalk CE, Singer J (1973) Assessing health quality: the case for tracers. N
    Engl J Med 288: 189–194
Klose K-J, Conrad H-J, Remschmidt H, Freyenhagen E (1997) Qualitätsbericht 1996.
    Jahresbericht der Konferenz für Qualitätsmanagement und Ergebnissicherung und
    Bericht zum Qualitätsmanagement (Marburger Modell für Umfassendes Qualitäts-
    management-UQM-im Krankenhaus)
Koller M, Ernst M, Lorenz W (im Druck) Chirurgische Forschung. In: Hirner A, Weise K
    (Eds) Lehrbuch der Chirurgie. Thieme, Stuttgart
Koller M, Kussmann J, Lorenz W, Jenkins M, Voss M, Arens E, Richter E, Rothmund M
    (1996) Symptom reporting in cancer patients: the role of negative affect and ex-
    perienced social stigma. Cancer 77: 983–995
Koller M, Kußmann J, Lorenz W, Rothmund M (1994) Die Messung von Lebensqualität
    in der chirurgischen Tumornachsorge: Methoden, Probleme und Einsatzmöglich-
    keiten. Chirurg 65: 333–339
Koller M, Kußmann J, Lorenz W, Rothmund M (1995) Die Erfassung und Dokumenta-
    tion der Lebensqualität nach Tumortherapie. In: Wagner G, Hermanek P (Eds)
    Organspezifische Tumordokumentation. Springer, Berlin Heidelberg New York
    Tokyo, A2. 1 – A2. 12
Lorenz W, Künneke M, Sitter H, Koller M, Klose K-J, Conrad H-J, Freyenhagen E,
    Rothmund M und Mitglieder der QMOM-Kommission des Klinikums (1996) Quali-
    tätsmanagement in der Operativen Medizin: Konzept eines Universitätsklinikums.
    Manuskript, Philipps-Universität Marburg
Lorenz W, Koller M (1996) Lebensqualitätsmessung als integraler Bestandteil des Quali-
    tätsmanagements in der Operativen Med Zbl Chir 121: 545–551
Lorenz W, Rothmund M (1989) Theoretical surgery: A new speciality in operative medi-
    cine. World J Surg 13: 292–299
Lorenz W, Sitter H, Hartel W (1996) Entwicklungs- und Evaluierungsinstrumente für
    Leitlinien – Bedingungen für ihren Einsatz. Dokumentation der Dritten gemeinsa-
    men Konferenz zur Qualitätssicherung ärztlicher Berufsausübung von BÄK und
    AWMF, pp 53–57
Lorenz W, Sitter H, Margolis CZ (1995) consensus development in guidelines for sepsis
    treatment. Shock 3 [Suppl], pp 91–91
Lorenz W, Troidl H, Fingerhut A, Rothmund M (1996) Introduction: the different ways
    to reach consensus. Eur J Surg 162 [Suppl] 576: 5–8
Neugebauer E, Troidl H, Wood-Dauphinée S, Bullinger M, Eypasch E: Meran consensus
    conference quality-of-life assessment in surgery. Theor Surg Part I, 6 (1991), pp
    121–165; Part II, 6 (1991), pp 195–220; Part III, 7 (1992), pp 14–38
Paschen U, Vitt KDTO (1992) Das Tracer-Konzept der Qualitätssicherung im Kranken-
    haus – eine kritische Überprüfung. Gesundheitswesen 54: 460–464
Pollock A, Evans M (1993) Surgical audit Butterworth-Heinemann, Oxford
Scheibe O (1995) Was ist chirurgischer Standard? In: Boeckl O, Waclawiczek HW (Eds)
    Standards in der Chirurgie. Zuckschwerdt, München, pp 2–7
Schein M, Wittmann DH, Lorenz W (1996) Duration of antibiotic treatment in surgical
    infections of the abdomen: discussion forum for attaining consensus. Eur J Surg
    162 [Suppl] 576: 66–69

Selbmann HK (1987) Quality assurance of medical care and the role of medical information processing: the statistician's view. Theor Surg 1: 207–213
Society for medical decision making committee on standardization of clinical algorithms (1992) proposal for clinical algorithm standards. Med Decis Making 12: 149–154
Troidl H, Kusche J, Vestweber KH, Eypasch E, Bouillon B, et al (1987) Quality of life: an important endpoint both in surgical practice and research, J Chron Dis 40: 523–528
Wagner G, Hermanek P (Eds) (1995) Organspezifische Tumordokumentation. Springer, Berlin Heidelberg New York Tokyo, IV. 3 – IV. 9

Qualitätsstandards und Dokumentation in der Psychiatrie

J. Fritze

Einführung

Eine aktuelle Übersicht zum Thema findet sich bei (Gaebel, 1995). Maßnahmen der Qualitätssicherung haben in der ambulanten und stationären Versorgung psychisch Kranker eine lange Tradition. Seit über 200 Jahren erstellen psychiatrische Kliniken jährlich Rechenschaftsberichte, die ursprünglich auch dem Vergleich der Kliniken dienen sollten. Die traditionellen ärztlichen Dokumentationen in Form von Krankengeschichten und Arztbriefen, die Pflegeberichte und sog. Patienten-Kurven, die Supervision in oberärztlichen und chefärztlichen Visiten, die Fallkonferenzen, Röntgenkonferenzen, die Kliniks-Kolloquien mit internen und externen Referenten, die formalisierten Supervisionen in der psychotherapeutischen Weiterbildung, und schließlich die leider aus Kapazitätsgründen nur noch von wenigen Kliniken durchgeführten naturalistischen Katamnesen sind Maßnahmen der Qualitätssicherung. Eine lange Tradition haben auch Bemühungen um die Vereinheitlichung der Dokumentationssysteme im Interesse auch des also nicht erst ab 1997 (GSG) vorgesehenen Vergleichs zwischen den Institutionen (Eckmann et al., 1973; Dilling et al., 1982; Arbeitsgemeinschaft für Methodik und Dokumentation in der Psychiatrie, 1971–1995). Dieses Qualitätsbewußtsein wie auch die faktisch erreichte Qualität z.B. in der Psychopharmakotherapie wird aber anscheinend nicht hinreichend vermittelt: Obwohl die Psychopharmakotherapie zu den vier am häufigsten verordneten (d.h. auch gewünschten und konsumierten) Medikamentengruppen gehört, genießt sie in der Allgemeinbevölkerung (Angermeyer et al., 1993) wie auch unter Medizinstudenten (Angermeyer et al., 1994; Hillert et al., 1994) nur ein verhaltenes Ansehen.

Bedarf an Qualitätssicherungsmaßnahmen

Gesundheitspolitisch. Im Rahmen des sog. Wertewandels mit Priorität individueller Interessen, besonders dem Wunsch nach Autonomie, wird Transparenz medizinischen und hier auch psychiatrischen Handelns gefordert. Diese Forderung gilt auch den kollektiv und solidarisch finanzierten Gesundheitskosten. Ein wesentliches (in der Industrie realisiertes) Motiv ist die erhoffte Kosteneinsparung durch Qualitätsmanagement und andererseits die Sorge vor Qualitätsverlust angesichts der derzeit anlaufenden Rationalisierung medizinischer Leistungen. Entsprechend wurde die Qualitätssicherung in Kostendämpfungsgesetzen (Gesundheitsreformgesetz (GRG), 1989; Gesundheitsstrukturgesetz (GSG), 1992) gesetzlich festgeschrieben. Qualitätssicherungsmaßnahmen sollen vermeiden, daß aus Rationalisierung (Effizienzsteigerung) Rationierung wird. Dies soll durch Wettbewerb erreicht werden, und werben kann man mit Qualität. Das Werben soll dem „Kunden" Patient gelten, dessen Wünsche zu einem vernünftigen Preis befriedigt werden sollen, so daß er langfristig an den Leistungserbringer gebunden wird und weitere Kunden im Interesse der „Kontinuität des Geschäfts" nachzieht. Der Wunsch des Kranken ist die Wiederherstellung seiner Gesundheit. Der Wunsch der Kostenverantwortlichen ist, dies möglichst billig herbeiführen zu lassen. Der Wunsch der Gemeinschaft ist, Krankheit möglichst zu vermeiden. Diese marktwirtschaftliche Sicht wird aber dadurch relativiert, daß medizinische und besonders psychiatrische Dienstleistungen vom Anbieter und kaum von der Nachfrage gesteuert werden. Dem Kranken fehlen Wissen und Kompetenz, die erbrachte Leistung wirklich zu bewerten, weshalb sich seine Bewertung eher an den Umständen der Leistungserbringung, der Art und Weise, der „Hotelqualität" orientiert. Dies gilt erst recht für psychische Störungen. In einem solidarisch finanzierten, sozialen Gesundheitssystem hat jeder Anspruch auf eine maximale Versorgung, was Wachstumsbegrenzungen des „Marktes" auf der Nachfrageseite ausschließt.

Epidemiologisch. Psychische Störungen imponieren durch ihre hohen Prävalenzen. In einer Repräsentativerhebung in den USA ergab sich bei 50% irgendeine psychiatrische Lebenszeitdiagnose und bei nahezu 30% eine Jahresdiagnose. Die häufigsten Störungen waren Major Depression, Alkoholabhängigkeit, Soziale Phobie und einfache Phobien. Weniger als 40% derer mit einer Lebenszeitdiagnose waren jemals professionell behandelt worden, und weniger als 20% derer mit einer Jahresdiagnose wurden innerhalb des Indexjahres behandelt (Kessler et al., 1994). Einige Prävalenzzahlen sind in Abb. 1 zusammengestellt. Besonders bei den Demenzen ist mit einer weiteren Zunahme aufgrund der fortschreitenden Umkehrung der Alterspyramide zu rechnen (Cooper und Bickel, 1989). Eine wenn auch geringere Zunahme scheint auch bei depressiven Störungen (Gastpar, 1986; Weissman et al., 1992; Knauper und Wittchen, 1995) und in Deutschland in den neuen Bundesländern auch bei den Angststörungen stattzufinden. Alle diese Störungen sind bisher kaum heilbar und begleiten also die Kranken überwiegend lebenslang, entweder chronisch oder chronisch rezidivierend, verursachen also entsprechend langfristig und damit hohe direkte und indirekte Kosten.

Die begrenzende Steuerung des „Marktes" durch den einzelnen Konsumenten kann also nicht gelingen. Während in der Organmedizin einigermaßen klare Indikationen eine Begrenzung der individuell zu beanspruchenden Leistungen erlauben, definiert sich psychische Krankheit und damit der andauernde Leistungsanspruch ganz wesentlich auch aus dem subjektiven Leid.

Ein aus gesundheitspolitischer Sicht bedeutsames Merkmal psychiatrischer Versorgungsqualität ist die Suizidrate. Trotz der Fortschritte der systematischen Psychotherapie und Psychopharmakotherapie in den letzten 40 Jahren hat die Suizidrate eher zugenommen (Diekstra, 1993; Schmidtke und Hafner, 1985), was mit einem Cohorteneffekt erklärt wird. Erst in der letzten Zeit ist eine Ab-

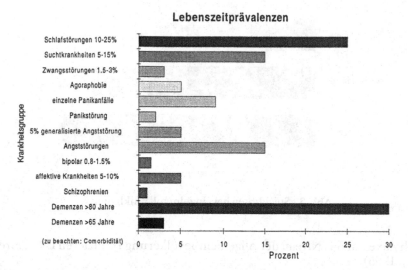

Abb. 1. Lebensprävalenzen einiger psychischer Krankheiten (Kessler et al., 1994; Wittchen et al., 1994; Wittchen et al., 1994; Weissman, 1988; Wittchen et al., 1992; Eaton et al., 1994; Wittchen und Essau, 1993; Weissman et al., 1994; Bronisch und Wittchen, 1992; Rosekind, 1992; Dealberto, 1992). Zu beachten ist die erhebliche Komorbidität besonders von Angststörungen und Depression

nahme in dieser Cohorte zu verzeichnen. Die Suizidraten (Abb. 2 und 3) hängen eng mit der psychiatrischen Morbidität zusammen (Bronisch und Wittchen, 1994; Lejoyeux et al., 1994). Besonders bezüglich Depressionen gibt es (anscheinend weltweit) ein Problem verfehlter Diagnose und Unterbehandlung (mit auch entsprechenden volkswirtschaftlichen Folgen), weshalb in den USA ein landesweites Programm aufgelegt wurde. Suizidversuche sind erheblich häufiger als Suizide mit jährlich 162/100000 bei Männern und 265/100000 bei Frauen. In der westdeutschen Allgemeinbevölkerung beträgt das Lebenszeitrisiko eines Suizidversuchs 4,1% (2,2% für Männer, 4,1% für Frauen) (Bronisch und Wittchen, 1994). Erst in den letzten drei Jahren wurde gezeigt, daß sich die Suizidrate bei affektiven Störungen durch systematisch gesteuerte Lithium-

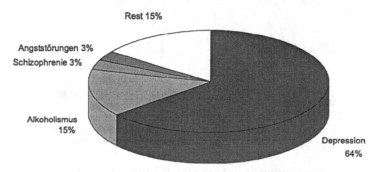

Abb. 2. Psychiatrische Diagnosen bei Suizidtoten (Lejoyeux et al., 1994)

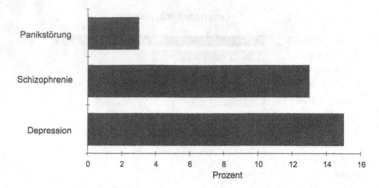

Abb. 3. Suizidraten bei einzelnen Krankheiten

Prophylaxe auf das Niveau der Allgemeinbevölkerung reduzieren läßt (Ahrens et al., 1995).

Prinzipien der Qualitätssicherung

Ziel ist eine für jeden Kranken maximale Kongruenz zwischen erwünschtem („Soll") und realem („Ist") Behandlungsergebnis. Als Kranker ist hier nicht nur derjenige, der Hilfe in Anspruch nimmt, sondern jeder Symptomträger aufzufassen. Dabei ist die Qualitätskontrolle unverzichtbar. Qualitätskontrolle heißt systematische Dokumentation dessen, was am individuellen Kranken tatsächlich geschehen ist, und mit welchem Erfolg. Dieses Monitoring ist selbstverständlicher, traditioneller Bestandteil des immer auch forschenden medizinischen Handelns im Interesse des Fortschritts. Fortschritt ist nur möglich, wenn Klarheit über den Ist-Zustand besteht, so daß Schritte in Richtung des wünschenswerteren Zustands ergriffen werden können. Dies ist ein kontinuierlicher Prozeß (Abb. 4),

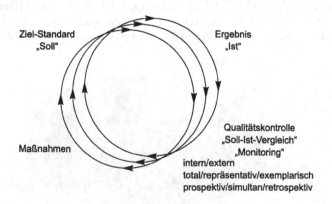

Abb. 4. Qualitätsmanagement ist ein kontinuierlicher Prozeß, in dem die erreichte Qualität einer ständigen Verbesserung würdig ist, analog dem wissenschaftlichen Fortschritt (Berwick 1989)

indem sich der wissenschaftlich belegte Standard („State of the Art") ständig weiterentwickelt (Berwick, 1989) und weiterentwickeln muß.

Entsprechend §137 des Sozialgesetzbuchs V (SGB-V), Artikel 1 des Gesundheitsstrukturgesetzes (GSG, 1992) sind die (psychiatrischen) Krankenhäuser verpflichtet, „sich an Maßnahmen zur Qualitätssicherung zu beteiligen. Die Maßnahmen sind auf die Qualität der Behandlung, der Versorgung*sabläufe* und der Behandlung*sergebnisse* zu erstrecken. Sie sind so zu gestalten, daß *vergleichende* Prüfungen ermöglicht werden. Bezüglich des Verfahrens der Prüfung von Qualität und Wirtschaftlichkeit sind zwischen den Kostenträgern und den Trägern der Insitutionen Verträge abzuschließen" (bisher nicht geschehen).

Die Definition von Qualität am individuellen Handlungsergebnis wirft in der Medizin allgemein und gerade in der Psychiatrie besondere Probleme auf. Medizinische Versorgung ist eine Dienstleistung, bei der der Erfolg nur mit einer gewissen Wahrscheinlichkeit vertraglich garantiert werden kann, so daß nur die gebotene und zumutbare Sorgfalt einklagbar ist. Die Gründe liegen im wesentlichen in der biologischen, biographischen, sozialen und psychologischen interindividuellen Variabilität, die eine entsprechende und in der Psychiatrie besonders große Ergebnisvariabilität nach sich zieht. Psychisches Kranksein resultiert nicht monokausal, sondern aus der Interaktion dieser vielfältigen Quellen. Entsprechend können Standards nur Leitlinien und nicht strikte Richtlinien darstellen, entsprechend wichtig ist die Dokumentation des Prozesses (d.h. warum z.B. vom Standard abgewichen wurde). Dem wird auch die juristische Beziehung zwischen Arzt und Krankem gerecht, die ein Dienstvertragsverhältnis (also keinen Werkvertrag) miteinander eingehen (Abb. 5). Dies schließt „eigentlich" Fix-Preise für medizinische Leistungen aus.

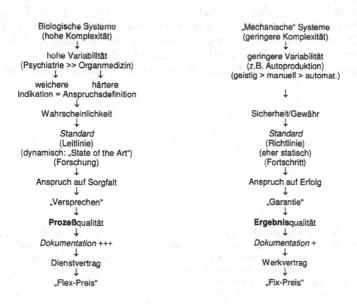

Abb. 5. Probleme der Qualitätssicherung aus der zwangsläufigen Variabilität biologischer Systeme

– Strukturqualität

Ausstattung personell (quantitativ, qualitativ) Psychiatrie-
instrumentell (z.B. EDV, EEG, CT, MRT)   Enquête 1975
räumlich/architektonisch
organisatorisch (Berichts-/Weisungslinien)   Psych-PV 1991

– Prozeßqualität

Diagnostik (Standard)   DSM-III, ICD-10
Therapie (Standard)   APA 1989, WHO 1991
Kosten (Standard)   GSG 1992 → ...

– Ergebnisqualität

Diagnose-Reliabilität
Therapie-Effekte (Wirksamkeit/UAW)   AMUP → AMSP-Projekt
Lebensqualität, Suizidales Verhalten ...
Lebensqualität, Suizidales Verhalten,
Mortalität, UAW, Wiederaufnahmerate   (QZs;
                                         UK: Audit Cycle)
Effizienz (Verweildauer; Zusammenarbeit)

Abb. 6. Die Ebenen der Qualität (Donabedian 1974) mit Beispielen aus dem Bereich der
Psychiatrie

Deshalb ist medizinische Qualität auf verschiedenen Ebenen zu belegen. Die
Ebenen (Abb. 6) sind Strukturqualität, Prozeßqualität und Ergebnisqualität
(Donabedian, 1974).

Der Bedarf nach globalem Qualitätsmanagement (Total Quality Management;
TQM) wird desto größer, je komplexer und damit störungsanfälliger Prozesse
werden. Die schlechte Abstimmung der Abläufe und nachträgliche Korrektur
von Fehlern verursachen Kosten (Abb. 7). Kostentreiber ist hier u. a. der Zeitver-
lust. Die psychiatrische Versorgung wirft wegen ihrer zunehmenden Spezialisie-

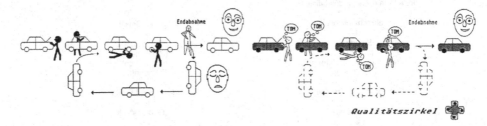

Abb. 7. Beispiel konventioneller Qualitätssicherung durch „externe" Kontrolle bei der
Endabnahme in der Pkw-Produktion: Fehler müssen durch überproportional aufwändige
Nachbearbeitung korrigiert werden (links). Im „Total Quality Management" (TQM;
rechts) ist Qualität integraler Teil der Arbeitsmotivation jedes Mitarbeiters; das Team
löst z.B. im Qualitätszirkel (QZ) Probleme des wechselseitigen Zusammenspiels aus eigener Verantwortung, so daß sich im optimalen Fall externe Kontrolle erübrigt. Externe
Kontrolle durch Hierarchen kann sogar durch Delegation der Verantwortung „nach
oben" desmotivieren, durch Ängstigung die Kreativität lähmen, und damit kontrapro-
duktiv wirken

rung besondere Koordinationsprobleme durch das zwangsläufig und langfristig multiprofessionelle Team (Psychiater, Psychotherapeut, Psychologe, Krankenpfleger, Altenpfleger, Sozialpädagoge, Sozialarbeiter, Gestaltungstherapeut, Ergotherapeut, Bewegungstherapeut, Krankengymnast, u. a., jeweils im stationären, ambulanten und Heimbereich) auf. Gerade in der Psychiatrie können Aufgabendefinitionen leicht unscharf werden. In der Optimierung der Koordinierung der zahlreichen stationären und ambulanten Behandlungsoptionen stecken Chancen, sich den in kontrollierten Studien erreichten Erfolgsraten auch in der alltäglichen Anwendung anzunähern.

Strukturqualität im stationären Bereich

Die Strukturqualität umfaßt die geographischen, architektonischen, quantitativ- und qualitativ-personellen und organisatorisch-konzeptionellen Grundlagen der psychiatrischen Versorgung im ambulanten und stationären Bereich. Der heutige Ist-Zustand der psychiatrischen Versorgungsstrukturen ist nur vor dem Hintergrund der historischen Entwicklung zu verstehen. Mit wiedererwachter Anerkenntnis psychischer Störungen als medizinisch-ärztliches Problem in der Aufklärung wurden aus „Armen-" und „Tollhäusern" sowie Klöstern „Heil- und Pflegeanstalten". Zunächst schlicht durch die ursprüngliche Bestimmung und dann aufgrund kurativer Vorstellungen der Romantik lagen diese Insitutionen in ländlicher Abgeschiedenheit. Erst die zufälligen Entdeckungen wirksamer Therapiemethoden wie der Antibiotikatherapie der progressiven Paralyse mit Salvarsan durch P. Ehrlich, der Konvulsionstherapie durch L. Meduna sowie Cerletti und Bini in den dreißiger Jahren und der Psychopharmakotherapie durch H. Laborit, J. Delay, P. Deniker, N. Kline und R. Kuhn in den 50er Jahren erlaubten einen Wandel von bewahrender zu behandelnder Psychiatrie. Dies ist ein entscheidender Startpunkt für die „Öffnung" psychiatrischer Anstalten und einen Einstellungswandel der Bevölkerung gegenüber psychischem Kranksein (Rössler und Salize, 1995). Außerdem wurde klar, daß längerfristige Hospitalisierungen u. a. die soziale Integration durch Entwurzelung störte. Der Ist-Zustand ist also evolutiv entstanden und bewährt. Dies bedeutet aber auch, daß weitere Evolution möglich und wünschenswert ist, in Anpassung an sich ändernde Bedürfnisse und Möglichkeiten.

Dies mündete mit der Psychiatrie-Enquête (Deutscher Bundestag, 1975) in die Umstrukturierung der stationären psychiatrischen Versorgung mit Fokus auf Gemeindenähe, halbstationäre Interventionen und ambulant-komplementäre Dienste. Inzwischen wurden in den psychiatrischen Großkrankenhäusern massiv Betten abgebaut und parallel ca 120 psychiatrische Abteilungen an Allgemeinkrankenhäusern sowie Einrichtungen des betreuten Wohnens aufgebaut. Diese Umstrukturierung kann noch nicht als abgeschlossen gelten. Eine Besonderheit der psychiatrischen stationären Versorgung gegenüber anderen medizinischen Disziplinen liegt in der sektorisierten Vollversorgung. Jede psychiatrische Klinik bzw. Abteilung ist für den ihr zugeteilten Sektor, d.h. für die in diesem Sektor amtlich gemeldeten Einwohner, aufnahmepflichtig. Damit gilt theoretisch jede Klinik bzw. Abteilung als Krankenhaus der Maximalversorgung, müsste also das gesamte diagnostische, therapeutische und rehabilitative Spektrum selbst vorhalten oder zumindest sich im individuellen Bedarfsfall zugängig („Outscourcing") machen können. Es existieren keine Daten, inweit dies gewährleistet ist. Zumindest die Konvulsionstherapie wird aber als deutsche Besonderheit nur in einzelnen Zentren durchgeführt. Rechtlich bedeutet die Sektorisierung keine Einschränkung der gesetzlich garantierten freien Arztwahl, zumindest in Einzelfällen aber sehr wohl faktisch als Folge des mit sinkenden Bettenzahlen und dennoch steigender Inanspruchnahme (Rössler et al., 1994) steigenden Aufnahmedrucks.

Die in der Krankenhausbedarfsplanung vorgesehenen Bettenmeßziffern von 0,5–0,8 psychiatrischen Betten pro 1000 Einwohner basieren auf historischem Erfahrungswissen und nicht auf systematischer Bedarfserfassung, wie eigentlich von der Expertenkommission gefordert (BMJFFG, 1988). Ob der sich seit 1975 vollziehende Abbau psychiatrischer Betten tatsächlich und immer zu einer Verbesserung der Versorgung des individuellen Kranken geführt hat, ist kaum objektiv belegt. Eher unproblematisch ist die Konsequenz einer sog. Drehtürpsychiatrie, denn diese bedeutet gegenüber der Dauerhospitalisierung den Gewinn zumindest vorübergehend und intermittierend größerer Freizügigkeit und Selbstbestimmung und damit mutmaßlich auch höherer Lebensqualität. Teilstationäre Behandlungsoptionen werden zur Zeit noch recht wenig genutzt.

Komplementäre Einrichtungen des betreuten Wohnens stellen gelegentlich so hohe Anforderungen an die Rehabilitationsfähigkeit und – willigkeit des Kranken, daß er daran scheitert (Dorwart, 1980). Der damit zusammenhängende geringere Schutz der Kranken mag dazu führen, daß in manchen Ländern (Doutney et al., 1985; Koegel et al., 1988; Susser et al., 1993) aber anscheinend nicht allen (Geddes et al., 1994), beginnend aber auch in Deutschland (Rössler et al., 1994) die Obdachlosigkeit und Verelendung von Kranken aus der Kerngruppe der Schizophrenien zunimmt. Schizophren Kranke scheinen zunehmend keinen regulären Versicherungsschutz zu genießen (Thompson et al., 1993) und kriminalisiert zu werden (Teplin, 1990). Das Fehlen einer geeigneten oder übernahmewilligen komplementären Einrichtung führt „nicht selten" zu medizinisch nicht zwingend begründbaren, verlängerten stationären Aufenthalten, wie auch die mangelnde Verfügbarkeit von Pflegeheimplätzen für Demenzkranke. Eine Quantifizierung dieser Probleme ist derzeit nicht möglich.

Nicht einwilligungsfähigen oder akut und erheblich gefährdeten oder gefährlichen Kranken dient die gerichtliche Unterbringung in einer „geschlossenen Anstalt" als Schutz. Diese erfolgt entsprechend den Unterbringungsgesetzen bzw. Psychisch-Kranken-Gesetzen (Psych-KG) der Bundesländer bzw. dem Betreuungsgesetz, das 1992 das Pflegschafts- und Vormundschaftsrecht abgelöst hat. Die ursprünglich dem Polizeirecht entstammenden Unterbringungsgesetze variieren nicht unerheblich, woraus sich erhebliche Unterschiede der Unterbringungsraten erklären (Spengler, 1994; Riecher Rössler und Rössler, 1993). Im Rahmen der richterlichen Unabhängigkeit variiert auch die Gesetzesauslegung nicht unerheblich. Dies führt „gelegentlich" zu auch Serien richterlich verordneter Behandlungsabbrüche mit entsprechenden Folgen auch für die soziale Integration und Sicherheit der Kranken. Der Schutz des Vermögens z.B. eines Manikers wird „mancherorts" nicht als Unterbringungsgrund angesehen, ebensowenig die Desorientiertheit eines Demenzkranken. „Gelegentlich" wird richterlich das Recht auf (und die Pflicht zu) psychopharmakologische Hilfe in Notsituationen im Sinne der Geschäftsführung ohne Auftrag entsprechend dem mutmaßlichen Willen des Kranken in Frage gestellt und bis zur richterlichen Anordnung einer Therapie die Fixierung des Kranken verlangt. Auch hier ist eine Quantifizierung dieser Probleme derzeit nicht möglich. Andererseits zeigen sich psychiatrischerseits mancherorts progressive Tendenzen, auf den Schutz durch geschlossene Türen im Sinne halboffener Stationen völlig zu verzichten. Die Ausstattung von Einrichtungen des Maßregelvollzugs (§§ 63 und 64 StGB) beginnt sich erst zu entwickeln (Nedopil und Müller-Isberner, 1995).

Strukturierungen innerhalb pychiatrischer Kliniken z.B. nach Akuität (Triagestation) oder Alter (Gerontopsychiatrie) oder Diagnosen (Depressionsstation, Schizophreniestation) oder nach Therapiemethoden (Psychotherapiestation) gegenüber einer ungegliederten Versorgung auf allgemeinpsychiatrischen Stationen werden variabel gehandhabt und hängen von der Größe der Einrichtung und lokalen Spezifika der Klientel ab. Wie sich solche Spezialisierungen auf die therapeutische Effektivität und auf die Kosten-Effizienz auswirken, ist unbekannt. Es darf aber angenommen, daß solche Substrukturierungen die „Hotelqualität" und damit die Patientenzufriedenheit fördern.

Ein therapeutisches Milieu muß auf jeder psychiatrischen Station gewährleistet sein. Dazu bedarf es nicht nur theoretischen Kennens sondern praktischen Könnens. Dies setzt neben fachspezifischer auch persönlichkeitsbildende Weiterbildung voraus. Psychotherapie ist nicht erst seit der neuen Weiterbildungsordnung (Berger, 1993) integraler Bestandteil psychiatrischen Handelns, wenn auch in der klinischen Praxis mit vermutlich variablem Schwerpunkt.

Suchtleiden werden seit 1965 auch in rechtlichem Sinne als Krankheiten anerkannt. Die Kosten besonders der Folgekrankheiten des Alkoholismus machen laut Schätzungen der Deutschen Hauptstelle gegen die Suchtgefahren einen erheblichen Anteil (10–20%) der gesamten Gesundheitskosten aus. In Relation dazu sind die Aufwendungen zur Prävention unzureichend. Die stationäre Entwöhnungsbehandlung von Suchtkranken ist weitgehend außerhalb der Psychiatrie in vornehmlich gemeindefernen Rehabilitationskliniken angesiedelt (Rössler et al., 1993). Dies ergibt sich historisch daraus, daß für die Kosten von Maßnahmen zur Verhinderung von Erwerbsunfähigkeit oder deren Wiederherstellung die Rentenversicherungsträger zuständig sind. Die wissenschaftliche Evaluation der verwendeten therapeutischen Methoden und ihre am Outcome orientierte Modifikation steht erst in den Anfängen. Die Rezidivraten sind erheblich, z.B. nach 2 Jahren 30–70%, wobei allerdings Unsicherheit besteht, wie Rezidive definiert werden sollten. Die ambulante Versorgung Suchtkranker liegt weitgehend in den Händen von Selbsthilfegruppen sowie kommunal oder karitativ getragenen, nur bedingt ärztlich ausgestatteten Beratungsstellen.

Einen bedeutsamen Fortschritt stellt die Psychiatrie-Personalverordnung (Psych-PV; (Kunze und Kaltenbach, 1994)) dar, aus der sich ein Anspruch auf eine mehr oder weniger den speziellen Krankheitsbildern einer Station angepassten Ausstattung des ärztlichen, pflegerischen, psychologischen, sozialarbeiterischen, gymnastischen und beschäftigungstherapeutischen Dienstes aufgrund quartalsweiser Stichtagserhebungen ableiten läßt. Allerdings gründen die Anhaltszahlen (Minutenwerte) nicht auf empirischer Bedarfserfassung, sondern auf einer bestmöglichen Vermutung. Ab 1996 muß belegt werden, daß sich die höhere personelle Ausstattung in einem erweiterten qualifizierten Behandlungsangebot niederschlägt.

Der qualitative Standard der personellen Ausstattung ist schwer einzuschätzen. Der ärztliche Berufsanfänger bringt trotz der quantitativ großen Bedeutung psychischer Krankheiten und Störungen zwangsläufig begrenztes psychiatrisches Wissen aus dem Studium in die Weiterbildung mit. Fachimmanent läßt sich ein Grad psychiatrischer Kompetenz, der weitgehend selbständiges Handeln erlaubt, nicht zügig erwerben. Psychiatrisches Können hängt stärker als in anderen Disziplinen von Erfahrung ab. Deshalb ist es wichtig, bei den Mitarbeitern eine physiologische Berufsalterspyramide zu gewährleisten, damit nicht die ärztliche Kompetenz im Hospital geringer als im niedergelassenen Facharztbereich ist, was widersinnig wäre.

Die neue Weiterbildungsordnung (Berger, 1993) bedeutet einen Fortschritt durch klarere Operationalisierung der Weiterbildungsinhalte und bezüglich der nun auch formalen Integration der Psychotherapie in das Fach Psychiatrie. Es wäre vielleicht sinnvoll gewesen, alle Weiterbildungsinhalte so stringent vorzugeben wie für die Psychotherapie, was auch der Gewichtung (Zeitbedarf) hätte förderlich sein können. Für die Psychopharmakotherapie hat die Arbeitsgemeinschaft für Neuropsychopharmakologie und Pharmakopsychiatrie (AGNP) einen Lernzielkatalog vorgeschlagen (Müller-Oerlinghausen, 1993a, b).

In der Krankenpflege wäre ein möglichst großer Anteil von Psychiatrie-Fachkräften wünschenswert. Davon ist der Standard wohl noch weit entfernt. Im Gegenteil besteht die Gefahr, daß Krankenhausträger aus Kostengründen im Pflegedienst vermehrt unterqualifizierte Mitarbeiter einzustellen versuchen. Es wäre zu prüfen, ob nicht statt der bisherigen Krankenpflege-Grundausbildung eine primär fachspezifische Ausbildung oder der vermehrte Einsatz anderer Berufsgruppen sinnvoller wäre. Letzteres wirft allerdings tarifrechtliche Probleme auf. Das heutige Konzept der Bereichspflege stellt einen Fortschritt im Sinne vermehrter individualisierter Zuwendung zum Kranken dar. Dieser Gewinn wird aber gerade in der Psychiatrie mit ihren relativ langen Verweildauern gelegentlich zunichte gemacht durch Teilzeitstellen und Dienstpläne, die den entsprechenden Mitarbeiter nur „intermittierend" zu „seinem" Patienten führen. Dies wirkt sich besonders nachteilig aus, wenn Kommunikationsdefizite bei der „Übergabe" bestehen.

Auswahlkriterien für Führungskräfte (z.B. Chefarzt, Oberarzt, Pflegedienstleitung, Stationsleitung) sind traditionell Fachkompetenz und letztlich in Dienstzeit gemessene Erfahrung. In den Ausbildungsgängen spielen Führungskompetenz und betriebswirtschaftliche Kompetenz bisher keine Rolle.

Konzepte und Handlungsanweisungen werden im psychiatrischen Krankenhaus weitgehend mündlich und zum Teil durch „Hörensagen" tradiert. Dies führt zu Unschärfen und Unsicherheiten im Handeln sowie zu erheblichem, vermeidbarem Zeitaufwand. Grundlegende Konzepte und Abläufe werden bisher anscheinend kaum in verbindlichen sog. Standard-Operation-Procedures (SOP) definiert. Solche SOPs werden in der Medizin als einengend, unwissenschaftlich, fortschrittshemmend und inadäquat erlebt angesichts der unverwechselbaren Individualität der Kranken und ihrer Störungen. SOPs sind aber nicht statisch, sondern werden von den in den jeweiligen Prozeß involvierten Mitarbeitern bedarfsgerecht weiterentwickelt. Sofern man die Dokumentationspflicht ernst nimmt, bedeutet die SOP eine erhebliche Erleichterung. Zumindest basale und immer wiederkehrende Abläufe könnten in Hospitälern sehr wohl definiert werden.

Strukturqualität im ambulanten Bereich

Das heutige System der ambulanten Versorgung entstammt einem der Notstandsgesetze des Reichskanzlers der Weimarer Republik Brüning im Jahre 1931, das zur Gründung der kassenärztlichen Vereinigungen mit dem Auftrag der Sicherstellung der ambulanten medizinischen Versorgung führte.

Traditionell und seit 1924 in Weiterbildungsordnungen festgeschrieben geht der Niederlassung des Psychiaters in eigener Praxis die Ausbildung im von der sog. großen Psychiatrie geprägten psychiatrischen Krankenhaus voraus. Die ambulante Psychiatrie beschäftigte sich traditionell mit der sog. kleinen Psychiatrie der Neurosen. Diese wurde in den letzten Dekaden von psychoanalytisch-tiefenpsychologischen Methoden geprägt. Dies erklärt sich teilweise als Reaktion auf den primitiven Biologismus des Nationalsozialismus. Exemplarisch wurde die Gründung des Sigmund Freud Instituts in Frankfurt als Wiedergutmachung an der jüdischen Bevölkerung deklariert. Auch heute noch sind ca 95% der niedergelassenen Psychiater als Nervenärzte zumindest theoretisch auch mit neurologischer Versorgung betraut. Die Psychotherapie führt ein fächerübergreifendes Eigenleben.

Die vom Bundesausschuß der Ärzte und Krankenkassen festgelegte Zahl der die ambulante Versorgung tragenden niedergelassenen Nervenärzte und Psychiater (1: 50000) basiert auf Erfahrungswissen und nicht auf Evaluationen. Komplementär wirken die sozialpsychiatrischen Dienste mit, deren Aufwand weitgehend von den Kommunen zu finanzieren ist. Ca 55% der psychiatrischen Leistungen, besonders die Diagnostik und Therapie von Depressionen und Angststörungen, werden von anderen medizinischen Disziplinen, vornehmlich der Allgemeinmedizin, erbracht.

Mit der Psychiatrie-Enquête (Deutscher Bundestag, 1975) wurde aus humanitären Gründen im Interesse der Rehabilitation der ambulanten Behandlung Priorität vor der stationären Behandlung eingeräumt und dies inzwischen aus Kostengründen für die gesamte Medizin festgeschrieben (§39 SGB-V). Das Sozialgesetzbuch erlaubt eine stationäre Behandlung allein, wenn nur die simultane Verfügbarkeit des ärztlich geleiteten multiprofessionellen Teams Aussicht auf Therapieerfolg verspricht. Die Diagnose einer psychiatrischen Erkrankung allein reicht nicht aus. Ausreichend begründet ist die Aufnahme sowohl durch den besonderen Schweregrad einer Erkrankung wie auch durch das Versagen ambulanter Bemühungen. Diese Staffelung bedarf der Vernetzung der beteiligten Institutionen und Dienste mit dem z.B. in der Krisenintervention beteiligten Hospital und den niedergelassenen Ärzten. Dabei muß die Kontinuität der Betreuung gewährleistet sein. Gerade in diesem multidisziplinären Team kann Qualitätszirkelarbeit (Antoni, 1990) helfen. Aus Sicht der komplementären Einrichtungen muß von uneingeschränkter, unmittelbarer oder kurzfristiger Aufnahmebereitschaft des zuständigen Hospitals ausgegangen werden können. Umgekehrt muß sich das Hospital z.B. auf die Rückübernahme eines Kranken durch das zuweisende Heim bzw. die unmittelbare Verfügbarkeit eines betreuten Wohnplatzes oder Heimplatzes verlassen können. Ein besonderes Problem in der ambulanten Therapie und Rehabilitation bedeutet der Mangel an Arbeitsplätzen. Arbeitslosigkeit gefährdet besonders den psychisch Kranken (Häfner, 1990; Weyerer, 1994), wovon er überproportional betroffen ist (Muller und Worm, 1987).

Prozeßqualität

Die Prozeßqualität spiegelt sich in Teilergebnissen wie der Reliabilität der Diagnosen und der Übereinstimmung der individuellen Therapie mit einem anerkannten Standard wider. Der Standard des diagnostischen und therapeutischen Prozesses kann nur eine Leitlinie darstellen, von der im begründeten Einzelfall abzuweichen ist (Buchborn, 1995). Jedoch ist die Effizienz solcher Standards belegt (Grimshaw und Russel, 1993). Die dem Arzt zugestandene Therapiefreiheit ist kein Privileg zum Nutzen des Arztes, sondern muß dem Nutzen des Kranken dienen (Buchborn, 1995). Standards stellen das Ergebnis eines Konsenses von Experten über den jeweiligen Stand der Wissenschaft dar. Für die Erarbeitung des Konsenses wurden Strategien wie die Delphi-Methode entwickelt. Hierbei kann und sollte der Anwender einbezogen werden (Fardy und Jeffs, 1994). Ein Standard ist nicht statisch, sondern entwickelt sich am Stand der Wissenschaft fort. Deshalb können Standards gerade in der Psychiatrie letztlich nur „weiche" Anhaltspunkte geben.

Diagnostik. Für die psychiatrische Diagnostik stehen international anerkannte, operationalisierte Klassifikationssysteme (Dilling et al., 1991; APA, 1994) zur Verfügung, auch entsprechende (halb-)strukturierte Interviews. Für die Demenzen wurden noch spezifischere Operationalisierungen vorgelegt (Blacker et al., 1994; Rockwood et al., 1994). Die Deutsche Gesellschaft für Psychiatrie, Psychotherapie und Nervenheilkunde (DGPPN) hat ein „Referat Qualitätssicherung" eingerichtet, in dem derzeit Indikations-bezogene Arbeitsgruppen Standards für den diagnostischen Prozeß und die Therapieoptionen erarbeiten (Gaebel und Wolpert, 1994). Die Ergebnisse bleiben abzuwarten.

Trotz der Operationalisierungen der Diagnosen kann letztlich nur ein Institutions-übergreifendes Training anhand konkreter Fallbeispiele (z.B. Video-Aufzeichnungen von Explorationen) die Reliabilität verläßlich fördern. Derartige Fallseminare werden für ICD-10 derzeit mit Unterstützung pharmazeutischer Unternehmen durchgeführt. Möglichkeiten Institutions-übergreifenden Trainings bieten auch sog. Rater-Trainings im Rahmen klinischer Prüfungen, wo aber der Umgang mit Skalen zur Abschätzung des Schweregrads und nicht die Diagnostik im Vordergrund steht.

Im Rahmen der Qualitätskontrolle mit Vergleich verschiedener Institutionen kann ein schlichtes Auszählen der Verteilung der Diagnosen nicht helfen, da sich für jede Institution Spezifika der Patientenselektion aus traditionellen, geographischen, sozialen u. a. lokalen Besonderheiten des Einzugsbereichs ergeben. Theoretisch könnte die Reliabilität der Diagnosen durch externe Validierungskriterien, in denen sich die Krankheitsbilder unterscheiden, überprüft und zwischen den Institutionen verglichen werden. Dafür kämen z.B. das Alter bei Ersterkrankung, die familiäre Häufung (Genetik), die Geschlechtsverteilung, der langfristige Verlauf in Frage. Solche Kriterien zeigen aber auch innerhalb diagnostischer Gruppen eine zu große Variabilität, um praktikabel zu sein. Unverändert fehlen der Psychiatrie objektive, z.B. biologische Marker.

Therapie. Am weitesten entwickelt sind Standards für die klinische Prüfung von Psychopharmaka, nämlich Hypnotika (Angst et al., 1995), Nootropika (Amaducci et al., 1990; Benkert et al., 1992; Leber, 1990; CPMP working party on efficacy of medicinal products, 1992; Michel et al., 1994), Antipsychotika (Angst et al., 1991), Anxiolytika (Angst et al., 1993), Antidepressiva (Angst et al., 1989) und die Langzeittherapie (Angst et al., 1994). Auch diese der pharmazeutischen Industrie letztlich vorgegebenen Standards sind auch für den praktisch tätigen Psychiater von Interesse, da er daran die Qualität am Markt befindlicher Medikamente messen kann.

Die American Psychiatric Association hat Leitlinien für Diagnostik und Therapie von Eßstörungen (APA, 1993), affektive Störungen (Rush, 1993; APA, 1993; Hirschfeld et al., 1994) sowie Task-Force-Berichte zur Einwilligungsfähigkeit in die Hospitalisierung (Cournos et al., 1993), zur Verwendung psychiatrischer Diagnosen in der Rechtsprechung (Halleck et al., 1992), zum Problem der Benzodiazepinabhängigkeit (Salzman, 1991), zu Sinn und Methodik der Bestimmung der Plasmaspiegel von Antidepressiva (Glassman, 1985) und zur Elektrokonvulsionstherapie (APA, 1990; Weiner et al., 1990) publiziert, die World Psychiatric Association zu Hypnotika (WPA, 1993). Bezüglich der Bestimmung der Plasmaspiegel von Antidepressiva liegt auch der Consensus einer deutschen Gruppe vor (Riederer und Laux, 1992).

Internationale Gruppen formulierten Leitlinien zur Rezidivprophylaxe schizophrener Psychosen mit Neuroleptika (Kissling, 1991), affektiver Störungen mit Lithium (Birch et al., 1993) und zur Prävention des Krankenhaus-Suizids (Lloyd, 1995). In individueller Initiative wurden auch im deutschsprachigen Raum Leitlinien zur Schizophrenie (Möller, 1995), Angststörungen (Dengler und Buchkremer, 1995), Persönlichkeitsstörungen (Linden, 1995), zur Erhaltungstherapie bei affektiven Störungen (Van Calker und Berger, 1995) und für die stationäre Therapie von Suchtleiden (Beutel et al., 1995) vorgeschlagen.

Für eine Reihe psychotherapeutischer Verfahren bei speziellen Indikationen liegen auch deutschsprachige Therapiemanuale vor, so für die Verhaltenstherapie von Schizophrenien (Roder et al., 1988), Depressionen (Hautzinger et al., 1989), Zwangsstörungen (Hand, 1992), Angststörungen (Margraf und Schneider, 1990), Eßstörungen (Fichter, 1989).

Evaluation. Methoden zum Monitorieren der Compliance mit diesen Standards und damit zum Vergleich verschiedener Institutionen wurden noch nicht entwickelt und wären sehr aufwändig. Dennoch macht solches Monitorieren Sinn: Bedeutet z.B. die bei einem großen Teil der Nootropika-Verordnungen in der kassenärztlichen Versorgung fehlende Abrechnung der entsprechenden Diagnostik, daß diese Diagnostik tatsächlich nicht erfolgte? Die Kombination von Nootropika unterschiedlichen Wirkprofils wird aufgrund theoretischer pharmakobiochemischer Überlegungen propagiert und praktiziert, ohne daß je eine entsprechende klinische Prüfung durchgeführt wurde. Entsprechend epidemiologischen Erhebungen werden nur ca 50% behandlungswürdiger Depressionen als solche erkannt, von diesen dann aber nur ca 20% auch tatsächlich adäquat behandelt (Henry, 1993; Keller, 1994; Brugha und Bebbington, 1992). Daraus resultiert, daß zwar ca 50% der Suizidtoten zuvor an einer behandlungsbedürftigen Depression litten, aber nur ca 20% tatsächlich behandelt worden waren (Isacsson et al., 1994). Ein Teil dieser Störungen wurde als Angststörung mit Benzodiazepinen behandelt (Heinrich et al., 1989). Unsicherheiten bestehen bezüglich der Dosierung von Antidepressiva in der Akut- und Erhaltungstherapie, was zu häufigen Unterdosierungen führt. Deshalb wurde in den USA vom NIMH ein Programm auf den Weg gebracht (Regier et al., 1988). Erhebliche Unsicherheiten in der Compliance bestehen auch bei der Rezidivprophylaxe schizophrener Psychosen mit Neuroleptika (Kissling, 1992; Meise et al., 1994) sowie affektiver Psychosen mit Lithium. Gerade die Compliance mit der Lithium-prophylaxe ist bedeutsam, da der Lithiumabbruch mit dem Risiko sekundären Therapieversagens behaftet zu sein scheint (Post, 1990; Terao und Terao, 1993) und andererseits die kontinuierlicher Prophylaxe Leben retten kann (Ahrens et al., 1995). Zumindest in der Differenzierung zwischen psychotischen Depressionen und Manien einerseits und schizoaffektiven Störungen sowie Schizophrenien andererseits dürften diagnostische Abgrenzungsprobleme bestehen. Diese Abgrenzung darf aber nicht verfehlt werden, um nicht die Möglichkeit der Lithiumprophylaxe zu verpassen und unnötige Risiken von Spätdyskinesien unter Neuroleptika einzugehen.

Begutachtung. Im Rahmen der psychiatrischen Begutachtung existieren Leitlinien zur Beurteilung der Fahrtauglichkeit in Form des vom gemeinsamen Beirat für Verkehrsmedizin beim Bundesminister für Verkehr und beim Bundesminister für Gesundheit vorgelegten Gutachtens „Krankheit und Kraftverkehr" (4. Auflage 1992, gegen eine Schutzgebühr zu beziehen bei der Firma Köllen Druck und Verlag, Postfach 410354, D-53025 Bonn). Weicht der Arzt in seiner selbstverständlich sehr individuell zu bestimmenden Beurteilung von diesen Richtlinien ab, so sind die Gründe gut zu dokumentieren. Zur Beurteilung im Sozial- und Entschädigungsrecht existieren in gewissem Maße Leitlinien in Form der vom Bundesminister für Arbeit und Sozialordnung herausgegebenen Anhaltspunkte für die ärztliche Begutachtung (1983). Für die besonders schwierige strafrechtliche Beurteilung von Schuldfähigkeit (§§ 20 und 21 StGB) bzw. Gefährlichkeit (§§ 63 und 64 StGB) haben gerade Bemühungen um die Formulierung von Qualitätsstandards begonnen.

Ergebnisqualität

Das Ziel auch psychiatrischen Handelns ist die Heilung von der Krankheit. Bei der Mehrzahl psychischer Krankheiten kann aber nur eine symptomatische Remission erreicht werden, mit Rezidiven ist zu rechnen. Die kurzfristigen Therapieergebnisse und erst recht langfristigen Verläufe sind unvermeidlich sehr variabel.

Deshalb muß sich die Ergebnisqualität auf bescheidenere Maße beschränken. Bei diesen Maßen müssen die lokalen Besonderheiten der Patientenselektion jeder Institution berücksichtigt werden. In Frage kommen Diagnose-spezifische Kurz- und Langzeitverläufe, Lebensqualität, Zufriedenheit der Kranken (Nelson und Niederberger, 1990), ihrer bedeutsamen Bezugspersonen – und der Mitarbeiter der Institution.

Aufbauend auf früheren, wenn auch nicht breit angenommenen Konzepten einer Basisdokumentation (BADO; (Eckmann et al., 1973; Dilling et al., 1982)) hat eine Arbeitsgruppe im Namen der DGPPN und der Bundesdirektorenkonferenz der psychiatrischen Kliniken eine aktualisierte, modular konzipierte Version der BADO entwickelt (Cording et al., 1995). Sie verfolgt auch das Ziel, Vergleiche zwischen den Institutionen zu ermöglichen. Sie orientiert sich aus Gründen der Praktikabilität im wesentlichen an der Ergebnisqualität, obwohl prinzipiell und rechtlich die Prozeßqualität bedeutsamer wäre (siehe oben, Abb. 5). Die BADO ist in einer PC-Version erhältlich und erlaubt eine Erweiterung um weitere Module entsprechend speziellen Wünschen und Schwerpunkten (Sucht, Forensik, Gerontopsychiatrie) der jeweiligen Institution. Wegen des Aufwandes wird sich die Qualitätskontrolle voraussichtlich auf das prospektive Monitorieren einzelner repräsentativer sog. Tracer-Diagnosen beschränken müssen. Pilotversuche der praktischen Anwendung einschließlich anonymisiertem Vergleich verschiedener Institutionen haben begonnen. Diesbezügliche Aktivitäten im ambulanten Bereich scheinen auf dem Weg zu sein. Jedenfalls beschäftigt sich eine bei der Bundesärztekammer angesiedelte entsprechende Arbeitsgemeinschaft sowie Institute der kassenärztlichen Bundesvereinigung (KBV) und einzelner kassenärztlicher Vereinigungen der Länder mit der Qualitätssicherung.

In der BADO wird das kurzfristige Behandlungsergebnis bezüglich der Psychopathologie mit dem CGI (clinical global impression) erfasst, die soziale Leistungsfähigkeit mit der GAF (global assessment of functioning scale). Weitere berücksichtigte Merkmale sind u. a. Verweildauern, Rückfall- und Wiederaufnahmeraten, Arbeitsfähigkeit, Komplikationsraten (Todesfälle, Suizide, Suizidversuche, Aggressivität, sekundär herbeigeführte gerichtliche Unterbringungen, Fixierungen und andere Einschränkungen der Freizügigkeit, Unfälle, Psychopharmakaverbrauch, unerwünschte, der Therapie zugeschriebene Ereignisse).

Eine subtilere Beurteilung der Psychopathologie mit Hilfe umfassender oder Krankheits-spezifischer Skalen wäre mit deutlichem Mehraufwand verbunden, wenn auch wünschenswert. Die Arbeitsgemeinschaft für Methodik und Dokumentation in der Psychiatrie (AMDP) hat für den deutschsprachigen Raum ein langjährig bewährtes, seit 1971 weiterentwickeltes Dokumentationssystem u. a. zur Beschreibung des psychopathologischen Befundes entwickelt (Arbeitsgemeinschaft für Methodik und Dokumentation in der Psychiatrie, 1995). In einer Sammlung sind international akzeptierte Skalen zur Beurteilung des Schweregrads psychopathologischer Teilbereiche wie z.B. Depression und Angst zusammengestellt (CIPS, 1995). Langzeitergebnisse durch systematische Katamnesen zu überprüfen ist im alltäglichen Versorgungsbetrieb kaum zu leisten.

Patienten orientieren ihre Beurteilung der Versorgungsqualität kaum an medizinisch-objektiven Leistungen und Erfolgen als vielmehr am „Hotelstandard". Sie vergleichen mit ihren subjektiven Erwartungen als Maßstab (Svensson und Hansson, 1994; Hall und Dornan, 1990). Ihre Bewertung hängt damit vom eigenen, wenig von den aktuellen Hospitalbedingungen geprägten Rollenverständnis ab. Als basale Strategien, sich in der Krankenrolle zurecht zu finden, wurde assimilierendes gegenüber sich an die Umgebung akkomodierendem Verhalten identifiziert. Dabei zeigen sich Unterschiede zwischen Patienten (Kelstrup et al., 1993). Depressive und ältere Kranke sind in der Regel „zufriedener". Das Patientenurteil ist aber gerade in der stationären Psychiatrie bedeutsam, da hier dem therapeutischen Milieu und Klima besondere Bedeutung zukommt. Was die Zufriedenheit aber für die „objektive" Versorgungsqualität bedeutet, bleibt derzeit unklar.

Die Ergebnisqualität bezüglich der Verträglichkeit der Psychopharmakotherapie wurde in einzelnen Zentren jahrelang monitoriert (Grohmann et al., 1994). Ein neues, von der pharmazeutischen Industrie unterstütztes Projekt „Arzneimittelsicherheit in der Psychiatrie" (AMSP) in einer größeren Zahl von Zentren wurde gerade begonnen.

42   J. Fritze

Literatur

Ahrens B, Müller-Oerlinghausen B, Schou M, Wolf T, et al (1995) Excess cardiovascular and suicide mortality of affective disorders may be reduced by lithium prophylaxis. J Affect Disord 33: 67–75

Amaducci L, Angst J, Bech P, Benkert O, et al (1990) Consensus conference on the methodology of clinical trials of nootropics. Report of the consensus committee. Pharmacopsychiatry 23: 171–175

Angermeyer MC, Daumer R, Matschinger H (1993) Benefits and risks of psychotropic medication in the eyes of the general public: Results of a survey in the Federal Republic of Germany. Pharmacopsychiatry 26: 114–120

Angermeyer MC, Matschinger H, Sandmann J, Hillert A (1994) Die Einstellung von Medizinstudenten zur Behandlung mit Psychopharmaka Teil 1: Vergleich zwischen Medizinstudenten und Allgemeinbevolkerung. Psychiatr Prax 21: 58–63

Angst J, Ansseau M, Bech P, Engel RR, et al (1993) Report on the 4th Consensus Conference on the methodology of clinical trials with anxiolytic drugs. Pharmacopsychiatry 26: 1–5

Angst J, Bech P, Bobon D, Engel R, et al (1991) Report on the third consensus conference on the methodology of clinical trials with antipsychotic drugs. Pharmacopsychiatry 24: 149–152

Angst J, Bech P, Boyer P, Bruinvels J, et al (1989) Consensus conference on the methodology of clinical trials of antidepressants. Report of the Consensus Committee. Pharmacopsychiatry 22: 3–7

Angst J, Bech P, Bruinvels J, Engel RR, et al (1994) Report on the fifth consensus conference: Methodology of long-term clinical trials in psychiatry. Pharmacopsychiatry 27: 101–107

Angst J, Borbely A, Engel RR, Ferner U, et al (1995) Report on the sixth consensus conference on the methodology of clinical trials with hypnotic drugs. Pharmacopsychiatry 28: 2–7

Antoni CH (1990) Qualitätszirkel als Modell partizipativer Gruppenarbeit. Huber, Bern

APA (1990) The practice of ECT: Recommendations for treatment, training and privileging: American psychiatric association, task force on ECT: 1. Introduction: 1. 1 Purpose and applicability of recommendations. Convulsive Ther 6: 85–120

APA (1993) Practice guideline for eating disorders. Am J Psychiatry 150: 207–228

APA (1993) Practice guideline for major depressive disorder in adults: American Psychiatric Association. Am J Psychiatry 150: 1–23

APA (1994) DSM-IV: Diagnostic and statistical manual of mental disorders, 4th edn. American Psychiatric Association, Washington

Arbeitsgemeinschaft für Methodik und Dokumentation in der Psychiatrie (1995) Das AMDP-System. Manual zur Dokumentation psychiatrischer Befunde, 1. – 4. Aufl. 1971, 1972, 1979, 1995. Springer, Berlin Heidelberg New York Tokyo

Benkert O, Coper H, Ferner U, Fox JM, et al (1992) Proof of efficacy of nootropics for the indication ‚dementia‘ (phase III) – Recommendations. Pharmacopsychiatry 25: 126–135

Berger M (1993) Der neue Facharzt für Psychiatrie und Psychotherapie. Spektrum Psychiatr Nervenheilk 22: 4–9

Berwick DL (1989) Continuous improvement as an ideal in health care. New Engl J Med 320: 53–56

Beutel M, Klein T, Missel P, Schmid C, et al (1995) Qualitätssicherung in der stationären Suchtkrankenhilfe. Gemeinsames Positionspapier des Bundesverbandes für stationäre Suchtkrankenhilfe e. V., Bonn. Sucht 41: 141–149

Birch NJ, Groft P, Hullin RP, Kehoe RF, et al (1993) Lithium prophylaxis: Proposed guidelines for good clinical practice. Lithium 4: 225–230

Blacker D, Albert MS, Bassett SS, Go RCP, et al (1994) Reliability and validity of NINCDS-ADRDA criteria for Alzheimer's disease: The National Institute of Mental Health Genetics Initiative. Arch Neurol 51: 1198–1204

BMJFFG (1988) Empfehlungen der Expertenkommission der Bundesregierung zur Reform der Versorgung im psychiatrischen und psychotherapeutisch-psychosomatischen Bereich. Bundesministerium für Jugend, Familien, Frauen und Gesundheit, Bonn

Bronisch T, Wittchen HU (1992) Lifetime and 6-month prevalence of abuse and dependence of alcohol in the Munich follow-up study. Eur Arch Psychiatry Clin Neurosci 241: 273–282

Bronisch T, Wittchen HU (1994) Suicidal ideation and suicide attempts: Comorbidity with depression, anxiety disorders, and substance abuse disorder. Eur Arch Psychiatry Clin Neurosci 244: 93–98

Brugha TS, Bebbington PE (1992) The undertreatment of depression. Eur Arch Psychiatry Clin Neurosci 242: 103–108

Buchborn E. Medical standards: From guidelines to standards. Nervenheilkunde 1995; 14: 87–90

CIPS Collegium Internationale Psychiatriae Scalarum (1995) Internationale Skalen für Psychiatrie (1981, 1986, 1995). Beltz-Test, Weinheim

Cooper B, Bickel H (1989) Prävalenz und Inzidenz von Demenzerkrankungen in der Altenbevölkerung. Ergebnisse einer populationsbezogenen Längsschnittstudie in Mannheim. Nervenarzt 60: 472–482

Cording C, Gaebel W, Spengler A, Stieglitz RD, et al (1995) Die neue psychiatrische Basisdokumentation. Eine Empfehlung der DGPPN zur Qualitätssicherung im (teil-)stationären Bereich. Spektrum Psychiatr Nervenheilk 24: 3–41

Cournos F, Faulkner LR, Fitzgerald L, Griffith E, et al (1993) Report of the task force on consent to voluntary hospitalization. Bull Am Acad Psychiatry Law 21: 293–307

CPMP working party on efficacy of medicinal products (1992) Antidementia medicinal products. Commission of the European Community, Brussels

Dealberto MJ (1992) Epidemiology of sleep disorders and psychiatric diseases. Encephale 18: 331–340

Dengler W, Buchkremer G (1995) Guidelines in the diagnosis and therapy of anxiety disorders: A suggestion for discussion. Nervenheilkunde 14: 118–126

Deutscher Bundestag (1975) Bericht über die Lage der Psychiatrie in der Bundesrepublik Deutschland. Drucksache 7 edn. Deutscher Bundestag, Bonn

Diekstra RFW (1993) The epidemiology of suicide and parasuicide. Acta Psychiatr Scand [Suppl] 371: 9–20

Dilling H, Balck F, Bosch G, Christiansen U, et al (1982) Die psychiatrische Basisdokumentation. Spektrum Psychiatr Nervenheilk 11: 147–160

Dilling H, Mombour W, Schmidt MH (1991) Internationale Klassifikation psychischer Störungen; ICD-10 Kapitel V; Klinisch-diagnostische Leitlinien. Huber, Bern

Donabedian A (1974) Aspects of medical care administration. Cambridge University Press, Cambridge

Dorwart R (1980) Deinstitutionalization: who is left behind? Hosp Commun Psychiatry 31: 336–338

Doutney CP, Buhrich N, Virgona A (1985) The prevalence of schizophrenia in a refuge for homeless men. Aust New Zealand J Psychiatry 19: 233–238

Eaton WW, Kessler RC, Wittchen HU, Magee WJ (1994) Panic and panic disorder in the United States. Am J Psychiatry 151: 413–420

Eckmann F, Helmchen H, Schulte PW, Seelheim H, et al (1973) Die psychiatrische Basisdokumentation. Übersicht über Dokumentationssysteme in In- und Ausland und Vorschlag der DGPN zur Vereinheitlichung der Merkmalskataloge. Nervenarzt 44: 561–568

Fardy HJ, Jeffs D (1994) Focus groups: A method for developing consensus guidelines in general practice. Fam Pract 11: 325–329

Fichter M (1989) Bulimia nervosa: Grundlagen und Therapie. Thieme, Stuttgart

Gaebel W (1995) Qualitätssicherung in der Psychiatrie. Konzept – Methodik – Durchführung. Nervenarzt 66: 481–493

Gaebel W, Wolpert E (1994) Qualitätssicherung in der Psychiatrie. Ein neues Referat der Deutschen Gesellschaft für Psychiatrie, Psychotherapie und Nervenheilkunde (DGPPN). Spektrum Psychiatr Nervenheilk 23: 4–13

Gastpar M (1986) Epidemiology of depression (Europe and North-America). Psychopathology 19: 17–21

Geddes J, Newton R, Young G, Bailey S, et al (1994) Comparison of prevalence of schizophrenia among residents of hostels for homeless people in 1966 and 1992. Br Med J 308: 816–819

44 J. Fritze

Glassman AH (1985) Tricyclic antidepressants – blood level measurements and clinical outcome: An APA task force report. Task force on the use of laboratory tests in psychiatry. Am J Psychiatry 142: 155–162
Grimshaw JM, Russel IT (1993) Effect of clinical guidelines on medical practice: a systematic review of rigorous evaluations. Lancet 342: 1317
Grohmann R, Rüther E, Schmidt LG (1994) Unerwünschte Wirkungen von Psychopharmaka. Ergebnisse der AMÜP-Studie. Springer, Berlin Heidelberg New York Tokyo
Hall JA, Dornan MC (1990) Patient sociodemographic characteristics as predictors of satisfaction with medical care: a meta-analysis. Soc Sci Med 30: 811–818
Halleck SL, Hoge SK, Miller RD, Sadoff RL, et al (1992) The use of psychiatric diagnoses in the legal process: Task force report of the American Psychiatric Association. Bull Am Acad Psychiatry Law 20: 481–500
Hand I (1992) Verhaltenstherapie bei Zwangsstörungen. In: Hand I, Goodman W (Eds) Zwangsstörungen – neue Forschungsergebnisse. Springer, Berlin Heidelberg New York Tokyo
Hautzinger M, Stark W, Treiber R (1989) Kognitive Verhaltenstherapie bei Depressionen. Psychologie Verlags-Union, München
Häfner H (1990) Arbeitslosigkeit – Ursache von Krankheit und Sterberisiken? Z Klin Psychol 19: 1–17
Heinrich K, Linden M, Müller-Oerlinghausen B (1989) Werden zu viele Psychopharmaka verbraucht? Thieme, Stuttgart
Henry JA (1993) Debits and Credits in the management of depression. Br J Psychiatry 163: 33–39
Hillert A, Sandmann J, Angermeyer MC, Daumer R (1994) Die Einstellung von Medizinstudenten zur Behandlung mit Psychopharmaka. Psychiatr Prax 21: 64–69
Hirschfeld RMA, Clayton PJ, Cohen I, Fawcett J, et al (1994) Practice guideline for the treatment of patients with bipolar disorder. Am J Psychiatry 151: 1–36
Isacsson G, Holmgren P, Wasserman D, Bergman U (1994) Use of antidepressants among people committing suicide in Sweden. Br Med J 308: 506–509
Keller MB (1994) Depression: A long-term illness. Br J Psychiatry 165: 9–15
Kelstrup A, Lund K, Lauritsen B, Bech P (1993) Satisfaction with care reported by psychiatric inpatients. Relationship to diagnosis and medical treatment. Acta Psychiatr Scand 87: 374–379
Kessler RC, McGonagle KA, Zhao S, Nelson CB, et al (1994) Lifetime and 12-month prevalence of DSM-III-R psychiatric disorders in the United States: Results from the National Comorbidity Survey. Arch Gen Psychiatry 51: 8–19
Kissling W (1991) Guidelines for neuroleptic relapse prevention in schizophrenia. Springer, Berlin Heidelberg New York Tokyo
Kissling W (1992) Ideal and reality of neuroleptic relapse prevention. Br J Psychiatry 161: 133–139
Knauper B, Wittchen HU (1995) Epidemiologie der Major Depression: Nehmen depressive Erkrankungen zu? Zeitschr Klin Psychol 24: 8–21
Koegel P, Burnam A, Farr RK (1988) The prevalence of specific psychiatric disorders among homeless individuals in the inner city of Los Angeles. Arch Gen Psychiatry 45: 1085–1092
Kunze H, Kaltenbach L (1994) Psychiatrie-Personalverordnung. Textausgabe mit Materialien und Erläuterungen für die Praxis. 2nd edn. Kohlhammer, Stuttgart
Leber P (1990) Guidelines for the clinical evaluation of antidementia drugs. Food and Drug Administration, Rockville
Lejoyeux M, Leon E, Rouillon F (1994) Epidemiology of suicide and parasuicide. Encephale 20: 495–503
Linden M. Personality disorders (1995) Guidelines for diagnosis and treatment. Nervenheilkunde 14: 127–135
Lloyd GG (1995) Suicide in hospital: Guidelines for prevention. J R Soc Med 88: 344P–346P
Margraf J, Schneider S (1990) Panik, Angstanfälle und ihre Behandlung. Springer, Berlin Heidelberg New York Tokyo
Meise U, Kurz M, Fleischhacker WW (1994) Antipsychotic maintenance treatment of schizophrenia patients: is there a consensus? Schizophrenia Bull 20: 215–225

Michel B, Sambuc R, Scotto J C (1994) French recommendations for clinical drug trials in cognitive disorders of the elderly. Int J Geriatr Psychiatry 9: 823–828

Möller HJ (1995) Guidelines for the diagnosis and treatment of schizophrenic disorders. Nervenheilkunde 14: 91–99

Muller P, Worm M (1987) Unemployment in psychiatric patients. Psychiatr Prax 14: 18–21

Müller-Oerlinghausen B (1993a) Entwurf eines Lernzielkatalogs der Psychopharmakologie für Ärzte mit der Fachbezeichnung „Psychiatrie". Teil I. Spektrum Psychiatr Nervenheilk 22: 146–150

Müller-Oerlinghausen B (1993b) Entwurf eines Lernzielkatalogs der Psychopharmakologie für Ärzte mit der Fachbezeichnung „Psychiatrie". Teil II. Spektrum Psychiatr Nervenheilk 22: 177–181

Nedopil N, Müller-Isberner R (1995) Psychiatrischer Massregelvollzug gemäss Paragraph 63 StGB. Nervenarzt 66: 793–801

Nelson CW, Niederberger J (1990) Patient satisfaction surveys: An opportunity for total quality improvement. Hosp Health Serv Adm 35: 409–427

Post RM (1990) Sensitization and kindling persepectives for the course of affective illness: Toward a new treatment with the anticonvulsant carbamazepine. Pharmacopsychiatry 23: 3–17

Regier DA, Hirschfeld RMA, Goodwin FK, Burke JD, et al (1988) The NIMH depression awareness, recognition and treatment program: structure, aims and scientific basis. Am J Psychiatry 145: 1351–1357

Riecher Rössler A, Rössler W (1993) Compulsory admission of psychiatric patients – An international comparison. Acta Psychiatr Scand 87: 231–236

Riederer P, Laux G (1992) Therapeutic drug monitoring of psychotropics: Report of a consensus conference. Pharmacopsychiatry 25: 271–272

Rockwood K, Parhad I, Hachinski V, Erkinjuntti T, et al (1994) Diagnosis of vascular dementia: Consortium of Canadian centres for clinical cognitive research concensus statement. Can J Neurol Sci 21: 358–364

Roder V, Brenner HD, Kienzler N, Hodel B (1988) Integriertes psychologisches Therapieprogramm bei schizophrenen Patienten (IPT). Psychologie Verlags-Union, München

Rosekind MR (1992) The epidemiology and occurrence of insomnia. J Clin Psychiatry 53: 4–6

Rössler W, Riecher Rössler A, Meise U (1993) Von der stationären Langzeitentwöhnung zur ambulanten gemeindenahen Versorgung Alkoholkranker. Nervenheilkunde 12: 438–444

Rössler W, Salize HJ (1995) Gemeindenahe Versorgung braucht eine Gemeinde, die sich sorgt – Die Einstellung der Bevölkerung zur psychiatrischen Versorgung und zu psychisch Kranken. Psychiatr Prax 22: 58–63

Rössler W, Salize HJ, Bichele U (1994) Psychisch kranke Wohnsitzlose – Die vergessene Minderheit. Psychiatr Prax 21: 173–178

Rössler W, Salize HJ, Biechele U, Riecher Rossler A (1994) Stand und Entwicklung der psychiatrischen Versorgung – Ein europäischer Vergleich. Nervenarzt 65: 427–437

Rush AJ (1993) Clinical practice guidelines: Good news, bad news, or no news? Arch Gen Psychiatry 50: 483–490

Salzman C (1991) The APA task force report on benzodiazepine dependence, toxicity, and abuse. Am J Psychiatry 148: 151–152

Schmidtke A, Hafner H (1985) Suizide und Suizidversuche. Epidemiologie in der Bundesrepublik Deutschland. Munch Med Wochenschr 127: 828–832

Spengler A (1994) Sofortige Zwangsweise Unterbringungen in der Bundesrepublik Deutschland, 1991–1992: Erste Ergebnisse. Psychiatr Praxis 21: 118–120

Susser E, Moore R, Link B (1993) Risk factors for homelessness. Epidemiol Rev 15: 546–556

Svensson B, Hansson L (1994) Patient satisfaction with inpatient psychiatric care. The influence of personality traits, diagnosis and perceived coercion. Acta Psychiatr Scand 90: 379–384

Teplin LA (1990) The prevalence of severe mental disorder among male urban jail detainees: Comparison with the epidemiologic catchment area program. Am J Public Health 80: 663–669

Terao T, Terao M (1993) Refractoriness induced by lithium discontinuation. Am J Psychiatry 150: 1756

Thompson JW, Belcher JR, Deforge BR, Myers CP, et al (1993) Changing characteristics of schizophrenic patients admitted to state hospitals. Hosp Community Psychiatry 44: 231–235

Van Calker D, Berger M (1995) Continuation and maintenance therapy of recurrent affective disorders. Nervenheilkunde 14: 108–117

Weiner RD, Hammersley D, Moench L, Sackeim H, et al (1990) Choice of stimulus electrode placement: Clarification by the APA task force on ECT. Convulsive Ther 6: 319–322

Weissman MM (1988) The epidemiology of anxiety disorders: Rates, risks and familial patterns. J Psychiatr Res 22: 99–114

Weissman MM, Bland RC, Canino GJ, Greenwald S, et al (1994) The cross national epidemiology of obsessive compulsive disorder. J Clin Psychiatry 55: 5–10

Weissman MM, Wickramaratne P, Greenwald S, Hsu H, et al (1992) The changing rate of major depression: Cross-national comparisons. J Am Med Assoc 268: 3098–3105

Weyerer S (1994) Unemployment and mental health. Nervenheilkunde 13: 110–115

Wittchen HU, Ahmoi Essau C, Von Zerssen D, Krieg JC, et al (1992) Lifetime and six-month prevalence of mental disorders in the Munich Follow-up Study. Eur Arch Psychiatry Clin Neurosci 241: 247–258

Wittchen HU, Essau CA (1993) Epidemiology of panic disorder: Progress and unresolved issues. J Psychiatr Res 27: 47–68

Wittchen HU, Knauper B, Kessler RC (1994) Lifetime risk of depression. Br J Psychiatry 165: 16–22

Wittchen HU, Zhao S, Kessler RC, Eaton WW (1994) DSM-III-R generalized anxiety disorder in the National Comorbidity Survey. Arch Gen Psychiatry 51: 355–364

WPA (1993) The World Psychiatric Association. Task force on sedative hypnotics. Eur Psychiatry 8: 45–49

Individuelle Therapieziele in der Ergebnisdokumentation psychotherapeutischer Behandlung

G. Heuft, J. Lorenzen und W. Senf

Individuelle Therapieziele als Teil der Basisdokumentation in der Fachpsychotherapie

Die Dokumentation des Therapieoutcome eines je spezifischen Therapiesettings ist sowohl unter der Perspektive der Evaluation eingesetzter ökonomischer Ressourcen wie der Qualitätssicherung zukünftig unverzichtbar. Dokumentation des Therapie-Outcome ist Teil der Basisdokumentation. Diese muß praxisgerecht, zeitökonomisch und Therapieschulen-übergreifend sein und sich von Forschungsanliegen im engeren Sinne abgrenzen lassen. Abb. 1 zeigt eine Übersicht der Elemente einer PSY-BaDo als Kernmodul einer Basisdokumentation, wie sie in Kürze von den Fachgesellschaften in der Arbeitsgemeinschaft wissenschaftlich-medizinischer Fachgesellschaften (AWMF) verabschiedet werden wird. Die Item-Formulierungen der PSY-BaDo stützen sich zum überwiegenden Teil auf publizierte und eingeführte Instrumente zur Basisdokumentation, insbesondere auch die DKPM-BaDo (Broda et al., 1993), die Basisdokumentation des Wissenschaftsrates der AHG (Meermann, 1993; Fachausschuß Psychosomatik des Wissenschaftsrates der AHG, 1994; Zielke et al., 1995) und die psychiatrische Basisdokumentation gemäß den Empfehlungen der DGPPN (Cording et al., 1995). Die Versuche, eine einheitliche Basisdokumentation vorzuschlagen, haben sowohl im psychiatrischen Fachgebiet wie im psychosomatisch-psychotherapeutischen Fachgebiet bereits vor Etablierung des Facharztes für Psychotherapeutische Medizin schon „Tradition" (z.B. Dilling et al., 1982; Grawe et al., 1990; Schmidt et al., 1992). Von der Ergebnisdokumentation psychotherapeutischer Behandlungen ist die Strukturdokumentation (Übersicht bei Laireiter, 1994) zur Spezifizierung des therapeutischen Settings abzugrenzen. Eine solche Strukturdokumentation würde sinnvoller Weise wahrscheinlich nur alle 1–2 Jahre einmal für die entsprechende Institution/Praxis durchgeführt werden.

In der diagnostischen Phase (vgl. Abb. 1) werden wenige zentrale Daten, die reliabel erhebbar erscheinen, über die Selbstauskunft des Patienten dokumentiert. Spätestens mit *Therapiebeginn* können die ICD-9 – (1979) bzw. ICD-10-

Diagnosen (1993) festgehalten werden. Der Schweregrad einer Erkrankung wird aus Sicht des psychosomatisch-psychotherapeutischen Fachgebietes mit Hilfe des Beeinträchtigungsschwere-Score (BSS) (Schepank, 1995) und die Einschränkung einer eher Ich-funktionalen Kapazität über die Global Assessment of Functioning Scale (GAF) (DSM-III-R, 1989) definiert. Nach Installierung eines Behandlungsbündnisses mit dem Patient (bis etwa zur 5. Behandlungsstunde oder im stationären Bereich nach Abschluß der ersten Behandlungswoche) werden für diese Behandlung relevante Problembereiche aus einem vorgegebenen Sampel von 10 Problembereichen in parallelisierten Versionen sowohl aus Patienten- wie aus Therapeutensicht definiert (ErgeDoku B1) (Heuft et al., 1995; Heuft und Senf, 1996). Gleichzeitig legen sich Patient und Therapeut jeweils mit Hilfe eigener Bögen auf bis zu 5 Individuelle Therapieziele (ITZ) fest, die für *diesen* Patienten in *diesem* geplanten Setting von Bedeutung sind (ErgeDoku A) (Heuft et al., 1995; Heuft und Senf, 1996). Zu Therapieende wird sowohl das erreichte Ausmaß der Veränderungen der Problembereiche (einschließlich der geplanten Ziele hinsichtlich der Medikation) von Patient und Therapeut in der mit der Eingangserhebung parallelisierten Version mit Hilfe der ErgeDoku B2-Bögen erhoben und das Erreichen der Individuellen Therapieziele überprüft.

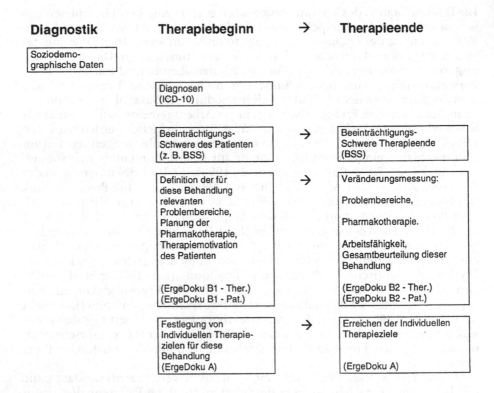

Abb. 1. Skizze des Kernmoduls einer Basisdokumentation in der Fachpsychotherapie

Individuelle Therapieziele (ITZ)

Wenn nach Abschluß der Diagnostik dem Patienten ein Behandlungsangebot gemacht werden kann, wird der P. mit seiner Zustimmung ambulant oder stationär in einem definierten Setting behandelt. Zur Dokumentation dieses individuellen Behandlungsverlaufes erscheint das Goal Attainment Scaling (GAS) (Kiresuk und Sherman, 1968; Kordy und Scheibler, 1984) in einer modifizierten Form besonders geeignet.

Die Struktur individueller Therapieziele

Wie Abb. 2 verdeutlicht, entscheidet der Therapeut mit dem Patienten zu Behandlungsbeginn über den Einsatz einer definierten Methodik zur Realisierung der ITZ, wobei die eingesetzte Methode/das Setting implizit bleibt. Die Settingelemente sind Teil der Strukturqualität und nicht für jeden Behandlungsverlauf neu zu formulieren. Individuelle Therapieziele (ITZ) nehmen das in den Blick, was Patient und Therapeut jeweils glauben, in der vor ihnen liegenden gemeinsamen Behandlung erreichen zu können („Patient soll [wieder] in der Lage sein, das Haus – ohne von Angst überwältigt zu werden – verlassen zu können"). Dagegen ist die Formulierung von *behandlungstechnischen Zielen* („Der Patient soll eine Übertragungsneurose entwickeln") oder der geplante Einsatz von *Therapiemethoden* („Der Patient soll am Expositionstraining teilnehmen") *kein* Therapieziel im Sinne der Outcome-Dokumentation. Individuelle Therapieziele sind insofern reale (intrapsychische, interpersonelle, interaktionale, soziale, somatische etc.) Ziele.

Therapeuten laufen nach unseren Untersuchungen Gefahr, ITZ eher „abstrakt" zu formulieren. Dagegen sind Patienten in ihren Formulierungen viel erlebens- und verhaltensnäher. Dieser Unterschied läßt sich nicht allein durch den theoretischen Vorsprung der Therapeuten erklären. Daher sollten die ITZ möglichst konkret (erlebens- und verhaltensnah) formuliert werden, um für die Evaluation der ITZ zu Behandlungsende mit Hilfe der fixierten Kriterien eine sichere, überprüfbare Einschätzung über den Grad tatsächlicher Therapiezielrealisierung zu erreichen.

Die Erhebung individueller Therapieziele

Therapeut und Patient treffen *unabhängig* voneinander nach Abschluß des Behandlungsbündnisses innerhalb der ersten 5 ambulanten Behandlungsstunden

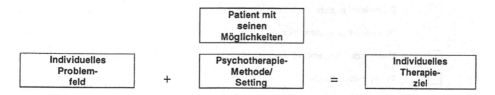

Abb. 2. Zur Differenzierung von Individuellem Problemfeld, Behandlungssetting und Individuellem Therapieziel

bzw. innerhalb der ersten stationären Behandlungswoche die Festlegung der für diese geplante Behandlung relevanten Individuellen Therapieziele. Abb. 3 zeigt den systematischen Aufbau des Bogens zur Erfassung der ITZ zu Behandlungsbeginn mit dem 5 stufigen Rating zu Therapieende. Es besteht die Möglichkeit, bis zu 5 Ziele zu benennen, wobei das erste Therapieziel zugleich als „Hauptziel" bezeichnet wird. Wie sich in der Praktikablitätsstudie I zum Einsatz der Individuellen Therapieziele in verschiedenen klinischen Einrichtungen bei insgesamt 336 Behandlungsepisoden gezeigt hat (Heuft et al., 1995), wurde die Möglichkeit, bis zu 5 Therapieziele zu benennen, von fast der Hälfte aller Patienten und von über einem Drittel der Therapeuten auch genutzt (siehe Tab. 1). Die Patienten und Therapeuten, die gar keine Therapieziele formuliert haben, erklären sich zu 2/3 aus einem systematischen anwendungsbezogenen Problem in einer einzigen der 8 beteiligten Kliniken zu Beginn der Studie. Zu jedem ITZ wird der Patient und der Therapeut gebeten, zugleich mit 1 bis 3 Beispielen/Kriterien kurz zu erläutern, woran er am Behandlungsende feststellen könnte, daß das jeweilige ITZ erreicht wurde.

Während des Behandlungsverlaufes werden die Bögen gesondert aufbewahrt, um sie in der vorletzten ambulanten oder stationären Behandlungsstunde erneut vorzulegen mit der Bitte, bis zur letzten Behandlungsstunde eine Einschätzung der Zielerreichung mit Hilfe eines 5-stufigen Ratings einzuschätzen: „Mehr erreicht als das Therapieziel" – „Therapieziel erreicht" – „Therapieziel teilweise erreicht" – „Therapieziel nicht erreicht" – „Therapieziel entfallen".

Individuelles Therapieziel [ErgeDoku A]

Patient
bzw.}	stationäre Aufnahme	→	stationäre Entlassung
Therapeut

1. Therapieziel (Hauptziel)

_____

2. – 5. Therapieziel

_____

1 – 3 Beispiele (Kriterien), woran Sie das Erreichen des Therapiezieles feststellen können.

_____

☐	Mehr erreicht als das Therapieziel

☐	Therapieziel erreicht

☐	Therapieziel teilweise erreicht

☐	Therapieziel nicht erreicht

☐	Therapieziel entfallen

Abb. 3. Schematischer Aufbau des ErgeDoku-A-Bogens zur qualitativen Erfolgsmessung von Behandlungsverläufen (im Original 5 Druckseiten)

Tab. 1. Anzahl der Therapieziele (n = 1181) von Patienten (n = 336) und Therapieziele (n = 1156) der Therapeuten (zur Erläuterung der missing data s. Text)

Anzahl Ziele	Patienten	Therapeuten
Gesamtsumme der Ziele	100 % n = 1181 (Mean 3,5; Sd. 1,86)	100 % n = 1156 (Mean 3,4; Sd. 1,68)
Kein Ziel	16,4 (55)	13,4 (45)
1 Ziel	3,3 (11)	1,5 (5)
2 Ziele	4,5 (15)	7,1 (24)
3 Ziele	12,8 (43)	19,0 (64)
4 Ziele	14,6 (49)	23,5 (79)
5 Ziele	48,5 (163)	35,4 (119)

Kategorisierung der Individuellen Therapieziele

Unsere Arbeitsgruppe geht von der Annahme aus, daß es eine endliche Zahl von Individuellen Therapiezielen gibt. Die persönliche Gestaltung der jeweiligen Problemlage etc., die Gegenstand der ITZ ist, bildet sich über die Zielkriterien ab. Mit Hilfe der 2. 337 Individuellen Therapieziele aus Patienten- bzw. Therapeutensicht, die im Rahmen der Praktikabilitätsstudie I (Heuft et al., 1995) erhoben wurden, wurde ein empirisch gewonnenes Kategoriensystem von ITZ mit Hilfe einer nach Mayring (1990) modifizierten textinhaltsanalytischen Methodik erstellt. Dieses Kategoriensystem hat die Funktion einer Orientierungshilfe, auf die die Therapeuten bei Festlegung der ITZ zurückgreifen können. Dabei bezeichnen die Kategorien durch die Behandlung potentiell veränderbare Problemlagen, Symptome und Konflikte, jedoch keine Diagnosen und keine nosologischen Einheiten. Das Kategoriensystem besteht aus 5 Hauptkategorien:

Hauptkategorie 1: intrapsychische Probleme und Konflikte
Hauptkategorie 2: interaktionelle, psychosoziale Probleme und Konflikte
Hauptkategorie 3: körperbezogene Probleme und Symptome
Hauptkategorie 4: Medikamente; stoffgebundene und nicht-stoffgebundene Sucht
Hauptkategorie 5: sozialmedizinische und Rehabilitationsziele.

Die Kategorien befinden sich – semantisch gesehen – naturgemäß nicht alle auf einer Ebene und sind nicht disjunkt. Am Ende jeder Hauptkategorie findet sich die Möglichkeit, die Zielkategorie „nicht näher bezeichnetes Problemfeld der entsprechenden Hauptkategorie" zu verschlüsseln, um dies im Klartext auf dem Rating-Bogen näher zu bezeichnen. Insofern handelt es sich um ein offenes Kategoriesystem, in dem im Hinblick auf die Genese der jeweiligen Problematik nicht unterschieden wird, ob es sich etwa um einen „reifen Motivationskonflikt" („Neurose") oder um eine „Ich-funktionelle" Störung („Werkzeugstörung") handelt.

Ergebnisse einer Basisidokumentation mit Individuellen Therapiezielen

Das textinhaltsanalytisch evaluierte Kategoriensystem zur inhaltlichen Charakterisierung der ITZ ermöglicht 1. auf der Ebene des einzelnen Patienten zu überprüfen, inwieweit die ITZ tatsächlich erreicht wurde, und 2. bei größeren Kollektiven zu prüfen, welche inhaltlich definierten ITZ u. U. in der untersuchten Einrichtung z.B. überdurchschnittlich häufig nicht erreicht wurden. Diese Ergebnisse dienen ausschließlich internen Qualitätszirkeln zur Diskussionsgrundlage über das durchgeführte Therapiesetting auf dem Hintergrund der soziodemographischen Zusammensetzung der Patientengruppe.

Die Häufigkeitsanalyse der Erfolgseinschätzungen zeigte in der erwähnten Praktikabilitätsstudie, daß sowohl von Patienten wie Therapeuten eine erstaunlich breite Nutzung der vorgegebenen Rating-Scala erfolgte, auch wenn der Anteil der als „teilweise erreicht" angesehenen ITZ mit 45,6% bzw. 42,0% den Schwerpunkt bildete. Jedoch wurden von Patienten immerhin 15,8% und von Therapeuten 13,1% der Ziele als „nicht erreicht" angesehen. Therapeuten schätzen die Ziele häufiger (32,0%) als „erreicht" ein (Patienten: 22,4%). Daß die Angabe „mehr erreicht als das Ziel" sowohl von Patienten als auch von Therapeuten selten angekreuzt wurde (3,6% versus 2,2%), spricht dafür, daß die Anworten keiner vordergründigen Idealisierung der Institution folgen oder überwiegend durch das Motiv sozialer Erwünschtheit begründet werden.

Außerdem kann mit Hilfe der ITZ der Frage nachgegangen werden, inwieweit die Einschätzung des Erreichens der Therapieziele aus Patienten- und Therapeutensicht miteinander korrelieren. Tab. 2 zeigt, daß in der Praktikabilitätsstudie die beste Korrelation von Patienten- und Therapeuteneinschätzung hinsichtlich des Erreichens des Hauptproblems besteht. Dies könnte eher ein Argument dafür sein, gerade bei kürzeren Behandlungen tendenziell weniger als 5 ITZ explizit zu definieren, da die „Übereinkunft" vermutlich auf der inhaltlichen Ebene mit Zunahme der Anzahl von ITZ zwischen Therapeut und Patient abnimmt.

Tab. 2. Korrelation bezüglich Therapieziel-Erreichens aus Patientensicht und Therapeutensicht

Zielerreichen	r	Sig. Niv.	n	Mittelwert		S. D.
Hauptproblem	0,34	0,00	243	Pat.:	2,1	0,77
				Ther.:	2,3	0,77
2. Problem	0,28	0,00	222	Pat.:	2,1	0,81
				Ther.:	2,2	0,79
3. Problem	0,18	0,00	200	Pat.:	2,1	0,74
				Ther.:	2,2	0,77
4. Problem	0,03	0,66	129	Pat.:	2,2	0,84
				Ther.:	2,1	0,84
5. Problem	0,22	0,03	75	Pat.:	2,1	0,83
				Ther.:	2,3	0,83

Die Definition der Problembereiche und deren Veränderungen zwischen Therapiebeginn und Therapieende (ErgeDoku B) ermöglichen darüber hinaus eine externe Validierung der inhaltlichen Aussagen, die mit Hilfe der ITZ fixiert wurden. Aus der großen Zahl möglicher Zusammenhangsprüfungen, deren Darstellung aus Platzgründen an dieser Stelle nicht ausführlicher erfolgen kann (vgl. dazu Heuft et al., 1995 und Heuft et al., 1996), sei an dieser Stelle nur hingewiesen auf die hochsignifikanten positiven Korrelationen zwischen dem „Erfolg bei Hauptziel aus Patientensicht" (ErgeDoku A) und dem „Wohlbefinden des Patienten" (r 0,43) sowie der „Motivation des Patienten" aus der Therapeutensicht (r 0,19). Erwartungsgemäß ist das Gefühl eines „Lohnens der Behandlung" zu Therapieende aus Patientensicht (r 0,32) hochsignifikant mit dem Therapieerfolg des Haupttherapieziels korreliert. Das bedeutet, je höher der Erfolg beim Hauptziel, desto höher das Gefühl des Lohnens der gesamten Behandlung und das Wohlbefinden des Patienten zu Behandlungsende.

Diskussion

Die Akzeptanz und Handhabbarkeit des Instrumentes zur Erfassung Individueller Therapieziele kann im klinischen Rahmen sowohl auf Therapeuten- wie Patientenebene als gesichert gelten. Die echte Verweigererquote lag auf Patientenseite in unserer Klinik wie auch in der durchgeführten multizentrischen Praktikabilitätsstudie an insgesamt 8 Kliniken mit psychoanalytischen oder verhaltenstherapeutischen Konzepten (Heuft et al., 1995) unter 10%. Die Kliniken, die bisher das ErgeDoku-System im Feld eingesetzt haben, führten fast alle nach den vorliegenden Rückmeldungen diese Erhebung inzwischen aus eigenem Interesse weiter. Damit wird eine Erfahrung wiederholt, die Grawe und Braun (1994) berichtet haben. Differente Dokumentation als „ein nicht mehr wegzudenkender Bestandteil unserer psychotherapeutischen Alltagsarbeit" (Seite 244) mit einem hohen kommunikativen Aspekt in der Therapeuten-Patient-Beziehung. Die Therapeutengruppe macht sich sowohl untereinander als auch mit den Patienten zusammen intensiver über Behandlungsziele und deren Erreichbarkeit gedanken.

Der Prozeß der gemeinsamen Zielfindung ist nicht frei von Asymmetrie. Ob „etwas als Problem angesehen wird, hängt von den Personen ab, die die Problembeschreibung vornehmen, nicht von objektiven (strukturellen) Erkenntnismerkmalen" (Wiesner und Willutzki, 1992). Was vom Diagnostiker als Problem des Patienten akzeptiert und welches Ziel als Interventionsziel in die Therapieplanung aufgenommen wird, variiert mit der therapietheoretischen Affinität des Therapeuten und seinen Berufs- und Alltagserfahrungen einerseits und mit gesellschaftlichen Wertvorstellungen andererseits. Umso erstaunlicher ist, daß sich in den hier vorgestellten Ergebnissen zeigt, wie sich die freie Formulierung Indiviueller Therapieziele von Patienten und Therapeuten in einer überschaubaren Zahl von Kategorien abbilden läßt. Mit diesem Vorgehen wird gleichzeitig eine Evaluation der überhaupt im Feld explizierten Therapieziele erreicht. Durch das jetzt vorgelegte Kategoriensystem (Heuft und Senf, 1996) kann den Therapeuten ein relevantes Set formulierter Therapieziele angeboten werden. Unserer Erfahrung nach eignen sich diese Therapieziel-Formulierungen auch im Rahmen der fachpsychotherapeutischen Ausbildung. Vermutlich setzt schon die Explizierung von Behandlungszielen ein erhebliches therapeutisches Potential frei, da bereits die Teilnahme am Rating von ITZ einen positiven Effekt auf den Therapieerfolg haben kann (Kiresuk et al., 1982). Dabei ist allerdings noch offen, wie zentral die patientendefinierten Zielbeschwerden in der therapeutischen Interaktion werden (Strupp, 1976) – eine spannende Frage, die praxisbegleitend weiter untersucht werden wird.

Literatur

Broda M, Dahlbender RW, Schmidt J, von Rad M, Schors R (1993) DKPM-Basisdokumentation. Eine einheitliche Basisdokumentation für die stationäre Psychosomatik und Psychotherapie. Psychother Psychosom Med Psychol 43: 214–218

Cording C, Gaebel W, Spengler A, Stieglitz RD, Geiselhart H, John U, Netzold DW, Schönell H (1995) Die neue psychiatrische Basisdokumentation. Eine Empfehlung der DGPPN zur Qualitätssicherung im (teil-)stationären Bereich. Spektrum 24: 3–38

Diagnostische Kriterien und Differentialdiagnosen des Diagnostischen und Statistischen Manuals Psychischer Störungen DSM-III-R (1989) Beltz, Weinheim

Dilling H, Balck F, Boch G, Christiansen U, Eckmann F, Kaiser KH, Kunze H, Seelheim H, Spangenberg H (1982) Die psychiatrische Basisdokumentation. Spektrum Psychiatr Nervenheilk 11: 147–160

Fachausschuß Psychosomatik des Wissenschaftsrates der AHG (Hrsg) (1994) Basisdokumentation Psychosomatik in der Verhaltensmedizin. 10 Jahre Qualitätssicherung in der Rehabilitation auf der Grundlage klinischer Behandlungsdaten. Verhaltensmedizin heute 2: 11–71

Global Assessment of Functioning Scale (GAF) (1989) In: Diagnostische Kriterien und Differentialdiagnosen des Diagnostischen und Statischen Manuals Psychischer Störungen DSM-III-R. Beltz, Weinheim, S 40 ff

Grawe K, Braun U (1994) Qualitätskontrolle in der Psychotherapiepraxis. Z Klin Psychol 23: 242–267

Grawe K, Caspar F, Ambühl H (1990) Die Berner Therapievergleichsstudie. Z Klin Psychol 19: 316–337

Heuft G, Senf W, Janssen PL, Lamprecht F, Meermann R (1995) Praktikabilitätsstudie zur qualitativen und quantitativen Ergebnisdokumentation stationärer Psychotherapie. Psychother Psychosom Med Psychol 45: 303–309

Heuft G, Senf W (1996) Therapieziele in der Ergebnisdokumentation psychotherapeutischer Behandlungen. Manual. Klinik f. Psychotherapie und Psychosomatik, Universitätsklinikum Essen

Heuft G, Senf W, Wagener R, Pintelon C, Lorenzen J (1996) Individuelle Therapieziele: zur Ergebnisdokumentation stationärer Psychotherapie aus Patienten- und Therapeutensicht. Z Klin Psychol Psychopathol Psychother (im Druck)

Internationale Klassifikation der Krankheiten (ICD-9. Rev) (1979) Der Bundesminister für Jugend, Familie und Gesundheit. Deutscher Consulting Verlag, Wuppertal

Kiresuk TJ, Sherman RE (1968) Goal Attainment Scaling: A general method for evaluation comprehensive community mental health programs. Community Ment Health J 4: 443–453

Kiresuk TJ, Stelmachers ZT, Schultz SK (1982) Quality assurance and goal attainment scaling. Professional Psychology 13: 145–152

Kordy H, Scheibler D (1984) Indiviuumsorientierte Erfolgsforschung: Erfassung und Bewertung von Therapieeffekten anhand individueller Behandlungsziele. Teil 1: Gibt es in der Erfolgsforschung eine „Lücke" für individuumsorientierte Verfahren? Z Klin Psychol Psychopathol Psychother 32: 218–233

Laireiter AR (1994) Dokumentation psychotherapeutischer Fallverläufe. Z Klin Psychol 23: 236–241

Mayring P (1990) Einführung in die qualitative Sozialforschung. Eine Anleitung zu qualitativem Denken. Beltz, Weinheim

Meermann R (1993) Verhaltenstherapie in der Klinik. Versorgungssituation, Behandlungsergebnisse, Wirksamkeit. Nervenheilkunde 12: 502–552

Schmidt J, Nübling R, Lamprecht F (1992) Möglichkeiten klinikinterner Qualitätssicherung (QS) auf der Grundlage eines Basis-Dokumentations-Systems sowie erweiterter Evaluationsstudien. Gesundheidswesen 54: 72–80

Strupp H (1976) Themes for psychotherapy research. In: Claghorn J (Eds) Successfull psychotherapy. Brunner/Massel, New York, pp 3–23

Weltgesundheitsorganisation (1993) The ICD-10 classification of mental and behavioural disorders: Primary health car version (draft). WHO, Geneva

Wiesner M, Willutzki U (1992) Sozialkonstruktivistische Wege in der Psychotherapie. In: Schmidt S J (Hrsg) Kognition und Gesellschaft. Der Diskurs des radikalen Kontruktivismus, Bd. II. Suhrkamp, Frankfurt

Zielke M (1993) Basisdokumentation in der stationären Psychosomatik. Prax Klin Verhaltensmed Reha 6: 218 –226

Qualitätssicherung und Dokumentation in der Kinder- und Jugendpsychiatrie

Therapieleitlinien und tatsächlich durchgeführte Behandlung
Eine empirische Untersuchung zur Bedeutung der diagnostischen Klassifikation für die Indikationsstellung

F. Mattejat und H. Remschmidt

Einführung und Fragestellung

Es kann als allgemein akzeptiert gelten, daß Qualitätssicherung als rückgekoppelter Prozeß zu verstehen ist, in dem unter anderem die folgenden Aufgaben anstehen: 1. Erstellung von Standards bzw. Leitlinien (Soll-Werte), 2. Erfassung der tatsächlichen Situation (Ist-Werte), 3. Analyse der tatsächlichen Situation und Vergleich mit den Standards (Ist-Soll-Vergleich) und schließlich, 4. Entwicklung und Implementierung von Qualitätsverbesserungen (Mattejat und Remschmidt, 1995).

In der Psychiatrie und Psychotherapie des Kindes- und Jugendalters steht die systematische Qualitätssicherung in allen vier Bereichen – die sämtlich mit komplexen methodischen Problemen verbunden sind – zwar noch in den Anfangsgründen, wobei aber nicht übersehen werden sollte, daß unter dem Stichwort „Qualitätssicherung" viele längst bekannte Fragen verhandelt werden. Insofern können die Bemühungen zur Qualitätsicherung als Weiterführung bekannter Entwicklungen aufgefaßt werden. So ist z.B. schon im erstgenannten Aufgabenbereich das Problem der Indikationsstellung und Therapieplanung angesprochen. Bei der zur Zeit aktuellen Entwicklung von Diagnose- und Therapieleitlinien für einzelne Diagnosen wird die Frage nach der Indikation als störungsspezifische Fragestellung verstanden:

Bei welchen Störungsbildern sollten welche diagnostischen und therapeutischen Methoden eingesetzt werden?

Eine sinnvolle Beschäftigung mit dieser Frage und die Formulierung von diagnosenspezifischen Leitlinien setzt die zumeist unhinterfragte Annahme voraus, daß die Behandlung zumindest teilweise aus den Diagnosen – so wie sie z.B. in der ICD und im Multiaxialen Klassifikationsschema (Remschmidt und Schmidt 1994) beschrieben sind – ableitbar ist. Ob dies der Fall ist, wird aber durchaus kontrovers diskutiert; man denke in diesem Zusammenhang z.B. an die aus verhaltenstherapeutischer Sicht vorgetragenen Argumente, nach der die Verhaltensanalyse sehr viel mehr für die Therapieplanung „hergibt" als die diagnostische Klassifikation. Auch aus der Perspektive einer problemorientierten klinischen Praxis ist die Bedeutung der diagnostischen Klassifikation für die Indikationsstellung in Frage zu stellen: Die Behandlungsplanung ist sehr individuell auf den Einzelfall abzustimmen und somit von der spezifischen Konstellation mit sehr vielen Einflußfaktoren abhängig (vgl. Mattejat, 1996). Dies legt die Annahme nahe, daß der diagnostische Status alleine nur eine relativ geringe Aussagekraft für die Indikationsstellung hat. Ob dies so ist, soll die im folgenden dargestellte empirische Untersuchung zeigen, in der wir die folgende Fragestellung untersuchen wollen:

In welchem Umfang läßt die diagnostische Klassifikation (vor Behandlungsbeginn) eine Prognose der tatsächlich durchgeführten Behandlung zu?

Oder:

Kann das, was tatsächlich therapeutisch getan wird, vorhergesagt werden, wenn man den diagnostischen Status vor Behandlungsbeginn kennt?

Abb. 1 zeigt schematisch auf, welchen Stellenwert diese Fragestellung im Gesamtzusammenhang der Qualitätssicherung einnimmt.

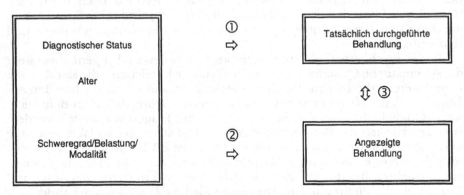

① Empirische Fragestellung (hier dargestellte empirische Untersuchung): In welchem Umfang ist die tatsächlich durchgeführten Behandlung aufgrund der diagnostischen Klassifikation (und anderer elementarer Merkmale) prognostizierbar.
② Präskriptive Fragestellung nach Therapie-Leitlinien: Unter welchen Voraussetzungen ist welche Behandlung angezeigt?
③ Vergleich der tatsächlich durchgeführten mit der nach den Leitlinien indizierten Behandlung (Ist-Soll-Vergleich): Entsprechen die tatsächlich durchgeführten Behandlungen den Leitlinien?

Abb. 1. Fragestellung der Untersuchung im Gesamtzusammenhang der Qualitätssicherung

Stichprobe und Methode

Stichprobe. Datenbasis für unsere Untersuchungen waren die Dokumentationen von 9 Jahrgängen (1983–1991) der Marburger Universitätsklinik für Kinder- und Jugendpsychiatrie und der mit ihr assoziierten Einrichtungen (Stationen, Tagesklinik, Poliklinik, Ambulanter Dienst und Erziehungsberatungsstelle; vgl. hierzu auch die Ergebnisse der weiterführenden Auswertungen bei Remschmidt et al., 1994; Mattejat et al., 1994). Insgesamt wurden in diesem Zeitraum in den genannten Teileinrichtungen 15 628 „Fälle" dokumentiert, teilweise bezogen sich mehrere Dokumentationen auf denselben Patienten (z.B. mehrere Behandlungsepisoden). Für die hier dargestellten Auswertungen wurde jeder Patient nur ein einziges Mal berücksichtigt. Falls ein Patient in mehreren Teileinrichtungen vorgestellt worden war, wurde nur eine Teileinrichtung ausgewählt; bei Patienten, die sowohl stationär/teilstationär als auch ambulant behandelt worden waren, wurde die stationäre/teilstationäre Behandlung berücksichtigt; bei mehreren Behandlungsepisoden wurde jeweils die längste Episode ausgewählt. Insgesamt wurden 10 111 verschiedene Patienten erfaßt; von diesen Patienten erfuhren rund die Hälfte der Fälle keine weiterführende Behandlung (5566 Patienten, die nur Diagnostik mit anschließender kurzer Beratung erhielten), 4545 Patienten erhielten eine weiterführende Behandlung; Die folgenden Auswertungen beziehen sich ausschließlich auf diese 4545 Patienten. In den Tab. 1 bis 3 sind die wichtigsten Merkmale dieses Kollektivs dargestellt. Aus diesen Tabellen ist ersichtlich, daß sich die Therapie-Inanspruchnahmepopulationen in den verschiedenen Teileinrichtungen in gravierender Weise unterscheiden. Während z.B. fast alle Patienten im stationären und teilstationären Bereich eine Diagnose auf Achse I erhalten haben, gilt dies in der Erziehungsberatungsstelle nur für die Hälfte aller Behandlungsfälle.

Methode. Als Prognosevariablen (Prädiktoren) wurden die Nennungen auf den 5 Achsen des Multiaxialen Klassifikationsschemas (MAS; s. Remschmidt und Schmidt, 1977 und 2. Aufl., 1986), das damals noch auf der ICD-9 basierte verwendet; als weitere Prognosevariablen wurde das Alter der Patienten (in einfacher dichotomisierter Form: Kinder unter 12 Jahren vs. Jugendliche ab 12 Jahren) und die Behandlungsmodalität (ebenfalls einfach dichotomisiert: stationäre/teilstationäre vs. ambulante Behandlung) verwendet. Die Behandlungsmodalität wurde als Prädiktor von uns mitberücksichtigt, da die ambulant behandelten Fälle sich im Hinblick auf Schweregrad, Diagnosen, Alter, Ge-

Tab. 1. Geschlechtsverteilung in der untersuchten Stichprobe aufgeschlüsselt nach Teileinrichtungen

Geschlecht:		Teileinrichtung				
		Stationen	Tagesklinik	Poliklinik	Erziehungs-beratung	Ambulanter Dienst
Jungen	Abs.	713	93	377	1010	521
	%	50,0	69,9	573	64,9	67,6
Mädchen	Abs.	714	40	281	546	250
	%	50,0	30,1	42,7	35,1	32,4
Insgesamt	Abs.	1427	133	658	1556	771

Tab. 2. Alterskennwerte in der untersuchten Stichprobe aufgeschlüsselt nach Teileinrichtungen

	Teileinrichtung				
Alterskennwerte:	Stationen	Tagesklinik	Poliklinik	Erziehungs-beratung	Ambulanter Dienst
Mittelwert	14,6	10,2	11,2	9,5	10,2
Standard-abweichung	3,5	3,4	4,8	4,0	3,8
Minimum	2,9	4,1	0,6	0,3	0,8
Maximum	21,0	19,1	21,0	21,0	20,8

Tab. 3. Anzahl der Patienten mit Diagnosen auf den Achsen I – V des MAS in der untersuchten Stichprobe aufgeschlüsselt nach Teileinrichtungen

		Teileinrichtung					
Diagnose auf der Achse		Stationen	Tagesklinik	Poliklinik	Erziehungs-beratung	Ambulanter Dienst	Insgesamt
I	Abs.	1392	132	471	799	540	3334
	%	97,54	99,24	71,58	51,34	70,03	73,35
II	Abs.	254	55	214	374	258	1155
	%	17,80	41,36	32,53	24,04	33,47	25,42
III	Abs.	295	55	126	271	118	865
	%	20,67	41,35	19,14	17,41	15,30	19,03
IV	Abs.	531	50	291	293	166	1331
	%	37,21	37,59	44,22	18,83	21,53	29,28
V	Abs.	1192	118	372	889	464	3035
	%	83,53	88,72	56,53	57,13	60,18	66,77
Anzahl der Pat. Insgesamt *		1427	133	658	1556	771	4545

* Geringfügige Reduktion der Gesamtstichprobe durch fehlende Werte

schlecht sehr deutlich von den stationären Fällen unterscheiden und da die Behandlungsmodalität außerdem als indirekter Indikator für den Schweregrad der Erkrankung bzw. den Grad der symptomatischen oder psychosozialen Belastung des Patienten aufgefaßt werden kann. Mit den Diagnosen auf den fünf Achsen des MAS, dem Alter und der Behandlungsmodalitiät (bzw. dem Schwere- bzw. Belastungsgrad) sind die elementarsten Merkmale, die bei der Indikation berücksichtigt werden sollten, in unserer Analyse enthalten.

Als Kriterienvariablen wurden die fünf wichtigsten Behandlungsformen (zu dieser Einteilung vgl. Remschmidt et al., 1994) verwendet. Da ein Patient häufig mehrere der angeführten Behandlungsformen in Anspruch nahm, wurde jede Behandlungsform gesondert (jeweils kodiert als dichotome Variable: 0 = die Behandlungsform wurde bei diesem Patienten nicht durchgeführt; 1 = die Behandlungsform wurde bei diesem Patienten durchgeführt) in den Analysen berücksichtigt. Die Dauer und Intensitiät der Behandlung wurde in der Analyse

Tab. 4. Prognosevariablen

Variablen(bereich)	Ausprägungen
Diagnosen	Nennungen auf den 5 Achsen des MAS (5 Variablen): Nennung (Diagnose vorhanden) vs. keine Nennung (keine Diagnose)
Alter	Kinder unter 12 Jahren vs. Jugendliche ab 12 Jahren
Behandlungsmodalität	Ambulante Behandlung vs. Stationäre Behandlung

Tab. 5. Kriterienvariablen (Behandlungsformen)

Individuenbezogene Psychotherapie
Übungs- und ergotherapeutische Behandlung
Eltern- und familienbezogene Maßnahmen
Sonstige umfeldbezogene Maßnahmen
Medikamentöse Behandlung

nicht berücksichtigt. Da es uns um die Frage geht, welche Behandlungsformen durchgeführt werden, wenn überhaupt eine Behandlung zustandekommt, sind bei allen Analysen, die im folgenden dargestellt werden, die „Nichtbeginner" und die Therapieabbrecher nicht mehr berücksichtigt, da ihre Einbeziehung zu Verzerrungen führen könnte.

Ergebnisse

In der Abb. 2 ist dargestellt, wie häufig (jeweils Prozentsatz der Patienten) die einzelnen Behandlungsformen vorkommen. Dabei sind die prozentualen Häufigkeiten nach dem Alter der Kinder und nach der Behandlungsmodalität aufgeschlüsselt. Die Grafik zeigt, daß die Häufigkeitsverteilung der durchgeführten Behandlungsformen altersabhängig ist: Jugendliche erhalten (sowohl im stationären wie im ambulanten Bereich) häufiger individuenbezogene Psychotherapie als Kinder; Kinder dagegen erhalten häufiger als Jugendliche Übungsbehandlungen und familienbezogene Interventionen. Aus der Darstellung ist weiterhin ersichtlich, daß sich der stationäre und der ambulante Bereich hinsichtlich der durchgeführten Behandlungsformen erheblich unterscheiden:

– Im stationären Bereich werden insgesamt sehr viel mehr Behandlungsformen durchgeführt. Die Summe der durchgeführten Behandlungsformen liegt im stationären Bereich über 200%; d.h. konkret, daß die Mehrzahl der Patienten Kombinationsbehandlungen (mehrere Behandlungsformen) erhalten. Im ambulanten Bereich dagegen nehmen die meisten Patienten nur eine (allenfalls zwei) Behandlungsformen in Anspruch.

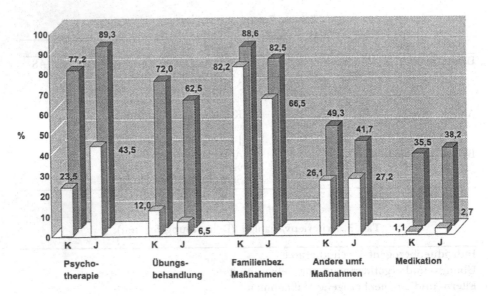

Abb. 2. Häufigkeit der Behandlungsformen in der untersuchten Stichprobe, aufgeschlüsselt nach Alter und Behandlungsmodalitäten: *K* Kinder unter 12 Jahren; *J* Jugendliche ab 12 Jahren; □ Ambulant; ▓ Stationär pointed

– Im ambulanten Bereich stehen die familienbezogenen Interventionen im Vordergrund, im stationären Bereich dagegen sind patientenbezogene Psychotherapie und familienbezogene Maßnahmen ähnlich häufig. Die medikamentöse Therapie spielt nur im stationären Bereich eine wesentliche Rolle.

In der Abb. 3 ist der Zusammenhang zwischen unseren Prädiktorvariablen und der Kriteriumsvariable „Psychotherapie" exemplarisch dargestellt. Die Variablen „Diagnose auf Achse I", „Diagnose auf Achse V", „Modalität" und „Alter" zeigen dabei die deutlichsten Unterschiede im Hinblick auf die Kriteriumsvariable „Psychotherapie":

– Patienten ohne Diagnose auf Achse I erhielten nur zu einem geringen Ausmaß Psychotherapie; Patienten mit einer Diagnose auf Achse I erhielten dagegen mehrheitlich eine individuenbezogene Psychotherapie.
– Patienten mit psychosozialen Belastungen (Achse V) erhielten häufiger Psychotherapie als Patienten ohne solche Belastungen.
– Fast alle stationären Patienten erhielten Einzelpsychotherapie; bei ambulanten Patienten ist der Prozentsatz sehr viel geringer.
– Jugendliche erhielten weitaus häufiger Einzelpsychotherapie als Kinder.

Einen analogen Überblick im Hinblick auf Behandlungen mit psychotropen Medikamenten vermittelt Abb. 4.

In gleicher Weise könnten auch die Zusammenhänge zwischen den Prädiktorvariablen und den weiteren Kriterienvariablen dargestellt werden, was hier aus Platzgründen unterbleibt. Die Ergebnisse sind jedoch für alle Behandlungsformen in komprimierter Form in Tab. 6 dargestellt: Jede Prädiktorvariable wurde

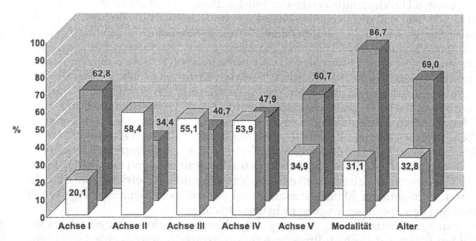

Abb. 3. Zusammenhänge zwischen Prädiktorvariablen und individuenbezogener Psychotherapie: Für die Achsen I-V: □ keine Diagnose, ▓ Diagnose; Für die Modalität: □ ambulant, ▓ stationär; Für das Alter: □ Kinder unter 12 J, ▓ Jugendliche ab 12 J

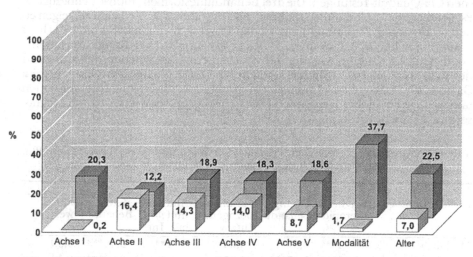

Abb. 4. Zusammenhänge zwischen Prädiktorvariablen und medikamentöser Therapie: Für die Achsen I-V: □ keine Diagnose, ▓ Diagnose; Für die Modalität: □ ambulant, ▓ stationär; Für das Alter: □ Kinder unter 12 J, ▓ Jugendliche ab 12 J

mit jeder Kriteriumsvariable kreuztabelliert; da Prädiktor- und Kriteriumsvariablen sämtlich dichotom sind, ergaben sich jeweils 4-Felder-Tafeln, für die der Chi-Quadrat-Test und der Phi-Koeffizient (entspricht der Pearson-Korrelation) berechnet wurde. Aus Tab. 6 ist ersichtlich, daß nahezu alle überprüften Zusammenhänge statistich signifikant sind; dabei ist allerdings (abgesehen vom Problem der Mehrfachtestung, auf das wir unten noch eingehen) zu berücksichtigen, daß bei der gegebenen hohen Fallzahl schon recht schwache (geringe Effekte) Zusammenhänge statistische Signifikanz erreichen.

Aus den Durchschnittswerten der Phi-Koeffizienten (letzte Zeile bzw. Spalte) ist ersichtlich, daß die Variable „Modalität" im Durchschnitt die höchste prognostische Kraft bezüglich der durchgeführten Behandlungsformen hat, gefolgt von den Variablen Alter, Diagnose auf Achse I und Diagnose auf Achse V. Die Diagnosen auf den Achsen II, III und IV haben im Vergleich dazu nur eine geringe prognostische Aussagekraft. Von den Kriterienvariablen zeigt die Behandlungsform „Psychotherapie" im Durchschnitt die deutlichsten Zusammenhänge zu den Prädiktorvariablen, gefolgt von „Übungsbehandlung" und „Medikamentöse Behandlung". Die eltern- und familienbezogenen Interventionen ebenso wie die anderen umfeldbezogenen Maßnahmen dagegen zeigen nur geringe Zusammenhänge zu den Prädiktorvariablen. Die in Tab. 6 dargestellten Ergebnisse sind wegen der Geläufigkeit des verwendeten Koeffizienten und des Chi-Quadrat-Tests leicht verständlich und instruktiv, aber teststatistisch unbefriedigend, da in ihnen das Problem der Mehrfachtestung und der wechselseitigen Abhängigkeiten zwischen den Prognosevariablen nicht berücksichtigt ist.

Zur genaueren Klärung der prognostischen Aussagekraft der einzelnen Variablen haben wir deshalb für jede Kriteriumsvariable jeweils eine kategoriale Varianzanalyse und eine logistische Regressionsanalyse (SAS-Prozeduren) durchgeführt. Die Ergebnisse dieser Berechnungen sind in Tab. 7 in sehr komprimierter Form dargestellt. In ihnen bestätigen sich die Eindrücke aus den einfachen Chi-Quadrat-Testungen: Die drei Behandlungsformen „individuenbezogene Psychotherpaie", „Übungsbehandlung" und „Psychotrope Medikation" zeigen einen relativ engen Zusammenhang zu den Prognosevariablen: Sommers D liegt jeweils nahe bei 0,70. (Sommers D ist ein asymmetrischer Rangkorrelationskoeffizient, der angibt, wie eng der Zusammenhang zwischen der aufgrund der Regressionanalyse vorhergesagten mit der tatäschlichen Verteilung ist; vgl. Garson, 1971). Dagegen können eltern- und familienbezogene Interventionen und sonstige umfeldbezogene Interventionen aufgrund der verwendeten Diagnosevariablen nicht vorhergesagt werden.

Tab. 6. Zusammenhang zwischen Prädiktorvariablen und Kriterienvariablen: Phi-Koeffizienten und Ergebnis des Chi-Quadrat-Tests

Prädiktorvariablen	*Kriteriumsvariablen*					
	Psycho-therapie	Übungs-behandl.	Familien-bezogene Interv.	Andere umfeld-bez. Int.	Medik. Behandl.	Mittel-wert[1]
Modalität	0,54***	0,57***	0,09***	0,17***	0,48***	0,39
Alter	0,36***	0,17***	−0,10***	0,06***	0,22***	0,18
Diagnose Achse1	0,37***	0,14***	−0,03n.s.	0,11***	0,24***	0,18
Diagnose Achse2	−0,21***	0,15***	−0,06***	0,07***	−0,05**	0,11
Diagnose Achse3	−0,12***	0,04*	−0,07***	0,17***	0,05**	0,09
Diagnose Achse4	−0,06***	0,11***	−0,02 n.s.	0,03n.s.	0,06***	0,06
Diagnose Achse5	0,24***	0,09***	−0,02 n.s.	0,16***	0,13***	0,13
Mittelwert	0,28	0,19	0,06	0,11	0,18	

* $p < 0,05$;
** $p < 0,01$;
*** $p < 0,001$
[1] Mittelwertsberechnungen erfolgten über die z-Transformation

Um diese Zusammenhänge teststatistisch genauer zu überprüfen, wurde eine Diskriminanzanalyse in zwei Schritten durchgeführt (vgl. auch Hand, 1981):

1. Zunächst wurde die Stichprobe zufällig in eine Eichstichprobe (50% der Gesamt-stichprobe) und eine Validierungsstichprobe (50% der Gesamtstichprobe) einge-teilt. Auf der Grundlage der Eichstichprobe wurde dann in zwei Teilschritten eine Diskriminanzfunktion entwickelt (1. Teilschritt: Variablenauswahl mit der SAS-Prozedur STEPDISC; METHOD = STEPWISE; 2. Teilschritt: Entwick-lung der Diskriminanzfunktion mit einer nichtparametrischen Methode; SAS-Prozedur DISKRIM METHOD = NPAR METHRIC = FULL K = 5 PRIORS = EQUAL).
2. Kreuzvalidierung an der Validierungstichprobe: Die anhand der Eich-stichprobe entwickelten Parameterschätzungen der Diskriminanzfunktion wurden im zweiten Schritt zur Klassifizierung der Beobachtungen in der Validierungsstichprobe verwendet.

Die Ergebnisse der Kreuzvalidierung sind in Tab. 8 dargestellt. Um die Er-gebnisse richtig gewichten zu können sind zum Vergleich die Vorhersage-ergebnisse einer „Sicherheitsstrategie" bei bekannten Häufigkeitsverteilungen der Behandlungsformen mit angeführt. (Die „Sicherheitsstrategie" besteht dar-in, daß bei einer Vorhersage die häufiger vorkommende Alternative gewählt wird; bei ungleicher Verteilung der Alternativen kann auf diese Weise eine hohe Trefferquote errecht werden. So kommt z.B. die medikamentöse Therapie nur bei 17% aller Patienten vor, sie ist also relativ selten. Wenn dies bekannt ist wird

Tab. 7. Ergebnisse der logistischen Regression

Behandlungsformen (Kriterienvariablen)	Sommers' D	Wichtige Prognosevariablen*	
Individuenbezogene Psychotherapie	,70	• Modalität • Achse I • Achse III	(,65) (,22) (–,21)
Übungsbehandlung	,74	• Modalität • Achse II • Achse I	(1,04) (,40) (–,23)
Eltern- u. familien-bezogene Interventionen	,30	Entf.	
Sonstige umfeldbez. Interventionen	,33	Entf.	
Psychotrope Medikation	,68	• Modalität • Achse I	(,83) (,75)

* Es sind die Variablen mit den höchsten standardisierten Gewichten in der Regres-sionsgleichung angegeben; die angeführten Variablen sind in der kategorialen Varianzanlyse sämtlich hoch signifikant (p < 0,001)

man bei Anwendung der „Sicherheitsstrategie" immer die Alternative „keine medikamentöse Behandlung" vorhersagen und auf diese Weise in 83% der Fälle eine richtige Prognose liefern können. Der Nachteil einer solchen Sicherheitsstrategie besteht darin, daß entweder die Sensitivität oder die Spezifität der Vorhersage bei 0 liegen. In unserem Beispiel der medikamentösen Therapie wird also mit dieser Strategie kein einziger Fall, in dem diese Behandlungsform angewandt wurde, richtig vorhergesagt.)

Aus Tab. 8 ist ersichtlich, daß Individuenbezogene Therapie, Übungsbehandlung und medikamentöse Therapie aufgrund der verwendeten Vorhersagevariablen relativ gut vorausgesagt werden können: Der Prozentsatz der richtigen Vorhersagen liegt immer über 75%; dabei sind Sensitivität und Spezifität relativ ausgeglichen (Bereich. 65% bis 92%). Familienbezogene Interventionen und andere umfeldbezogene Interventionen dagegen können aufgrund der verwendeten Prädiktorvariablen nicht gut vorhergesagt werden: Trefferquote, Sensitivität und Spezifität liegen jeweils unter 70%. Zu diesen Ergebnissen wurden noch weiterführende Analysen durchgeführt (die hier im einzelnen nicht dargestellt werden können). Der wichtigste Befund dieser Analysen besagt: Wenn die Variable Behandlungsmodalität (Stationär vs. ambulant) dagegen aus den Analysen ausschließt (hier nicht dargestellt), reduziert sich die Qualität der Prognosen drastisch. Dies ist auch aufgrund der oben mitgeteilten Daten (Einfache Zusammenhangsanalysen, logistische Regressionsanalysen) nicht anders zu erwarten.

Tab. 8. Ergebnisse der Diskriminanzanalysen (Kreuzvalidierung): Prognose der Behandlungsformen aufgrund von Diagnosen, Alter und Modalität

Behandlungsformen (Kriterienvariablen)	Vorhersage	Sich.-strat.*	Diskr.-anal.**	Sommers' D	Phi (r)
Individuenbezogene Psychotherapie	Richtige Vorhers.	53 %	76 %		
	Sensitivität	100 %	65 %	0,53	0,54
	Spezifität	0 %	88 %		
Übungsbehandlung	Richtige Vorhers.	69 %	79 %		
	Sensitivität	0 %	87 %	0,62	0,57
	Spezifität	100 %	75 %		
Familien-bezogene Interventionen	Richtige Vorhers.	80 %	63 %		
	Sensitivität	100 %	63 %	0,26	0,21
	Spezifität	0 %	64 %		
Sonstige umfeld-bezogene Interventionen	Richtige Vorhers.	68 %	65 %		
	Sensitivität	0 %	57 %	0,32	0,30
	Spezifität	100 %	64 %		
Psychotrope Medikation	Richtige Vorhers.	83 %	77 %		
	Sensitivität	0 %	92 %	0,67	0,48
	Spezifität	100 %	74 %		

* „Sicherheitsstrategie" bei bekannter Häufigkeitsverteilung
** Klassifikationsergebnis der Diskriminanzanalyse in der Kreuzvalidierung

Diskussion

Im Zusammenhang mit der aktuellen Frage nach der Entwicklung von therapeutischen Leitlinien und der Aufgabe, im Rahmen der Qualitätssicherung zu
überprüfen, ob die durchgeführten Behandlungen den Standards entsprechen
wurde hier die Frage, ob und in welchem Umfange die Behandlungen aus dem
diagnostischen Status herleitbar sind, empirisch untersucht. Es sind viele mögliche Strategien denkbar, wie diese Frage untersucht werden kann; da die
Indikationsstellung von einer Fülle von Variablen abhängig ist, kann sie in be-
liebig komplexer Weise abgehandelt werden. In einem ersten Zugang haben wir
eine stark vereinfachende Untersuchungsstrategie gewählt, bei der als Kriterienvariablen die wichtigsten Behandlungsformen und als Prädiktorvariablen einige
wenige Informationen verwendet wurden, wobei sowohl die Prädiktoren wie
auch Kriterien als dichotome Variablen gefaßt wurden: Als Prädiktoren wurden
folgende Informationen verwendet:

– Wurden mit dem multiaxialen Klassifikationsschema ein klinisch-psychiatri-
  sches Syndrom (Achse I), Entwicklungsstörungen (Achse II), eine Intelligenz-
  minderung (Achse III), körperliche Erkrankungen (Achse IV), psychosoziale
  Belastungen (Achse V) diagnostiziert oder nicht? D.h. es wurde nur die Information verwendet, ob auf den einzelnen fünf Achsen eine Nennung vorlag oder nicht.
– Handelt es sich um ein Kind unter 12 Jahren oder um einen Jugendlichen
  ab 12 Jahren?
– Wurde eine stationäre oder eine ambulante Behandlung durchgeführt?

D.h. es wurden nur die elementarsten Informationen über den diagnostischen Status, das Alter und die Behandlungsmodalität verwendet, um zu überprüfen, ob die gewählte Behandlung von diesen Merkmalen abhängig ist. Als
abhängige Variablen wurden die wichtigsten Hauptformen der Behandlung im
kinder- und jugendpsychiatrischen Bereich verwendet; auch hierbei wurde –
wiederum sehr elementar – nur danach gefragt, ob die jeweilige Behandlungsform (individuelle Psychotherapie, Übungsbehandlungen, eltern- und familienbezogene Interventionen, andere umfeldbezogene Maßnahmen, medikamentöse
Behandlung) überhaupt durchgeführt wurde oder nicht.

Wir gingen von der Erwartung aus, daß die als Prädiktoren verwendeten
elementaren Informationen nur eine geringe Aussagekraft für die Wahl der jeweiligen Behandlungsform haben. Diese Erwartung stützte sich zum einen auf
die klinische Erfahrung, nach der die Indikationsstellung ein hochkomplexer
Prozeß ist, in dem eine Fülle von Informationen zu berücksichtigen ist, wobei
sich der Stellenwert der verschiedenen indikationsrelevanten Merkmale zudem
noch von Fall zu Fall unterschiedlich darstellt.

Entgegen unserer ursprünglichen Erwartung aber zeigen sich in unserer
Analyse erstaunlich deutliche Zusammenhänge zwischen den Prädiktorvariablen
und den gewählten Behandlungsformen. Alleine die Kenntnis darüber

ob stationär oder ambulant behandelt wurde,
ob es sich beim Patienten um ein Kind oder einen Jugendlichen handelte und
ob auf den fünf Achsen des MAS eine Diagnose gegeben wurde oder nicht,

erlaubt relativ gute Vorhersagen darüber, ob bestimmte Behandlungsformen durchgeführt wurden oder nicht.

Dieses allgemeine Ergebnis kann noch im Hinblick auf die einzelnen Behandlungsformen differenziert werden:

- Individuenbezogene Psychotherapie, Übungsbehandlung und medikamentöse Behandlungen können relativ gut vorhergesagt werden;
- die Prognose der sonstigen Umfeldbezogenen Maßnahmen und der eltern- und familienbezogenen Maßnahmen ist dagegen schlecht.

D.h. bei manchen Behandlungsformen ist ein spezifischer Zusammenhang zum diagnostischen Status nachweisbar, bei anderen Behandlungsformen ist dies dagegen nicht der Fall.

Auch die Bedeutung der Prädiktorvariablen ist differenziert zu betrachten: Die Behandlungsmodalität (ambulant vs. stationär bzw. teilstationär) hat mit Abstand die höchste prognostische Bedeutung im Hinblick auf alle Behandlungsformen; dies führen wir darauf zurück, daß sich in dieser Variable eine ganze Reihe von Einzelmerkmalen aus zwei Bereichen verdichten:

- Bei der ambulanten und der stationären Inanspruchnahmepopulation handelt es sich um zwei völlig unterschiedliche Gruppen, die sich nicht nur im Schweregrad der Psychopathologie, sondern in der sonstigen psychischen und psychosozialen Belastung und in der Diagnosenverteilung erheblich unterscheiden.
- Zum anderen werden im stationären Setting weitaus intensivere Behandlungen durchgeführt als im ambulanten Bereich. Im stationären Bereich sind die verschiedenen Behandlungsformen relativ leicht verfügbar und werden sehr viel häufiger eingesetzt als im ambulanten Bereich. So werden z.B. fast bei allen stationären Patienten individuelle Psychotherapien durchgeführt ebenso wie eltern- und familienbezogene Interventionen. Die Angabe darüber, ob eine stationäre oder ambulante Behandlung durchgeführt wird, enthält somit implizit auch Informationen über die Häufigkeit der einzelnen Behandlungsformen.

Die Bedeutung der anderen Prädiktorvariablen stellt sich sehr unterschiedlich dar, je nachdem welche Behandlungsform prognostiziert werden soll:

- Für die Prognose der Einzelpsychotherapie sind alle verwendeten Prädiktorvariablen von Bedeutung.
- Für die Prognose der Übungsbehandlungen spielt die Diagnose auf Achse II eine besondere Bedeutung.
- Für die eltern- und familienbezogenen Maßnahmen ist die Diagnose auf Achse I und Alter des Patienten von besonderer prognostischer Bedeutung.
- Bei den sonstigen umfeldbezogenen Maßnahmen ist hinsichtlich der Bedeutung der Prädiktorvariablen keine klare Struktur erkennbar; dies mag damit zusammenhängen, daß diese Behandlungsform ohnehin nur schlecht prognostizierbar ist.

– Die medkamentöse Behandlung schließlich ist (abgesehen von der Behandlungsmodalität) im Wesentlichen von der Diagnose auf Achse I abhängig.

Als wichtigste Befunde können wir zusammenfassend festhalten:

1. In der untersuchten Therapie-Inanspruchnahmepopulation besteht ein systematischer Zusammenhang zwischen elementaren diagnostischen Merkmalen und den durchgeführten Behandlungsformen. D.h. die Therapiemaßnahmen lassen sich zumindest zum Teil aus den elementaren diagnostischen Informationen herleiten. Dies bedeutet aus unserer Sicht auch, daß sich die Diagnostik auf mehreren unabhängigen „Achsen", so wie sie im multiaxialen Klassifikationsschema vorgeschlagen wird, auch hinsichtlich der Indikationsstellung als sinnvoll darstellt.

2. Als wichtigste Prädiktorvariable hat sich die Behandlungsmodalität erwiesen. Die Interpretation dieses Befundes ist schwierig, da Variable „Behandlungsmodalität" eine komplexe Variable ist, die wiederum von vielen Faktoren abhängig ist: Zum einen unterscheiden sich die stationäre Inanspruchnahmepopulation von der ambulanten in gravierender Weise. Unter diesem Aspekt deuten unsere Befunde darauf hin, daß der Schweregrad der Störung bzw. der individuellen und psychosozialen Belastung für die Indikation von besonderer Bedeutung ist. Kritisch muß man aber hinzufügen, daß die prognostische Bedeutung der Variable „Modalität" auch darauf zurückgeführt werden kann, daß die durchgeführten Behandlungen stärker von den Rahmenbedingungen der Therapie (stationär vs. ambulant) und der organisatorischen Verfügbarkeit von Behandlungsmöglichkeiten abhängig sind, als von Variablen, die sich direkt auf den diagnostischen Status beziehen (Achsen I–V). In diesem Sinne verweisen unsere Ergebnisse möglicherweise auf ein grundlegendes Problem in der Versorgungsstruktur hin.

3. Doch diese kritischen Aspekte, in in weiterführenden Untersuchungen zu klären wären, mindern nicht die für uns erstaunlichen Ergebnisse der Untersuchung: Die gefundenen Zusammenhänge zwischen diagnostischen Merkmalen und Behandlungsformen sind nicht nur deutlicher als erwartet; auch die Unterschiede in der Prognostizierbarkeit der einzelnen Behandlungsformen und die unterschiedliche prognostische Kraft der untersuchten Prädiktorvariablen sind plausibel und sie entsprechen unseren Überlegungen zu allgemeinen Therapieleitlinien. So sind z.B. medikamentöse Behandlungen nur in ganz bestimmten umschriebenen Fällen sinnvoll, allgemeine Elternberatungsgespräche (die den überwiegenden Teil der eltern- und familienbezogenen Interventionen ausmachen) dagegen sind beim überwiegenden Teil der Behandlungsfälle sinnvoll und haben keine spezifische Indikation (sie sind z.B. unabhängig von der Frage, ob eine Diagnose auf Achse I festgestellt wurde).

Wir folgern aus unseren Ergebnissen, daß die Frage, welche Bedeutung die diagnostische Klassifikation für die Therapieindikation hat bzw. haben sollte, in differenzierter Weise zu betrachten ist. Die Frage nach der Therapieindikation bzw. den Therapieleitlinien kann auf unterschiedlichen Abstraktionsebenen betrachtet werden und es ist insbesondere zu unterscheiden zwischen relativ groben allgemeinen Richtlinien und der Indikationsstellung im Einzelfall:

– Es ist bereits auf einem relativ hohen Abstraktionsniveau (und wenn man gleichsam die Frage unter einem groben Raster betrachtet) möglich, systematische Zusammenhänge zwischen diagnostischem Status und Behandlung auszumachen. Damit sprechen unsere Untersuchungsergebnisse auch dafür, Therapie-Leitlinien auf einem relativ hohen Abstraktionsniveau zu formulieren und ihre faktische Realisierung (und damit auch ihren Realitätsgehalt) zu überprüfen. Eine Überprüfung unserer Ergebnisse an vorgegebenen Leitlinien war zur Zeit einfach deshalb noch nicht möglich, da solche Leitlinien noch nicht vorlagen. Es erscheint uns aber in diesem Zusammenhang durchaus sinnvoll, schon bei der Formulierung der Leitlinien empirische Befunde, so wie wir sie hier vorgelegt haben, zu berücksichtigen.

– Dabei ist aber im Blick zu behalten, daß allgemeine oder auch störungsspezifische Therapieleitlinien immer nur eine grobe Orientierung geben und die sorgfältige Indikationsstellung und Therapieplanung im Einzelfall nicht ersetzen können: Indikationsstellung kann und darf nicht auf eine Applikation von Leitlinien reduziert werden, denn wesentliche Aspekte der Therapieplanung und Therapiedurchführung ergeben sich aus den Nuancierungen des Einzelfalles, die nicht in Leitlinien faßbar sind.

Bei diesen Schlußfolgerungen sind wir uns darüber bewußt, daß die hier vorgelegte Arbeit mehr Fragen offen läßt als sie beantworten kann. Wir verstehen sie als einen Versuch, Fragen der Qualitätssicherung in empirischer Weise anzugehen, der in vielerlei Hinsicht erweiterungs- und überprüfungsbedürftig ist. Zunächst einmal wäre zu überprüfen, ob unsere Ergebnisse auch in anderen Einrichtungen replizierbar sind. Weiterhin wäre es von Interesse, den Untersuchungsansatz sowohl im Hinblick auf die Prädiktorvariablen wie auch hinsichtlich der Kriterienvariablen zu differenzieren. So wäre es z.B. sehr interessant, zu untersuchen, welche Bedeutung die einzelnen diagnostischen Kategorien auf der ersten Achse des multiaxialen Klassifikationsschemas für die Indikationsstellung haben; eine solche Untersuchung wäre das direkte empirische Pendant zur Formulierung von diagnosenspezifischen Therapiestandards. Auf der Seite der Kriterienvariablen wäre z.B. eine Berücksichtigung der Therapiedauer und – Intensität von hoher Bedeutung, da erst durch ihre Einbeziehung Fragen der Effizienz genauer analysierbar sind. Und schließlich wäre es auch sinnvoll, den Untersuchungsansatz auf weitere indikationsrelevante Variablenbereiche auszudehnen (z.B. Kooperationsbereitschaft und – Fähigkeit). Anknüpfend an solchen Untersuchungen könnten dann echte Ist-Soll-Vergleiche durchgeführt werden, in denen die vorliegenden Leitlinie auf ihren Realitätsgehalt geprüft und umgekehrt die tatsächliche Versorgung in genauer Weise an den Standards gemessen werden kann.

Literatur

Garson GD (1971) Handbook of political science methods. Holbrook Press, Boston
Hand DJ (1981) Discrimination and Classification. Wiley, New York
Mattejat F (1996) Indikationsstellung und Therapieplanung In: Remschmidt H (Hrsg) Psychotherapie im Kindes- und Jugendalter. Thieme, Stuttgart, S 18–44
Mattejat F, Remschmidt H (1995) Aufgaben und Probleme der Qualitätssicherung in der Psychiatrie und Psychotherapie des Kindes- und Jugendalters. Z Kinder Jugendpsychiatr 23: 71–83

Mattejat F, Gutenbrunner C, Remschmidt H (1994) Therapeutische Leistungen in der kinder- und jugendpsychiatrischen Universitätsklinik mit regionalem Versorgungsauftrag und ihrer assoziierten Einrichtungen. Zschr Kinder Jugendpsychiatr 22: 158–168

Remschmidt H, Gutenbrunner C, Mattejat F (1994) Zum Stellenwert verschiedener Therapieformen in einer kinder- und jugendpsychiatrischen Universitätsklinik und assoziierten Einrichtungen. Zschr Kinder Jugendpsychiatr 22: 169–182

Remschmidt H, Schmidt MH (Hrsg) Multiaxiales Klassifikationsschema für psychiatrische Erkrankungen im Kindes- und Jugendalter nach Rutter, Shaffer und Sturge. Huber, Bern, 1. Aufl, 1977; 2. rev Aufl, 1986; 3. vollst überarb Aufl, 1994

Klinikinterne Konkretisierung einer klinikübergreifenden Versorgungsuntersuchung

A. L. Lorenz

Zielsetzung

Was machen Sie da eigentlich in der Kinder- und Jugendpsychiatrie? Wer dies fragt, will oft nur selber etwas sagen, zum Beispiel über seine eigene gut begründete antipsychiatrische Haltung, über seine psychotherapeutische Orientierung und Kompetenz, über die Komplexität und Klientennähe seiner Kinder- und Jugendhilfesysteme.

Wer dies gefragt wird, also wir, scharrt dann etwas verärgert mit den Füßen und sieht nicht so recht ein, warum sich gerade die Kinder- und Jugendpsychiatrie immer rechtfertigen muß, wo doch auch die anderen nicht unbedingt wissen, was sie so tun.

Die Frage nach dem, was wir in der Kinder- und Jugendpsychiatrie tun, ist berechtigt, erstens, weil Fragenstellen immer berechtigt ist, zweitens weil wir es in jeden Behandlungsfall mit Notlagen von Menschen zu tun haben und dafür Verantwortung übernehmen, und schließlich auch, weil wir mit unserer Tätigkeit gesellschaftliche Ressourcen verbrauchen: der Betrieb einer Klinik kostet Geld.

Um den Zusammenhang von Ressourcen und Versorgungsstrukturen ging es in einer großangelegten Untersuchung, die an der Universität Göttingen organisiert, von den Kinder- und Jugendpsychiatrischen Kliniken der Länder Niedersachsen und Bremen durchgeführt und vom niedersächsischen Sozialministerium finanziert worden ist: ‚Ein wesentliches Anliegen unserer Untersuchung ist es daher, anhand empirisch gesicherter Daten sowohl das Versorgungsangebot als auch die Inanspruchnahme der ambulanten und stationären Einrichtungen in den Bundesländern Niedersachsen und Bremen darzustellen. Wir wollen damit auch die Grundlagen für eine bedarfsgerechte Versorgungsplanung bereitstellen.‘ (Presting et al., 1995, S. 3).

Diese Untersuchung bezog alle abgeschlossenen stationären und ambulanten Behandlungsfälle aller niedersächsischen Kliniken und der Bremer Klinik zwischen Juni 1992 und Juni 1993 ein.

Wir haben uns mit der Bremer Klinik aus mehreren Gründen an der Untersuchung beteiligt:

- Knapp die Hälfte unserer Patientinnen und Patienten kommt aus dem niedersächsischen Umland.
- Wir haben mit den niedersächsischen Kliniken Absprachen über die Einrichtung sog. Klärungsstellen und über regionale Zuständigkeiten.
- Wir wollten natürlich gerne wissen, was wir so tun, wie wir so dastehen.

Über die Ergebnisse soll hier nicht im einzelnen berichtet werden (siehe Presting et al., 1995). Es gibt einen ausführlichen Abschlußbericht. Wir haben aus diesem Bericht erfahren, daß wir unserem Versorgungsauftrag gut nachkommen, daß wir dazu aber eigentlich mehr Behandlungskapazitäten bräuchten. Vor allem aber haben wir gemerkt, daß wir eigentlich noch mehr wissen wollten. Schon während der Laufzeit der Untersuchung haben wir uns daher entschlossen, die Erfassung fortzusetzen und die Auswertungskompetenz in der eigenen Klinik zu entwickeln.

Praktische Umsetzung

Wie war die Erhebung organisiert? Mit einem ca. 15 seitigen Erhebungsbogen wurden Angaben erhoben zu

Falldaten
Personendaten
Auffälligkeiten vor der Aufnahme
Diagnose: multiaxiales Klassifikationssystem zur Diagnose (6 Achsen)
Behandlung

Der Erhebungsbogen wurde mit dem Abschluß einer Behandlung von den zuständigen Therapeuten (Ärztinnen und Ärzte, Psychologinnen und Psychologen) ausgefüllt. Ich hatte die Aufgabe übernommen, die Bogen durchzusehen auf Vollständigkeit und Stimmigkeit, sie zu anonymisieren und nach Göttingen zu schicken. Bei Rückfragen (Plausibilitäten, Fehlbestände usw.) bin ich dann den einzelnen Fällen jeweils nachgegangen. Diese Organisation zeigte, daß es möglich ist, eine vollständige Erfassung aller abgeschlossenen Behandlungen bei zumutbaren Belastungen zu erreichen. Die Fortführung der Dokumentation geschah dann jedoch mit erheblichen Veränderungen in drei Bereichen: der Erfassung der Daten, der Durchführung von Auswertungen und der Einbindung in Qualitätssicherungskonzepte. (siehe dazu: Lorenz, 1996)

Geändert wurde der Erhebungsbogen. Wir wissen, daß das Ausfüllen solch umfangreicher Inventare nicht geliebt wird. Der Erhebungsbogen muß also folgenden Kriterien genügen:

1. Einfachheit:
Bearbeitung muß nach kurzer Einarbeitung ohne Glossar möglich sein.

2. Handhabbarkeit:
Ein Blatt Papier muß reichen.

3. Konkretheit:
Es wird nur nachgefragt, was für die in der eigenen Klinik tatsächlich relevant ist.

4. Vergleichbarkeit:
Die Daten müssen mit denen anderer Kliniken vergleichbar sein.

Er muß so einfach wie möglich auszufüllen sein. Das bedeutet, daß es nach kurzer Einarbeitungszeit möglich sein muß, ihn ohne Zuhilfenahme eines Glossars zu bearbeiten. Dazu müssen Orientierungshilfen, Hinweise und möglichst alle Informationen des Glossars stichwortartig auf dem Bogen selbst vermerkt sein. Er muß möglichst aus einem Blatt Papier bestehen. Dadurch entfällt die Mühsal des Um- und des Hin- und Herblätterns, es muß nichts zusammengeheftet (und damit auch sorgfältig beieinandergehalten) werden.

Der Erhebungsbogen muß so konkret wie möglich auf die jeweiligen Verhältnisse bezogen sein. Die Nachfrage etwa nach der Durchführung von Reittherapie ist nicht nötig, wenn es keinen Zugang zu Pferden und Reittherapeuten gibt. Solche Nachbehandlungsmöglichkeiten, die real nicht bestehen, brauchen nicht abgefragt zu werden. Diese Beschränkung auf das, was real möglich ist, dient nicht nur der Vereinfachung und Verkürzung, sie schützt auch davor, daß die für das Ausfüllen verantwortlichen Therapeutinnen und Therapeuten vom eigenen Selbstverständnis anstatt von den gemeinsam festgestellten Möglichkeiten ausgehen. Diese Konkretisierung haben wir deshalb in der Klinik in gemeinsamen Konferenzen entwickelt. Eine solche klinikinterne Verständigung ist ein erster und wichtiger Schritt, um wenigstens im eigenen Hause nach gleichen Kriterien zu bewerten. Gespräche darüber, was wie kodiert wird, müssen regelmäßig geführt werden – zum einen für neue Mitarbeiter/-innen, zum anderen aber, um sich auch über Fragen der Diagnostik im multiaxialen Klassifikationsschema regelmäßig auszutauschen. Gerade zum Diagnoseschema brauchen wir ein kommunikatives Ratertraining. Wegen des Problems der Vergleichbarkeit der Daten (siehe unten) wäre ein regelmäßiges Ratertraining, an dem immer mehrere Kliniken beteiligt sind, von großem Nutzen. In Göttingen wurde dies für die Erhebung mit Schwerpunkt auf dem ICD 10 durchgeführt.

Bevor ich nun zur letzten Bedingung komme, nämlich der Bedingung der Vergleichbarkeit unserer Daten mit denen anderer Kliniken, möchte ich noch einmal auf die Ausgangsfragen zurückkommen: Wir wollen wissen, was wir tun – aber unser Hauptinteresse ist nicht, unsere Kosten zu rechtfertigen. Es geht uns vielmehr darum, aus den Zahlenwerken einer solchen Erhebung etwas zu lernen, etwas über Zusammenhänge zu erfahren, zu wissen, mit wem wir bei welchen Patientinnen und Patienten zusammenarbeiten, wie oft und bei wem wir Medikamente einsetzen, wie lange welche Patientinnen und Patienten bei uns bleiben, was wir eigentlich als Weiterbehandlungsvorschlag machen usw.

Dokumentation und Qualitätssicherung

Der Zusammenhang zwischen einer Versorgungsdokumentation und Qualitätssicherungskonzepten ist inzwischen evident. Es gibt jedoch derzeit auch abstrakt anmutende, allgemein gesellschaftlich formulierte, vielleicht auch ganz einfach nur ökonomische Erkenntnisinteressen: zentralisierte Datenerhebungen, begründet mit den Bestimmungen im Sozialgesetzbuch V., als Mittel des Quervergleichs zwischen Kliniken. Der Quervergleich ist ja inzwischen in den Vorschriften zur Pflegesatzermittlung ein zentrales Instrument geworden. Hinter solchen Quervergleichen stecken schließlich nivellierende Absichten: Das Mittelmaß als oberstes Ziel der Finanzierung von Gesundheitssystemen. Da die Finanzierung von Gesundheitsleistungen praktisch ausschließlich unter dem Druck der Kostenreduzierung diskutiert wird, müssen wir damit rechnen, daß sich das System ,nach unten' nivelliert – vielleicht ist anzunehmen, daß dies auch so gewollt ist.

Der Quervergleich kann dazu dienen, Konkurrenzverhalten zu fördern. Aber immer muß die Frage beantwortet werden: Was ist gewollt, was ist gut? Ist eine Behandlungsdauer von durchschnittlich 90 Tagen – wie an unserer Klinik im Erhebungszeitraum – gut? Sie hat sich im Laufe des Jahres 1995 auf ca. 60 Tage verringert. Ist das eine positive Entwicklung und Ausdruck effektiven Arbeitens? Oder spiegelt sich darin eine negative Entwicklung mit geringerer Gründlichkeit der Behandlung wieder? Ist eine Behandlungsdauer von durchschnittlich weit über 200 Tagen – wie etwa im PKH Lüneburg schlecht? Lüneburg hat sehr wenig Behandlungsplätze, es hatte im Erhebungszeitraum mit langfristig gerichtlich untergebrachten Patienten zu tun. Was sagt uns dann der Quervergleich? In Hannover liegt die Zahl der Behandlungsabbrüche mit 40% deutlich über dem Durchschnitt von ca. 25% in der Göttinger Erhebung. Ist das schlecht? In Hannover werden viele langfristige Anorexiebehandlungen durchgeführt: Diese Diagnose hat überall verstärkt mit dem Problem des Behandlungsabbruchs zu tun. Was sagt der Quervergleich?

Immer werden also mehr Fragen aufgeworfen als beantwortet. Dennoch brauchen wir den Diskurs über die Versorgung in der Kinder- und Jugendpsychiatrie. Darum haben wir in unsere Dokumentation Angaben aufgenommen, die im Vorschlag der Fachverbände für eine Basisdokumentation (Englert et al., 1995) enthalten sind: Anlaß für die Aufnahme, Angaben zur schulischen Situation und zur Rechtsgrundlage.

Wie kann eine Versorgungsdokumentation in einer Klinik selbständig durchgeführt werden?

1. Arbeitsplatzrechner:
Die Erfassung und Bearbeitung muß vor Ort in der Klinik durchgeführt werden können.

2. Eigene Bearbeitung:
Ein/e sozialwissenschaftlich ausgebildete Mitarbeiter/-in wird mit der Pflege des Systems beauftragt.

3. Schaffung von Ressourcen:
Dateneingabe (max. 5 Minuten pro Erhebungsbogen; bei ca. 200 Fällen pro Jahr ca. 2 Stunden pro Monat). Organisation für die Sicherstellung der Dokumentation (ggf. Sekretariat).

4. Vernetzung im Betrieb:
Im eigenen Krankenhausbetrieb wird eine Vernetzung mit Stammdaten oder Diagnoseübermittlungssystemen erst hergestellt, wenn das Krankenhaus die vollständige Rückkopplung so ermöglicht, daß Bedingungen 1 und 2 eingehalten werden.

5. Vernetzung mit externen Rechenzentren:
Eine Vernetzung mit externen Rechenzentren macht nur Sinn, wenn Bedingungen 1 und 2 realisiert werden.

Ausgelassen wurden bisher die Befund- und die Anamnesedokumentation. Die wichtigsten Gründe dafür sind:

Umfang der Erfassungstätigkeit (Mitwirkungsbereitschaft der Therapeutinnen und Therapeuten),
Ressourcen für die Datenauswertung und – beurteilung,
Undeutlichkeiten und offene Fragen z.b. bei psychodiagnostischen Befunden und Befunden aus dem Kontext anderer Therapien (z.B. Ergo-, Bewegungs-Musik, Kunsttherapie).

Unser Interesse daran, daß unsere eigene Arbeit besser wird, wird jedoch nicht befriedigt durch den Quervergleich mit anderen Kliniken. Zentralisierte Dokumentationssysteme, die nicht bis hin zu den Auswertungsmöglichkeiten dezentral, d.h. vor Ort in der Klinik, verfügbar sind, können nur sehr begrenzt in Qualitätssicherungskonzepten eingesetzt werden. Das Nutzbarmachen einer Versorgungsdokumentation für qualitätssichernde Konzepte setzt eine Auswertungsmöglichkeit in der Klinik selbst voraus.

In Göttingen haben wir erfahren, daß bei einer guten Konzeptionierung einer solchen Erhebung und bei Vorliegen relevanter Fragen praktisch jedes Statistikprogramm geeignet ist, die Daten auszuwerten. Die wichtigste Voraussetzung wäre ein eigener Arbeitsplatzrechner, der alle Daten verfügbar hält.

Die zweite Voraussetzung für den Einsatz von Dokumentationsdaten im Rahmen der Qualitätssicherung ist die personelle Voraussetzung: Psychologinnen und Psychologen haben in ihrer Ausbildung einen relevanten Anteil sozialwissenschaftlicher Forschungspraxis lernen können. Sie kennen sich in Biostatistik aus. In jeder Klinik für Kinder- und Jugendpsychiatrie arbeiten Diplom-Psychologen. Wenn auch vielen die Statistik nicht das liebste Studienfach war, sie lieber sich der Therapie zuwenden: die Qualifikation ist da, sie kann abgefordert werden – eventuell macht man das zum Bestandteil der Stellenbeschreibung bei der nächsten Neueinstellung. Der Arbeitsaufwand ist auch nicht viel größer als bei anderen zentralen Aufgaben, die einzelnen Mitarbeiter/-innen angetragen werden (etwa: Pflege des Apothekenbestandes, Dienstplangestaltung, Organisation von Fortbildungen o. ä.).

Die Frage der Vernetzung – sowohl im eigenen Betrieb, z.B. mit den Patientenstammdaten, mit der Diagnose-Statistik nach der Bundespflegesatzverordnung, als auch die Beteiligung an zentralen Erfassungssystemen – muß immer so gestellt werden: Wie wird sichergestellt, daß alle Daten dezentral in der Klinik von einer verantwortlichen Person verfügbar gehalten werden, damit alle Fragen, die in der Klinik auftauchen, insbesondere im Rahmen der Qualitätssicherung, direkt beantwortet werden können?

Verbindung von Dokumentation und Qualitätssicherung

Bei über 40% unserer Behandlungen schlagen wir eine Fremdplazierung vor (was uns sehr viel erscheint), vorbereitet wird eine Fremdplazierung während des Aufenthalts für 28% unserer Patienten. Mit Hilfe der Dokumentation können wir erkennen, wo wir gut mit den zuständigen Jugendämtern zusammenarbeiten: In Bremen Mitte/West werden die meisten angeregten Fremdplazierungen auch

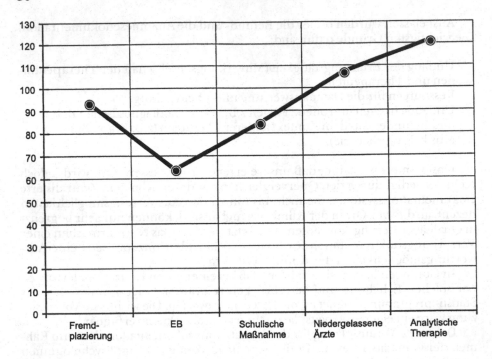

Abb. 1. Behandlungsdauer und Weiterbehandlungsvorschlag

durchgeführt. In Bremen Ost ist es nur die Hälfte. Wir haben inzwischen das Gespräch mit den Ämtern für Soziale Dienste gesucht und wissen auch, daß der Umstand, daß aus Bremen Süd gar keine Patienten kamen, Zufall sein kann.

Patientinnen und Patienten, für die Fremdplazierung vorgeschlagen wird, sind älter (Ø 14,2 Jahre) als die anderen (Ø 13,4 Jahre), die Jüngsten sind über 10 Jahre alt. Wir fragen uns, ob das hohe Alter von 14,16 Jahren und älter den Zweck der Jugendhilfe nach dem KJHG, nämlich die Zurückführung in die Familie, noch einlösen kann.

Befürchtet haben wir aus subjektiven Erfahrungen, daß das Vorhaben einer Fremdplazierung zu längere Verweildauer führt. Das ist nicht der Fall. Wohl aber wird die Verweildauer dann länger, wenn wir Fremdplazierung vorschlagen, diese aber als nicht realisierbar einschätzen (108 Tage gegenüber 93 Tagen bei schon von uns geplanten Fremdplazierungen).

Wir hatten uns vor einigen Jahren ein Ziel gesetzt: Kinder- und Jugendpsychiatrie darf nicht zum Abschieben sozial auffälliger Kinder mißbraucht werden. Darum machen wir in Fällen, wo die soziale Frage deutlich eine Rolle spielt, das Angebot, in vier bis sechs Wochen diagnostisch abzuklären, welche Probleme bestehen und welche Behandlung oder andere Maßnahmen vorzuschlagen sind. Darüber – auch über den Zeitraum – treffen wir mit den Patientinnen und Patienten und den betreuenden Institutionen eine Abmachung. Wir sehen, daß wir dies Ziel auch zum Teil erreicht haben. In Sinne der Qualitätssicherung können wir also unser Behandlungsangebot recht gut evaluieren.

Der Vorschlag einer Fremdplazierung kam vor allem dann, wenn bei den Patienten folgende Auffälligkeiten zu erkennen waren:

Emotionale Auffälligkeiten (90,5%)
Probleme im Spiel- und Leistungsverhalten (90,5%)
Auffälligkeiten im Sozialverhalten (83,5%)
Aggressivität (78,6%)
Kontaktprobleme (65,5%)
Schulvermeiden (51,2%)

Die größte Gruppe der zur Fremdplazierung vorgeschlagenen Patienten zeigte die Diagnose einer Störung des Sozialverhaltens (40,5%), gefolgt von den Patienten mit Persönlichkeitsstörungen (13,7%), bei denen diese Empfehlung in allen Fällen ausgesprochen wurde.

Schließlich haben wir untersucht, welche Probleme bei den Patientinnen und Patienten vorliegen, die nicht bei Eltern oder Ersatzeltern leben (darunter also auch die Kinder aus Heimen).

Diese Erkenntnisse haben wir der Bremer Heimkonferenz präsentiert. Sie führten zu der Diskussion, ob nicht vielleicht erst im allerletzten Augenblick Kinder und Jugendliche mit Problemen bei uns vorgestellt werden? Auch konnten die Mitarbeiterinnen und Mitarbeiter der Heime und der Sozialen Dienste ihre eigene Einschätzung über die Bedeutung der Psychiatrie relativieren. Die Zusammenarbeit mit den Ämtern hat sich nach dieser selbstkritischen Präsentation verbessert. Es ist also möglich, auch differenzierte Fragen zu stellen und zu beantworten.

Wir entwickeln eine Erfassungsroutine, die es uns erlaubt, auch laufend in die Dokumentationsdaten zu sehen, also Trends und Veränderungen zu den Vorjahren früh zu bemerken. Diese Daten sollen künftig nicht nur enzyklopädi-

Tab. 1. Problemsituation bei Patientinnen und Patienten, die nicht bei Eltern/Ersatzeltern wohnen (Heimkinder)

19 Patient/innen wohnten nicht bei Eltern/Ersatzeltern
(davon hatten 2 keinen festen Wohnsitz)

eher älter (Durchschnittsalter 15,5 J. vs.13,5 J. bei den Übrigen)
häufiger Kriseninterventionen (53 % vs. 34 %)
durchschnittliche Behandlungsdauer: 43 Tage

Zuweisung:

16	Eigeninitiative
8	Empfehlung von Jugend-/Sozialamt
4	Empfehlung von Ärzten/Kliniken
3	Empfehlung von Erziehungsberechtigten

Sie hatten starke Auffälligkeiten in folgenden Bereichen:

95 %	im Sozialverhalten (vs. 57 % bei den Übrigen)
84 %	durch Aggressionen (vs. 54 % bei den Übrigen)
68 %	durch Schulvermeiden (vs. 34 % bei den Übrigen)
47 %	mit Drogen und Alkohol (vs. 21 % bei den Übrigen)
42 %	im Sexualverhalten (vs. 11 % bei den Übrigen)
42 %	Ergebnis der Behandlung "unverändert" (vs. 16 % bei den Übrigen)
36 %	Hinweise: sexueller Mißbrauch (vs. 12 % bei den Übrigen)

schem Erkenntnisinteresse und der statistischen Liebhaberei zugeführt werden. Wir wollen sie nach gezielten, behandlungsrelevanten Fragen abgeklopfen können. Es dürfen keine Datenberge und Auswertungsordner bedient werden. In der Klinik soll sich etwas ändern. Dafür benötigen wir Einschätzungen, die die tatsächlichen Entwicklungen und Zusammenhänge stützen. Die subjektive Beurteilung liegt bekanntlich leicht falsch: Besonders heftige Vorkommnisse mit Gewalt lassen die Vermutung aufkommen, das Gewaltproblem habe insgesamt zugenommen. Ein plötzlicher Belegungseinbruch führt zur Aussage: Unsere Belegung geht zurück. Die Erfahrung, kurz nach den Sommerferien mehr neue Patientinnen und Patienten kennzulernen, läßt vermuten, die Anzahl der Aufnahmen unterläge relevanten saisonalen Schwankungen. Die ständigen Anrufe von Ärzten aus dem Umland legen nahe, der Anteil niedersächsischer Patientinnen und Patienten habe sich erhöht. Alle diese Aussagen erweisen sich im Lichte der Daten anders.

Ausblick

Die Nutzbarmachung der Daten aus der Versorgungsdokumentation im Rahmen der Qualitätssicherung gelingt nur, wenn daran alle Betroffenen beteiligt sind – also auch der Pflege- und Erziehungsdienst, und wenn wir eine geeignete Struktur schaffen. Wir beantragen deshalb jetzt bei der Qualitätssicherungskommission des Zentralkrankenhauses Bremen-Ost ein Qualitätssicherungs-Projekt ‚Interne Qualitätssicherung auf der Grundlage der Daten aus der Versorgungsdokumentation'. Auf Stationsebene und stationsübergreifend sollen berufsgruppenübergreifende Qualitätszirkel eingerichtet werden, die die Dokumentation systematisch beurteilen sollen mit folgenden Zielen:

– Das Qualitätsbewußtsein der Mitarbeiter fördern.
– Die Nutzbarkeit der Dokumentation für die eigene Arbeit herstellen.
– Die Nutzbarkeit für die interne Qualitätssicherung herstellen.
– Konkrete Probleme erkennen und bearbeitbar machen.
– Zielvorgaben der Kinder- und Jugendpsychiatrie überprüfen anhand der Dokumentationsdaten.

Literatur

Englert E, Jungmann J, Rotthaus W, Wienand F, Lam L und Poustka F (1996) Glossar zur Basisdokumentation Kinder- und Jugendpsychiatrie. Forum der Kinder- und Jugendpsychiatrie und Psychotherapie III/96, pp 38–51
Lorenz AL (1996) Versorgungsdokumentation und Qualitätssicherung: Vorschläge für eine praktikable Lösung. Prax Kinderpsychol Kinderpsychiatr 45: 19–24
Presting G, Witte-Lakemann G, Ger CH, Specht F und Rothenberger A (1995) Kinder und Jugendpsychiatrie in Niedersachsen und Bremen – eine versorgungsepidemiologische Untersuchung. o. O. Göttingen

Pilotstudie Basisdokumentation in der Kinder- und Jugendpsychiatrie
Konzeption einer bundesweiten Anwendungsstudie mit dem Entwurf einer neuen gemeinsamen Basisdokumentation für Klinik und Praxis

E. Englert, J. Jungmann, L. Lam, F. Wienand und F. Poustka

Einleitung

Entwicklung des Merkmalkatalogs für eine gemeinsame Basisdokumentation

Eine wesentliche Grundlage für systematische Qualitätsanalysen im ambulanten wie stationären Bereich ist eine adäquate Basisdokumentation (Gaebel und Wolpert, 1994). Ihre Nutzung für die Qualitätssicherung unterteilten Cording und Mitarbeiter (1995) in 1. Routine-Monitoring wichtiger Indikatoren der Prozeß- und Ergebnisqualität sowie der Patientenstruktur, 2. Identifikation definierter Gruppen von „Problempatienten", 3. gezielte Stichprobenziehung zur Analyse ausgewählter Qualitätsaspekte, 4. bevölkerungsbezogene Auswertungen und 5. personenbezogene Auswertungen über mehrere Aufenthalte hinweg. Außerdem leistet eine systematische Basisdokumentation durch die Vorgaben in der Erhebung soziodemographischer und anamnestischer Daten einen wesentlichen Beitrag zur Verbesserung der Prozeßqualität (Englert und Poustka, 1995). Einen weiteren Beitrag zur Prozeßqualität stellt die Verwendung eines standardisierten diagnostischen Instrumentariums, wie z.B. eines standardisierten psychopathologischen Befundes und eines multiaxialen Klassifikationssystems dar (Stieglitz, 1994).

Bereits 1982 hatte die DGPN in Verbindung mit der BAG eine Empfehlung für einen Merkmalskatalog („Minimalkatalog") zur Basisdokumentation für die Erwachsenenpsychiatrie herausgegeben (Dilling et al., 1982), der zwischenzeitlich überarbeitet, um verschiedene für Zwecke der Qualitätssicherung erforderliche Items erweitert und mit einem Kurzglossar versehen wurde (Cording et al., 1995).

In der Kinder- und Jugendpsychiatrie hatte sich als erstes kliniksübergreifendes standardisiertes Dokumentationsschema das Frankfurter Dokumentationssystem (Englert und Poustka, 1993; 1995) etabliert, das derzeit an mehreren Universitätskliniken und zwei Landeskliniken in Gebrauch ist. Diese Dokumentation erschien allerdings für die niedergelassenen Kollegen und manche Kliniker zu umfangreich; außerdem wurde es erforderlich, die bestehenden Dokumentationssysteme an die Belange der Qualitätssicherung anzupassen (siehe auch die Diskussion bei Remschmidt et al., 1994; Mattejat und Remschmidt, 1995; Englert und Poustka, 1995). Im Jahre 1993 wurde durch den Vorstand der Deutschen Gesellschaft für Kinder- und Jugendpsychiatrie und Psychotherapie (DGKJPP) eine Kommission gebildet, die sich aus Mitgliedern der Deutschen Gesellschaft für Kinder- und Jugendpsychiatrie, der Bundesarbeitsgemeinschaft leitender Klinikärzte für Kinder- und Jugendpsychiatrie (BAG) und des Berufsverbandes der Ärzte für Kinder- und Jugendpsychiatrie zusammensetzte, um Maßnahmen zur Qualitätssicherung in der Kinder- und Jugendpsychiatrie zu etablieren. Erste Treffen fanden ab 1994 in Frankfurt a. M. statt mit dem Ziel einen Merkmalskatalog für eine bundeseinheitliche Basisdokumentation zu erstellen, die sowohl für die niedergelassenen Kollegen als auch für Kliniken als Mindestanforderung kompatibel sein sollte. Mit der Schaffung einer einheitlichen Erfassungsgrundlage der wichtigsten Eckdaten aus der kinder- und jugendpsychiatrischen Versorgung sollte der Forderung des §137 SGB V nach einer Ermöglichung „vergleichender Prüfungen" nachgekommen werden.

Diese gemeinsame Arbeitsgruppe hat nun auf der Grundlage des Frankfurter Dokumentationssystems sowie eines Entwurfs einer entsprechenden Arbeitsgruppe des Berufsverbandes der Ärzte für Kinder- und Jugendpsychiatrie und Psychotherapie (Wienand und Lam, 1994) und zahlreicher Vorerfahrungen der Arbeitsgruppe (z.B. Katschnig und Poustka, 1976; Jungmann et al., 1978) eine Basisdokumentation entwickelt, deren Kern die neue Fassung des Multiaxialen Klassifikationsschemas (Remschmidt und Schmidt, 1994), eine Kurzversion des Psychopathologischen Befundsystems für Kinder und Jugendliche („PSYBES", Döpfner et al., 1991, 1993, 1994) und eine neu entwickelte Leistungsdokumentation bildet. Diese Basisdokumentation, die in dieser Form sowohl für den niedergelassenen Kinder- und Jugendpsychiater als auch für Klinikambulanzen und – stationen praktikabel sein soll wurde auf der XXIV. Wissenschaftlichen Tagung der Deutschen Gesellschaft für Kinder- und Jugendpsychiatrie und Psychotherapie 1995 in Würzburg erstmals vorgestellt (Englert et al., 1995, Poustka et al., 1995). Sie wird ergänzt durch ein ausführliches Glossar (Englert et al., 1996), das Anweisungen zum Gebrauch der Dokumentation sowie Erläuterungen zu den einzelnen Items enthält.

Aufbau der Basisdokumentation

Die Basisdokumentation gliedert sich in sieben Teile: 1. Persönliche Daten, 2. Anamnese, 3. Psychopathologischer Aufnahmebefund, 4. Somatisch-neurologischer Befund, 5. Psychologischer Untersuchungsbefund, 6. Diagnosen auf den sechs Achsen der aktuellen Version des Multiaxialen Klassifikationsschemas und 7. Behandlung (Leistungsdokumentation). Die insgesamt 133 Items sind unterteilt in obligatorische (rund zwei Drittel) und zusätzliche Merkmale (ein Drittel), die auf den Bögen grau unterlegt sind. In der stationären Kinder- und Jugendpsychiatrie sollen die zusätzlichen Items grundsätzlich mit ausgefüllt werden, da sie gerade für diesen Bereich besonders relevante Informationen enthalten (z.B. KJ-Klassen gem. Psych. -PV). Alle sieben Teile der Dokumentation sind in der gleichen Weise aufgebaut: Sie bestehen aus einer Anzahl Items (in Teil 1 z.B. 29), denen der Dokumentierende durch Ankreuzen eine oder mehrere der mit Ziffern versehenen Auswahlmöglichkeiten zuordnet. Die Anzahl der maximal möglichen Nennungen pro Item ist jeweils festgelegt. Manchen Items werden Zahlen durch direkte Eintragung zugeordnet (z.B. Gewicht in kg). Einen Überblick über den Aufbau der Dokumentation gibt die folgende Tab. 1.

Der Psychopathologische Aufnahmebefund der Basisdokumentation stellt eine Kurzversion des Psychopathologischen Befundsystems für Kinder und Jugendliche (PSYBES) dar (Döpfner et al., 1991, 1993, 1994), dessen ursprünglich 115 Items, die jeweils getrennt für die Situation außerhalb und innerhalb der Untersuchung beurteilt werden, auf die sechzehn Zwischenüberschriften reduziert wurden. Eine Untersuchung über den Effekt dieser Informationsreduktion

Tab. 1. Aufbau der Dokumentation

	Anzahl Items obligatorisch	zusätzlich
0.0 Behandlungsmodus	2	
01 Persönliche Daten	19	12
1.0 Geb. Datum/Geschlecht/Wohnort/Staatsangeh.	2	2
1.1 Aufnahme/Behandlungsbeginn/KJ-Klassen	4	3
1.2 Schul- und Berufsstatus	4	1
1.3 Lebenssituation/Sozialstatus	4	6
1.5 Behandlungsanlaß/Vorbehandlungen	3	
1.6 Suizidalität/Anzahl SV	2	
02 Anamnese einschließl. familiärer Belastungen	21	2
2.1 Schwangerschaft und Geburt	4	
2.2 Kindliche Entwicklung	3	
2.3 Krankheiten, Betreuungssituation in d. Kindheit	2	
2.4 Menarche/Menses		2
2.5 Kindergartenbesuch	1	
2.6 Schulbesuch/Schulstörungen	5	
2.7 Geschwisterstatus	4	
2.8 Familienanamnese	2	
03 Psychopathologischer Aufnahmebefund	16	
04 Somatisch-neurologischer Befund	5	13
05 Psychologischer Untersuchungsbefund	1	10
06 Diagnosen (Multiaxiales Klassifikationsschema)	10	2
07 Behandlung (Leistungsdokumentation)	13	7
7.1 Codierung therapeut. Maßnahmen	9	5
7.2 Behandlungsergebnis	2	
7.3 Behandlungsende/empf. Weiterbehandlung	2	2
Summe aller Items	87	46

ist derzeit in Arbeit (Döpfner et al., 1997) anhand eines Datenpools von rund 5000 Datensätzen der Komplettversion aus vier kinder- und jugendpsychiatrischen Universitätskliniken.

Im Folgenden wird die Konzeption der derzeit (seit August 1995) laufenden Pilotstudie zur Basisdokumentation Kinder- und Jugendpsychiatrie vorgestellt, die im Frühjahr 1997 zum Abschluß kommen wird.

Ziele der Pilotstudie

In Zusammenarbeit der DGKJPP, BAG und Berufsverband wurde beschlossen, eine Pilotstudie zur Anwendbarkeit des neuen Basisdokumentations-Entwurfs durchzuführen. Dabei sollten primär die folgenden Fragestellungen beantwortet werden:

1. Ist der Bogen sowohl im klinisch-stationären Bereich als auch in Kliniksambulanzen und in den Praxen der niedergelassenen Kollegen gleichermaßen anwendbar?
2. Ist der Bogen vom Umfang her in allen Bereichen durchführbar?
3. Wie ist die Gestaltung des Bogens am praktikabelsten (möglichst wenig Papier mit dichtgedrängten Items oder besser übersichtliche Gestaltung mit der Möglichkeit, Notizen unterzubringen)?
4. Welche Items werden nur extrem selten benötigt
5. Welche Items werden meist nicht ausgefüllt oder mit „unbekannt" codiert?
6. Werden zusätzliche Items benötigt um im Alltag weitere relevante Informationen zu codieren?
7. Wie paßgenau sind die Kategorisierungen innerhalb der Items (häufige Verwendung der Codierung „andere...")?
8. Wie verhält es sich mit der inhaltlichen Validität der in dem Dokumentationsbogen erhobenen Einzelinformationen?

Tab. 2. An der Pilotstudie beteiligte Kliniken

Bonn, Rheinische Landesklinik	Kinder- und Jugendpsychiatrie
Dortmund, Elisabeth-Klinik	Abteilung für Kinder- und Jugendpsychiatrie
Eltville, Klinik Rheinhöhe	Klinik für Kinder- und Jugendpsychiatrie
Hildesheim, Niedersächs. Landeskrankenhaus	Niedersächsische Fachklinik für Kinder- und Jugendpsychiatrie
Landshut, Bezirkskrankenhaus	Klinik für Kinder- und Jugendpsychiatrie
Lübben	Klinik für Kinder- und Jugendpsychiatrie
Mosbach, Johannes-Anstalten	Kinder- und Jugendpsychiatrisches Krankenhaus
Regensburg, Bezirkskrankenhaus	Abteilung für Kinder- und Jugendpsychiatrie
Riedstadt, Klinik Hofheim	Klinik für Kinder- und Jugendpsychiatrie
Weinsberg, PLK	Abteilung für Kinder- und Jugendpsychiatrie

Die Auswertung dieser Pilotstudie sollte schließlich zur Erstellung einer Endfassung des Dokumentationsbogens führen, der dann als gemeinsamer Vorschlag für einen Minimalkatalog Basisdokumentation Kinder- und Jugendpsychiatrie von den Berufs- und Fachverbänden publiziert werden soll.

Methodik

Teilnehmer

Kliniken

Die Koordination der teilnehmenden Kliniken wurde vom Vorsitzenden der Bundesarbeitsgemeinschaft, Herrn Dr. Jungmann (Weinsberg) übernommen. Insgesamt 10 Kinder- und Jugendpsychiatrische Kliniken aus Baden-Württemberg, Bayern, Hessen, Niedersachsen, Nordrhein-Westfalen und Brandenburg erklärten sich bereit, sich an der Studie zu beteiligen. Tabelle 2. zeigt die Übersicht.

Praxen

Für die Koordination mit den niedergelassenen Kollegen ist Herr Dr. Le Lam (Landau) und Herr Dr. F. Wienand (Böblingen) zuständig. Derzeit sind zehn Praxen für Kinder- und Jugendpsychiatrie und – Psychotherapie an unserer Studie beteiligt, davon sieben in Rheinland-Pfalz und jeweils eine in Nordrhein-Westfalen, Bayern und Baden-Württemberg.

Erhebung der Basisdokumentationsdaten

In allen teilnehmenden Institutionen (Kliniken und Praxen) soll die Basisdokumentation in der Alltagsroutine über mindestens ein halbes Jahr durchgeführt werden. Den Kliniken bleibt es dabei im Einzelfall überlassen, in welchen Behandlungsbereichen die Bögen verwendet werden. Wichtig ist nur, daß die Dokumentation an einer unausgelesenen Inanspruchnahme-Stichprobe des jeweiligen Behandlungsbereiches unter Alltagsbedingungen zur Anwendung kommt. Jede Institution erhält eine Kennziffer und vergibt eine eigene Fall-Nummerierung. Auf den Bögen selbst erscheint nur die Fall- und die Institutionsnummer.

Aus Gründen der Ökonomie und des Datenschutzes erfolgt die Dateneingabe – soweit es den Beteiligten möglich ist – dezentral in den Institutionen. Hierzu wurde ein eigenes PC-Eingabeprogramm in dBASE IV® erstellt, das auf DOS bzw. WINDOWS®-Ebene lauffähig ist und eine komfortable Dateneingabe in verschiedenfarbigen Bildschirmmasken ermöglicht. Dieses Programm wurde zusammen mit einem Installationsprogramm allen Teilnehmern zur Verfügung gestellt.

Abschlußerhebung

Spezifikation der teilnehmenden Institutionen

Zum Abschluß der Untersuchung wird ein „Kliniks-" bzw. „Praxisfragebogen" an alle beteiligten Kliniken und Praxen versandt, dessen Fragen zu Trägerschaft, Einzugsgebiet (ländlicher Raum/Großstadt) und Größe der Klinik und Erfahrung mit Klassifikation dazu dienen sollen, die verschiedenen Kliniken und Praxen für die Auswertung zu spezifizieren.

Erhebung zur Einschätzung der Brauchbarkeit des Doku-Bogens

Gleichzeitig mit dem „Kliniksfragebogen" bzw. „Praxis-Fragebogen" soll an alle Teilnehmer ein Fragebogen über die Erfahrungen hinsichtlich der Anwendbarkeit des Doku-Bogens in der Klinik/Praxis versandt werden, der Fragen zur Handhabbarkeit des Bogens, Verständlichkeit der Items und des Glossars, zur Paßgenauigkeit der Kategorisierungen und Änderungswünschen (z.B.: „Welche Items erachten Sie als überflüssig/entbehrlich?", „Welche Items fehlen Ihrer Ansicht nach?") enthält. Dabei soll pro Behandlungsbereich und Institution ein Bogen ausgefüllt werden.

Auswertungsstrategien

Sammlung der eingegebenen Daten

Die Daten werden mittels Disketten in Frankfurt zusammengeführt und ausgewertet; dazu wurde in dem o. g. Eingabeprogramm ein zusätzliches „Transfer-Programm" implementiert, das aus den eingegeben Daten einen Transfer-File erzeugt, der weder Namen noch Geburtsdatum enthält und auf eine Diskette kopiert versandt werden kann.

Kontrolle des gesamten Datensatzes

Die aus den einzelnen Institutionen stammenden Transfer-Files müssen zunächst auf schwere Eingabefehler, wie z.B. falsche oder fehlende Nummerierungen, leere oder doppelte Datensätze geprüft werden, bevor sie zusammengeführt werden.

Generelle Auswertungsstrategien

Die folgenden Auswertungsschritte werden auf verschiedenen Aggregationsebenen der Daten durchgeführt: Gesamtdatensatz-Kliniken, Gesamtdatensatz-Praxen, Kliniken-ambulant vs. Kliniken-stationär, Klinik-Ambulanzen vs. Praxen, Kliniken unterteilt nach ländl. /städtisch, Anzahl Fachärzte, Erfahrungen mit Klassifikationen etc.

Vollständigkeit der Bögen

Die Untersuchung auf nicht ausgefüllte Items – unterschieden nach obligatorischen, nicht-obligatorischen und nach „essenziellen" Items (wie z.B. Geschlecht, Aufnahme- und Entlassungsdaten) – dient ebenso wie die Berechnung der Häufigkeit von Codierungen mit „9" = „unbekannt" zur Ermittlung in der Routine der jeweiligen Institution(en) offensichtlich wenig oder nicht gebrauchter Items bzw. Items, die Informationen erfassen, die in der Routine nur selten oder garnicht erhoben werden.

Plausibilitätskontrolle der Daten

Die Daten werden – soweit möglich – auf Plausibilität untersucht, z.B. Schulbesuch und Schulabschluß können anhand des Alters kontrolliert werden etc., um Aussagen über die inhaltliche Validität der dokumentierten Informationen zu gewinnen.

Psychopathologie-Ratings

Die Verteilung der Psychopathologie-Ratings getrennt nach ambulant vs. stationär sowie nach Diagnosen(gruppen) kann verglichen werden mit den Ergebnissen aus einer multizentrischen Studie (Döpfner et al., 1997) in welcher die Psychopathologie-Ratings aus der Inanspruchnahmepopulation von vier Universitätskliniken zusammengeführt wurden.

Häufigkeit und Plausibilität von Mehrfachdiagnosen

Der Basisdokumentationsbogen sieht auf der ersten und auf der zweiten Achse des Multiaxialen Klassifikationsschemas Mehrfachdiagnosen vor. Diese werden dahingehend untersucht, wie häufig von einer Zweit- oder Drittklassifikation Gebrauch gemacht wird und hinsichtlich ihrer Plausibilität überprüft.

Verteilung der Achse V – Ratings

Die Häufigkeitsverteilung der Achse V – Ratings wird für verschiedene Behandlungsmodalitäten (ambulant vs. stationär) und Diagnosengruppen durchgeführt; hierzu liegen auch Vergleichsdaten aus früheren Untersuchungen vor (z.B. Burk et al., 1993; Englert, 1993), die ebenfalls auf Codierungen in der klinischen Routinesituation basieren.

Plausibilität der codierten therapeutischen Verfahren

Die Plausibilität der Codierung der angewandten therapeutischen Verfahren kann nach Diagnose, Behandlungsmodus und Klinikspezifikation grob überprüft werden.

Abschluß der Untersuchung

Zum Abschluß der Untersuchung im Frühjahr 1997 sollten Bewertungen über alle Items vorliegen hinsichtlich ihrer Brauchbarkeit in den verschiedenen Behandlungsbereichen sowie die Einschätzungen der beteiligten Institutionen, auf deren Grundlage die gemeinsame Erstellung einer endgültigen Konsensusversion der Basisdokumentation erfolgen soll. Es ist vorgesehen, daß diese als „Minimalkatalog" publiziert wird, der von den jeweiligen Anwendern – je nach Interessenlage – um eigene Bausteine erweitert werden kann, um beispielsweise spezielle therapeutische Angebote zu dokumentieren oder regionale Besonderheiten zu erfassen.

Zusammenfassung

Eine adäquate Basisdokumentation ist als Grundlage für die vom Gesetzgeber geforderten Maßnahmen zur Qualitätssicherung unverzichtbar. Nachdem die DGPN bereits einen „Minimalkatalog" zur Basisdokumentation als Empfehlung für die Erwachsenenpsychiatrie herausgegeben hatte, hat nun eine Kommission aus Mitgliedern der kinder- und jugendpsychiatrischen Fach- und Berufsverbände einen Entwurf für einen Merkmalskatalog Basisdokumentation Kinder- und Jugendpsychiatrie entwickelt. Dieser wird derzeit in einer bundesweiten Pilotstudie auf seine Anwendbarkeit überprüft. An dieser Pilotstudie sind zehn Kliniken aus sechs Bundesländern sowie zehn niedergelassene Kollegen beteiligt, die diesen Dokumentationsbogen über sechs Monate in der Alltagsroutine anwenden. Die Dateneingabe erfolgt mittels eines eigens entwickelten PC-Programms dezentral in den beteiligten Institutionen. In einer Abschlußerhebung werden Daten zur Spezifikation der Kliniken und Praxen erhoben sowie ein halbstandardisierter Fragebogen zur Erfassung der jeweiligen Einschätzung der Brauchbarkeit des Bogens an die Teilnehmer versandt. Die Auswertung umfaßt Kontrollen auf Vollständigkeit, Häufigkeitsverteilung von „unbekannt"-Codierungen und Plausibilitätskontrollen. Zum Psychopathologischen Befund und der Achse V des MAS kann auf Vergleichsdaten aus anderen Untersuchungen zurückgegriffen werden. Auf der Basis der Ergebnisse wird mit Abschluß der Untersuchung – voraussichtlich Frühjahr 1997 – eine Endfassung der Basisdokumentation als gemeinsame Empfehlung der Fach- und Berufsverbände erstellt werden.

Literatur:

Burk B, Werner K, Poustka F (1993) Die Anwendbarkeit, Reliabilität und Validität eines neuen Glossars zur Beschreibung der fünften Achse des Multiaxialen Klassifikationsschemas in der Kinder- und Jugendpsychiatrie: „Assoziierte, aktuelle abnorme psychosoziale Umstände". DFG Forschungsbericht, Frankfurt/M
Cording C, Gaebel W, Spengler A, Stieglitz RD, Geiselhart H, John U, Netzold DW, Schönell H, unter Mitarbeit von Spindler P und Krischker S (1995) Die neue psychiatrische Basisdokumentation. Eine Empfehlung der DGPPN zur Qualitätssicherung im (teil-) stationären Bereich. Spekt Psychiatr Nervenheilk 24: 3–41
Dilling H, Balck F, Bosch G, Christiansen U, Eckmann F, Kaiser KH, Kunze H, Seelheim H, Spangenberg H (1982) Die psychiatrische Basisdokumentation. Spekt Psychiatr Nervenheilk 11: 147–160

Döpfner M, Lehmkuhl G, Berner W, Flechtner H, Steinhausen HC und V Aster M (1991) Psychopathologische Befund-Dokumentation für Kinder und Jugendliche: Dokumentationsbogen, Glossar und Explorationsleitfaden. Arbeitsgruppe Kinder-, Jugend- und Familiendiagnostik, Köln

Döpfner M, Lehmkuhl G, Berner W, Flechtner H, Schwitzgebel P, V Aster M und Steinhausen HC (1993) Die Psychopathologische Befund-Dokumentation: Ein Verfahren zur Beurteilung psychischer Störungen bei Kindern und Jugendlichen. Z Kinder Jugendpsychiatr 21: 90–100

Döpfner M, Berner W, Flechtner H, Schwitzgebel P und Lehmkuhl G (1994) Handbuch: Forschungsergebnisse zur Psychopathologischen Befund-Dokumentation für Kinder und Jugendliche. Arbeitsgruppe Kinder-, Jugend- und Familiendiagnostik, Köln

Döpfner M, Wolff Metternich T, Englert E und Lehmkuhl G (1997) Der Psychopathologische Aufnahmebefund in der Basisdokumentation Kinder- und Jugendpsychiatrie als Kurzfassung des Psychopathologischen Befundsystems – Ergebnisse aus einer multizentrischen Studie. Praxis der Kinderpsychologie und Kinderpsychiatrie 46 (in Vorbereitung)

Englert E (1993) Klinische Untersuchungen zur psychosozialen Achse der WHO. In: Poustka F, Lehmkuhl U (Hrsg) Gefährdung der kindlichen Entwicklung. Psychotherapeutische und psychosoziale Grundlagen der Kinder- und Jugendpsychiatrie. Quintessenz, Berlin

Englert E, Poustka F (1993) Glossar zur Kinder- und Jugendpsychiatrischen Basisdokumentation. Unveröffentlichtes Manuskript, Frankfurt/M

Englert E, Poustka F (1995) Das Frankfurter Kinder- und Jugendpsychiatrische Dokumentationssystem – Entwicklung und methodische Grundlagen unter dem Aspekt der klinischen Qualitätssicherung. Praxis der Kinderpsychologie und Kinderpsychiatrie 44: 158–167

Englert E, Schmeck K, Jungmann J, Rotthaus W, Wienand F, Poustka F (1995) Qualitätssicherung in Klinik und Praxis: Entwurf für eine gemeinsame Basisdokumentation. Posterbeitrag, XXIV. Wissenschaftliche Tagung der Deutschen Gesellschaft für Kinder- und Jugendpsychiatrie und Psychotherapie, Würzburg

Englert E, Jungmann J, Rotthaus W, Wienand F, Lam L, Poustka F (1996) Glossar zur Basisdokumentation Kinder- und Jugendpsychiatrie. Forum der Kinder- und Jugendpsychiatrie und Psychotherapie III/96, pp 38–51

Gaebel W und Wolpert E (1994) Qualitätssicherung in der Psychiatrie. Ein neues Referat der Deutschen Gesellschaft für Psychiatrie und Nervenheilkunde (DGPPN). Spekt Psychiatr Nervenheilk 23: 4–13

Jungmann J, Göbel D und Remschmidt H (1978) Erfahrungen mit einer kinder- und jugendpsychiatrischen Basisdokumentation unter Berücksichtigung des multiaxialen Diagnosenschlüssels. Z Kinder Jugendpsychiatr 6: 56–75

Katschnig H und Poustka F (1976) Zur Sozialpsychologie des Dokumentationsverhaltens im Krankenhausbetrieb. Erfahrungen bei der Einführung eines Routinedokumentationssystems in einer psychiatrischen Universitätsklinik. In: Nacke O, Wagner G (Hrsg) Dokumentation und Information im Dienste der Gesundheitspflege. Schattauer, Stuttgart

Mattejat F und Remschmidt H (1995) Aufgaben und Probleme der Qualitätssicherung in der Psychiatrie und Psychotherapie des Kindes- und Jugendalters. Z Kinder Jugendpsychiatr 23: 71–83

Poustka F, Wienand F, Moik Ch, Englert E, Schmeck K (1995) Dokumentation als Basis einiger Aspekte der Qualitätssicherung in Praxis, Poliklinik und im stationären Bereich. Vortrag auf der XXIV. Wissenschaftlichen Tagung der Deutschen Gesellschaft für Kinder- und Jugendpsychiatrie und Psychotherapie, Würzburg

Remschmidt H und Schmidt MH (1994) Multiaxiales Klassifikationsschema für psychische Störungen des Kindes- und Jugendalters nach ICD-10 der WHO. 3. rev. Aufl. Huber, Bern

Remschmidt H, Gutenbrunner C und Mattejat F (1994) Zum Stellenwert verschiedener Therapieformen in einer kinder- und jugendpsychiatrischen Universitätsklinik und assoziierten Einrichtungen. Z Kinder Jugendpsychiatr 22: 169–182

Stieglitz RD (1994) Möglichkeiten der Basisdokumentation für die Qualitätssicherung in der Psychiatrie. Vortrag auf dem Kongreß der Deutschen Gesellschaft für Psychiatrie. Psychotherapie und Nervenheilkunde, Darmstadt

Wienand F und Lam L (1994) Basisdokumentation als Grundlage der Qualitätssiche-
    rung in der kinder- und jugendpsychiatrischen Praxis. Forum Kinder Jugend-
    psychiatr Psychother II/1994, 26–33

Qualitätsstandard in der kinderpsychiatrischen Forensik

M. H. Friedrich

Die kinder- und jugendpsychiatrische Forensik gewinnt in den letzten Jahren mehr und mehr an Bedeutung, da die Fragen von Gewalt und sexuellen Übergriffen auf Kinder die forensische Begutachtung, vor allem in Gerichtsverfahren mehr ins Zentrum gerückt hat. Die steigende Anzahl von bekanntgewordenen kriminellen Delikten, die zur Anzeige gebracht wurden, hat einen erhöhten Bedarf an kinderpsychiatrischen Gerichtssachverständigen nach sich gezogen. Aufgrund unterschiedlicher Rechtsordnungen in den angloamerikanischen und europäischen Ländern sind Vergleiche in der Gutachtenpraxis schwierig, standardisierte Verfahren sind noch nicht Allgemeingut und werden erst erprobt und die unterschiedlichen Rechtsordnungen, auch der Länder der EU, lassen nur schwer Vergleiche zu.

Hinweise zur Früherkennung von Gewalt an Kindern

Die Befunderhebung, auch im forensischen Bereich, leitet sich aus der standardisierten Anamneseerhebung und Diagnostik der Kinder- und Jugendpsychiatrie ab. Allgemein gebräuchliche Basisdokumentationen unter Einschluß von Familienanamnese und Familiendiagnostik wie auch individueller psychiatrischer Diagnostik der Familienmitglieder entsprechen dem herkömmlichen Psychiatriestandard. Die diagnostischen Zuordnungen erfolgen nach der in Kinder- und Jugendpsychiatrie eingeführten multiaxialen ICD 10 Kriterien. Dies gilt für die kinderpsychiatrische Diagnostik ebenso wie adaptiert für die Erwachsenenbeurteilung. Im Bereich der psychologischen Diagnostik werden neben den weitgehend identischen, standardisierten Interviewtechniken Fragebogen ebenso eingesetzt (wie weniger geschätzt) projektive diagnostische Verfahren. Um zu vermeiden, daß wesentliche personale Voraussetzungen der Aussage bei der alleinigen Aussagebeurteilung übersehen werden (Fegert und Poustka, 1997), ist bei Begutachtungen ein Screening nach psychischen Auffälligkeiten zu fordern, bei dem validierte Fragebogenverfahren anzuwenden sind wie z.B. CBCL (Achenbach, 1991; Arbeitsgruppe Deutsche Child Behavior Checklist, 1993) oder CBCL 2–3 bzw. YSR (Achenbach, 1991; Arbeitsgruppe Deutsche Child Behavior Checklist, 1993).

Alle Methoden der kinderpsychiatrisch-forensischen Befundung sind darauf abgestimmt, ein möglichst lebensaltertypisches, kindgerechtes Ambiente zu

Tab. 1. Die Achsen des Multiaxialen Klassifikationsschemas für psychische Störungen
des Kindes- und Jugendalters (MAS)

Erste Achse	Klinisch-psychiatrisches Syndrom
Zweite Achse	Umschriebene Entwicklungsstörungen
Dritte Achse	Intelligenzniveau
Vierte Achse	Körperliche Symptomatik
Fünfte Achse	Aktuelle abnorme psychosoziale Umstände
Sechste Achse	Globalbeurteilung der psychosozialen Anpassung

schaffen, eine stabile Beziehung zum Kind herzustellen, daß dieses sich best-
möglich anvertrauen kann, um intime Details kundzutun und möglichst rechtsrelevant valide Informationen zu liefern.

Allgemeine Befund- und Gutachtenskriterien im Kindes- und Jugendalter

Grundsätzlich ist in der Forensik immer zwischen Befundaufnahme und Gutachten zu unterscheiden. Die Befundaufnahme entspricht der exakten herkömmlichen Erhebung von Anamnese, aktuellem gegenwärtigen Befund, Beiziehung
von Hilfsbefunden und Ergänzung durch außenanamnestische Details. Die Begutachtung hat nun die Aufgabe, über den Befund hinausgehend, ein Kalkül im
Sinne der Bewertung erhobener Befunde und Details abzugeben und Schlüsse
aus diesen protokollierten Items zu ziehen, die eine logische Kausalkette im Sinne der gerichtlichen Fragestellungen erlaubt. Ist das zusammenfassende Ergebnis eines klinisches Befundes eine Diagnose, eine Therapieempfehlung, ein
Bericht des Therapieverlaufs und/oder eine Empfehlung zur Fortsetzung therapeutischen Tuns, so ist die gutachterliche Äußerung auf einem Erklärungsmodell
aufgebaut.

Ergeben z.B. biochemische Blutbefunde Hinweise auf eine Lebererkrankung, so wird dieselbe durch weitere klinische Untersuchungen verifiziert und
aufgrund der erhobenen Befunde diagnostisch abgesichert und entsprechend
behandelt. Die Behandlung versucht, ein Leiden auszukurieren, die Ursache
aufzudecken und eine Empfehlung abzugeben, wie das künftige Leben zu gestalten ist, um Gefährdung auszuschließen, Rückfälle zu vermeiden und Neu-
erkrankungen nicht entstehen zu lassen. Ein Gutachten hat sich nun mit der
kausalen Verursachung der Lebererkrankung auseinanderzusetzen und letztlich klar und eindeutig festzulegen, welche pathoplastischen Faktoren dieses
Krankheitsbild herbeigeführt haben. Läßt sich diese Fragestellung nicht beantworten, so hat der Gutachter dies ebenso klar festzustellen und zu begründen.
Problematisierungen, Spekulationen und Aufzeigen möglicher Varianten, wenn
sie nicht eine klare Festlegung zum Ziel haben, entsprechen üblicherweise nicht
dem Gutachtenauftrag.

Die kinder- und jugendpsychiatrische Forensik unterscheidet nun Begutachtung von Opfern und Tätern. Bei ersteren handelt es sich dabei um
die zeugenschaftlichen Aussagen von Mißhandlungs- und Mißbrauchsopfern,
die es zu qualifizieren gilt, als auch zeugenschaftliche Aussagen von Beobachtungen, die Kinder tätigen, vor allem, wenn sie Zeugen von Verbrechen von un-
terschiedlichster Art geworden sind.

Der zweite Bereich ist die forensische Begutachtung von kindlichen und jugendlichen Tätern, gleichgültig, ob das Kind oder der Jugendliche bereits strafmündig ist oder auch bei Strafmündigkeitsalter noch nicht die entsprechende Reife aufweist, Einsicht in seine Tathandlung zu haben.

Die kinder- und jugendpsychiatrische Forensik ist einer ganzheitlichen Sicht des Kindes bzw. Jugendlichen verpflichtet. Sie hat die Körperlichkeit, die Intellektualität, die Emotionalität und Sozialisation des Kindes in Betracht zu ziehen und die Verknüpfung dieser Bereiche zu würdigen. In der forensischen Betrachtung ist dieser Ganzheitsbetrachtung die Entwicklungspsychologie, vor allem zur Beurteilung der Reife, beizustellen und es bedarf der Erfassung der psychopathologischen Kriterien, um eine psychiatrische Diagnostik zu verifizieren bzw. zu falsifizieren.

Sowohl zur Opfer- wie auch zur Täterbefundung ist es notwendig, neben dem Status präsens der körperlichen Entwicklung die bisherige Entwicklung mit allen Abweichungen, Traumen und Entwicklungshandicaps zu erfassen. In der intellektuellen Befundung ist nicht nur Ausstattung, intellektuelle Fähigkeiten, sondern auch der bisherige Erwerb von Fertigkeiten zu bewerten, Teilleistungsschwächen, wie auch – stärken sind zu berücksichtigen und der Beurteilung von vergleichbaren lebensaltertypischen Standards bei dem entsprechenden intellektuellen Niveau, muß Raum gegeben werden. Die emotionale Betrachtung hat vor allem die Charaktergrundausstattung in Stimmung und Antrieb zu qualifizieren sowie die emotionale Bindungsfähigkeit, sowie emotionale Ranghierarchien nächster Bezugspersonen. Der Bereich der Sozialisation hat nicht nur den sozioökonomischen Status des Kindes zu beachten, sondern auch die Rollenposition des Kindes in der Familie, die Standards der moralischen Urteilsfähigkeit und die soziale Antizipationsleistung im Sinne der Fähigkeit und Fertigkeit, sinn- und planvoll vorausdenken zu können.

Entwicklungspsychologisch ist den üblichen, lebensaltertypischen Entwicklungsstandards zu folgen. Hier wird im kognitiven Bereich das magisch-animistische Denken im Vorschulbereich, das logisch-konkrete Denken im Grundschulbereich und das abstrakte Denken mit Erreichen der Adoleszenz unterschieden. Weiter ist es wichtig den emotionalen Stellenwert der Bindungsstadien des Kindes innerhalb der Familie und der sozialen Gemeinschaft einzuschätzen. Im emotionalen Bereich ist ferner mit den lebensaltertypischen Ängsten zu rechnen, wie z.B. der kindlichen Dunkelangst, der Tier- und Gespensterangst, der sozialen Einpassungsangst, der Reifungsangst oder der Leistungsangst. Im sozialen Bereich ergeben sich aus entwicklungstypischen Stadien die Verführungsstrukturen, die Geheimhaltungsmechanismen, die spezifischen Verschleierungstendenzen oder das konkrete Identifikationsverhalten des Opfers mit dem Täter.

Die psychopathologische Diagnostik hat lebensaltertypisch auf die spezifischen Symptome Rücksicht zu nehmen, die die Kriterien einer Nerven-, einer Geistes- oder einer Gemütskrankheit ausmachen, aber auch diesen schweren Erkrankungen gleichwertige Störungen, nämlich höhergradige Schwachsinnszustände, tiefgreifende Bewußtseinsstörungen und andere seelische Störungen, wie es schwere neurotische oder persönlichkeitsentwicklungsmäßige Störungen darstellen.

Faßt man diese, vom Gutachter geforderten Untersuchungsbereiche zusammen und ergänzt dieselben um die Hilfsbefunde psychologischer Untersuchungen, so ist in der Synopsis vom Sachverständigen gefordert, in klarer, einfacher, für den Laien verständlicher, deutscher Sprache, unmißverständlich und leicht nachvollziehbar, ein Kalkül über ein erlittenes oder eigenständig gesetztes Geschehen abzugeben. Das Gutachten hat sich dabei nur auf die Bewertung der erhobenen Fakten zu stützen, nicht aber in die Beweiswürdigung des Gerichtes, die aus den erhobenen Fakten abzuleiten sind, einzumengen.

Gerade der psychiatrische Sachverständige hat mit dieser Forderung seine Schwierigkeiten, da er schließlich in der Diagnostik gelernt hat, Lebensumstände zu problematisieren, gegeneinander abzuwägen, bisweilen aktiv und passiv in der Kommunikation mit seinen Patienten umzudrehen. Als sachverständiger Gutachter hat er sich aber nur auf eindeutige Aussagen festzulegen und diese nicht im Zusammenhang mit dem Geschehen zu beurteilen und zu interpretieren.

Opfer-Begutachtung von körperlichen Mißhandlungen

Der kinderpsychiatrische Sachverständige steht häufig vor der Frage der körperlichen Mißhandlung in Kombination mit erlittenen seelischen Qualen. Es ist eine Aufgabe der Pädiater und Gerichtsmediziner, körperliche Spuren festzustellen und gutachterlich zu qualifizieren. Unterschieden wird zwischen Mißhandlungsspuren, die leichte oder schwere Verletzungen darstellen, wobei die Unterscheidung danach getroffen wird, ob die Verletzungen kürzer oder länger als 21 Tage andauern. Dem forensisch tätigen Kinderpsychiater wird häufig die Frage nach den seelischen Qualen gestellt, die üblicherweise nach der derzeit gehandhabten österreichischen (und auch deutschen) Spruchpraxis mit geringen Ausnahmen immer nur in Kombination mit körperlichen Verletzungen rechtlich geahndet wurden. Qualen ergeben sich nun durch die Quantifizierung von Schmerzdauer, Häufigkeit der körperlichen Traumatisierung, seelisches Mißempfinden durch Angst und Panik, langdauernde Trauer und Einschränkung der lebensaltertypischen Befindlichkeit. Als Richtlinie mag gelten, daß die Qualifizierung von Einschränkung der lebensaltertypischen kulturspezifischen, alltäglichen kindlichen Verrichtungen zu beurteilen ist. Bei dieser Zuordnung hat sich der Sachverständige der eigenen individuellen, emotionalen Bewertung zu enthalten und kann sich nur auf seine Erfahrung, nicht aber auf einen standardisierten Katalog von seelischen Qualen beziehen, er ist vielmehr angewiesen, auf paradigmatische Fälle wie auch auf eine, in seiner Gerichtsregion übliche, Spruchpraxis zurückzugreifen.

Der strafrechtlich forensischen Begutachtung ist eine zivilrechtliche beigestellt, die im Kindes- und Jugendalter das Schmerzensgeld aufgrund leichter, mittelschwerer und schwerer Schmerzen, festlegt. In diesem Bereich wird vom Sachverständigen die jeweilige Schmerztypologie nach körperlicher Unbill, gerafft auf Schmerzintensität auf 24 Stunden berechnet, gefordert. Diese Forderung mag noch halbwegs für körperlichen Schmerz zuzuordnen sein, bei seelischen Schmerzen bewegt sich der Sachverständige auf unsicherem Boden, was letztlich dazu geführt hat, daß seelische Schmerzen und Qualen kaum bisher in der Spruchpraxis den körperlichen Schmerzen gleichgestellt waren und isoliert nur als seelische Schmerzen in extremen Einzelfällen berücksichtigt wurden.

Um die Begutachtung der Mißhandlung zu standardisieren und zu erleichtern, wurde in Österreich ein Fragenkatalog entwickelt, der noch 1997 veröffentlicht und in allen Kinderambulanzen zur Anwendung kommen wird.

Allgemeine Hinweise für Mißhandlung bei Kindern (Bundesministerium für Umwelt, Jugend und Familie, Friedrich E., Fasching G., Leixnering W.)

- mangelnde Pflege (Windeldermatitis, Kopfschorf)
- Mangelernährung, Gedeihstörung, Entwicklungsrückstand, Deprivationssyndrom, Minderwuchs
- alle Verletzungen bei Säuglingen
- altersunspezifische Verletzungen
- Mehrfachverletzungen
- Verletzungen unterschiedlichen Alters (verschieden gefärbte Hämatome, Brandwunden in unterschiedlichem Abheilungsstadium)
- unbehandelte Verletzungen
- geformte Verletzungen (Doppelkonturen, Abdruck des Tatwerkzeuges)
- untypische Lokalisation für unfallbedingte Verletzung (Gesäß-, Rückenbereich, Hals, isolierte Gesichts- und Kopfverletzung)
- Abwehrverletzungen an der Ulnarseite der Unterarme
- plötzliche nicht nachvollziehbare Verhaltensänderung trotz gewohntem Umfeld (unklares Psychotrauma)
- Angst vor körperlicher Berührung
- aggressives Verhalten im Spiel, wobei Aggressionsobjekt nahe Bezugspersonen (Eltern) sind
- Hinweise auf aggressive Interaktion in der Familie
- Scheu von Kindern im frühen Volksschultalter vor Entkleidung
- ängstlich erhöhte Anpassungsbereitschaft gegenüber Angehörigen

Äußerlich sichtbare Verletzungen/Hinweise und Gesundheitsschädigung

- geformte Blutunterlaufung (striemenartig, Hand- und Fingerabdrücke)
- Bißverletzungen (meist paarige halbmondförmige Blutunterlaufungen und Quetschungen entsprechend der Zahnstellung des Ober- und Unterkiefers)
- Mehrfachverletzungen, die durch eine einzige Gewalteinwirkung (Sturz) nicht erklärbar sind (zahlreiche Hämatome, Exkoriationen, Rißquetschwunden, Kratzspuren)
- Verletzungen in verschiedenen Körperebenen (z.B. Gewalteinwirkung aus verschiedenen Richtungen)
- Zwickverletzungen
- Ausriß von Haarbüscheln
- Monokelhämatom
- punktförmige Blutaustritte im Bereich der Augenbindehäute und in der oberen Gesichtspartie
- Verletzungen an den Lippen und in der Mundhöhle (z.B. fehlende oder abgebrochene Zähne vor Zahnwechsel, Einriß des Oberlippenbändchens, geschwollene Lippe)
- Mundwinkelrhagaden und Abschürfungen (Abdrücke von Knebeln)
- Hautabschürfungen und Blutunterlaufungen im Halsbereich (Würge- und Strangulationsmarken)
- flächenförmige Blutunterlaufungen und Schürfungen, vor allem im Gesäßbereich
- Fesslungsspuren (im Bereich von Hand- und Fußgelenken)
- *thermische Schädigungen:*
  - Verbrennungen und Verbrühungen, die nach Art und Lokalisation im Widerspruch zum geschilderten Unfallhergang stehen
  - geformte Brandwunden (Bügeleisen, Herdplatte, kreisrunde Brandwunden und Narben, die durch das Ausdämpfen von Zigaretten am Körper entstanden sind)
  - Brandwunden an Fingerspitzen und Zehen (Kerzenflammen und Feuerzeug)
  - geformte Verbrühungen (handschuhartig an den Händen, sockenförmig an den Füßen, symmetrisch, kreisförmig im Gesäß- oder Genitalbereich (Eintauchen in heiße Flüssigkeit)
  - Hypothermie (Kälteexposition des Kindes durch Aussetzen im Freien oder längeres Abduschen mit kaltem Wasser)
  - Verätzungen (Ätzspuren im Bereich des Mundes und der Mundhöhle durch Einflößen von Säuren oder Laugen)

Innere Verletzungen

– Subduralblutung oft in Kombination mit Retinalblutung und Spinalblutung bei
  Säuglingen (Schütteltrauma)
– Schädel-Hirntrauma und Verletzungen der Wirbelsäule und des Rückenmarks, die
  sich mit dem berichteten Unfallgeschehen nicht erklären lassen
– Dreh- und Querbrüche an den Extremitäten von Säuglingen und Kleinkindern
– metaphysäre Frakturen der langen Röhrenknochen
– Epiphysenlösungen
– subperiostale Blutungen (durch Zerren und Reißen an den Extremitäten)
– alle Rippenfrakturen bei Säuglingen und Kleinkindern
– multiple Frakturen
– verschieden alte Frakturen (mit normaler Kallusbildung)
– Abdominalverletzungen besonders entlang der Mittellinie (Duodenum, Jejunum,
  Pankreas, Harnblase)
– Intoxikation (z.B. Medikamentengabe zur Beruhigung)

Am Kind beobachtbare Verhaltensweisen und vom Kind angegebene Beschwerden

– plötzlicher Hörverlust, Ohrensausen (Hinweis auf Trommelfellruptur)
– Schonhaltung (nach Prellungen und Knochentraumen)
– Inappetenz, Gewichtsabnahme
– Brennen beim Urinieren, Schmerzen beim Stuhlgang und Stuhlverhalten (z.B. sexu-
  eller Mißbrauch)
– Ängste vor Erziehungsberechtigten (z.B. Angst vor Bestrafung, Angst vor dem
  Nachhausegehen, Angst vor dem Verlassenwerden)
– auffälliges Distanzverhalten
– Selbstmorddrohungen, Selbstmordversuche
– Selbstverstümmelung

Verdächtige Spuren für sexuellen Mißbrauch

– Verletzungen im Genital- und Analbereich
– chronische Entzündungen, sexuell übertragbare Erkrankungen, Chlamydienin-
  fektion im Genitalbereich
– Condylomata
– blutige Verschmutzungen der Unterwäsche, insbesondere der Unterhose
– Spermaspuren an Körper und an der Kleidung des Kindes
– Hämaturie
– abrupt einsetzende sekundäre Enuresis und Enkopresis
– Psychogenes Erbrechen und Nahrungsverweigerung (abrupt einsetzend)

　　　Bezüglich eines Leidenskataloges der seelischen Qualen bedarf es der Sammlung von vielen Einzelfällen, um die Validität, die Prädiktivität und damit die
Anwendbarkeit dieser Verdachtsmomente für Einzelfallgutachten bestimmen zu
können.

Opferbegutachtung von sexuellem Mißbrauch

Für den sexuellen Kindesmißbrauch finden sich noch wenig spezifische diagnostische Möglichkeiten. Auch für diesen Bereich gelten die eingangs angeführten
globalen Kriterien. Standardisierte Interviews und Fragebogen scheitern häufig
an der notwendigen diffizilen individuellen Befragung, die nicht nur die Variablen des Alters, der Sozialisation des Kindes, seiner Psychopathologie und der
sozialen Umstände berücksichtigen muß, sondern auch den intimsten Bereich

des Menschen, der mit vollständig vorstrukturierten Fragen nicht genügend erfaßbar ist.

Eine kinder- und jugendpsychiatrische Begutachtung bei sexuellen Mißbrauchsfragestellungen dient drei Zielen: Es soll festgestellt werden:

ob Mißbrauch stattgefunden hat, bzw.
ob entsprechende Aussagen des Kindes glaubhaft sind und gegebenenfalls durch wen der Mißbrauch stattgefunden hat.

Die forensische Begutachtung des sexuell mißbrauchten Kindes verlangt dazu eine Befunderhebung über Details, zu denen das Kind meist zur Verschwiegenheit durch den Täter mittels extremer Bedrohung verpflichtet wurde. So ist es Aufgabe des Sachverständigen, durch sehr behutsame Methodik, die Vertrauensbasis zu schaffen, daß sich ein Kind anvertrauen und eröffnen kann. Da in der deutschsprachigen Gerichtspraxis ein sexuelles Mißhandlungsgeschehen erst dann rechtsrelevant stattgefunden hat, wenn das Kind im Rahmen einer öffentlichen gerichtlichen Anhörung expressis verbis, das dem Täter vorgeworfene kriminelle Verhalten allgemein vernehmlich geäußert hat, ergeben sich schon aus diesem Umstand Schwierigkeiten in der Standardisierung der Erhebung. Nach Aufdeckung eines sexuellen Übergriffes an einem Kind, wird dieses vorerst von einer geschulten Kriminalbeamtin einvernommen, die über ihre Befragung ein Protokoll anlegt. Dieses Protokoll wandert zur Staatsanwaltschaft und wird dort zwecks Weiterverfolgung beurteilt. Nachfolgend übernimmt eine Untersuchungsrichterin das weitere Verfahren, befragt Zeugen, lädt Sachverständige zur Befunderhebung ein und bereitet das Verfahren für eine Hauptverhandlung vor, bei welcher nun dem Kind als Zeuge Gehör geschenkt werden muß.

In den meisten europäischen Ländern ist es weiterhin üblich, das Kind in der gerichtlichen Hauptverhandlung aussagen zu lassen. Zum Unterschied davon hat Österreich als erstes europäisches Land 1994 einen eigenen Weg eingeschlagen, indem es die "kontradiktorische Befragung" eingeführt hat. Bei dieser schonenden Vernehmung ist es in jedem Stadium des Gerichtsverfahrens möglich, das Kind abgesondert vom Beschuldigten, vor einer Videokamera zu vernehmen. Die Einvernahme des Kindes wird in einem anderen Raum vom Beschuldigten, seinem Verteidiger und der Staatsanwaltschaft, mitverfolgt. Die Befragung des Kindes führt entweder der Untersuchungsrichter, bei einer Hauptverhandlung der Vorsitzende oder – in allen Verfahrensstadien bei Kindern bis zum 14. Lebensjahr – ein beigezogener kinderpsychiatrischer Sachverständiger durch. Befragt ein Kinderpsychiater, so ist er üblicherweise im Verfahren auch aufgefordert, nach dieser Befragung, die einer Befunderhebung gleichkommt, gleich nachfolgend ein Gutachten über die Befragung zu erstellen. Dieses, zur Qualitätssicherung installierte Verfahren, hat den Vorteil, daß das Kind mit dem Täter nicht konfrontiert wird, dem Beschuldigten und seinem Rechtsvertreter ist jedoch jede Möglichkeit gegeben, Fragen an das Kind über den Befrager zu stellen. Dies kann in oftmalig wiederholter Form so lange durchgeführt werden, bis alle rechtlich relevanten Details erörtert sind. Das Kind hat ein Entschlagungsrecht, das ihm die Möglichkeit bietet, bei direkten Verwandten nicht aussagen zu müssen. Außerdem wird die Garantie gegeben, wenn es sich damit einverstanden erklärt, daß der zugleich bei der Befragung mitgefilmte Videobericht weiterverwendet werden darf und das Kind das Gericht später nicht mehr betreten muß. In besonders schwierigen Situationen verfügt das Gericht sogar die Einvernahme des Kindes an anderen, kindgerechteren Orten, als dies ein Strafgericht vom Ambiente her sein kann.

Neben dieser schonenden Vernehmung, die selbstverständlich ihre Anfangstücken gezeigt hat, nunmehr aber nach 3 jähriger Erprobung gut funktioniert, wird zur Befragung mißbrauchter Kinder auch Spiel- und Testmaterial beigezogen. Bei Kindern, die sprachlich erhebliche Ausdrucksschwierigkeiten aus Fremdsprachengründen, aber auch aus Nomenklaturgründen bezüglich der Sexualorgane bzw. des Geschehens haben, kann notfalls und hilfsweise ein anatomisches Puppenset miteinbezogen werden. Es handelt sich dabei um Männer-, Frauen- und Kinderpuppen, die alle primären und sekundären Geschlechtsmerkmale aufweisen und so als Hilfe zur Darstellung dem Kind angeboten werden können. Dieses Verfahren birgt, wie auch das häufig angewendete Zeichen- und Malverfahren die Gefahr des Mißbrauchs mit dem Mißbrauch in sich, da Fehlinterpretationen durchaus vorkommen können, wenn daraus auf suggestive Art, handlungsrelevantes Anschauungsmaterial abgeleitet wird.

Bestimmte manipulative oder suggestive Techniken der sogenannten "Aufdeckungsarbeit" sind explizit abzulehnen. Dies bezieht sich insbesondere auf komplexe Konjunktivfragen in einem sogenannten "Als-ob-Interview", auf direkte Vorgaben durch Fremdbeispiele oder auf die unzutreffende Mitteilung, der Interviewer wisse über den Mißbrauch bereits Bescheid, oder auch auf suggestive Demonstrationen bestimmter Handlungen mit Hilfe anatomisch korrekter Puppen. Andere, in der Literatur immer wieder angegebene Aspekte der sogenannten "Aufdeckungsarbeit" wie der Beziehungsaufbau, die Exploration zum sexuellen Kenntnisstand des Kindes oder auch die nicht suggestive Exploration mit Spielmaterialien wie Sceno-Test-Material oder anatomischen Puppen können durchaus wichtige Elemente der Glaubhaftigkeitsbegutachtung darstellen. Abzulehnen im Rahmen der Begutachtung ist jedoch der Einsatz von Hilfsmitteln wie Aufklärungskassetten und – bücher, sowie Kinderbücher mit Geschichten über sexuellen Mißbrauch.

Gut bewährt hat sich als Hilfsmittel hingegen ein modernisierter und erweiterter Szenobaukasten. Da die Gerichtsverhandlung sehr auf Detailgenauigkeit angewiesen ist und sowohl zeitliche als auch örtliche Orientierung vom Kind verlangt, ist es hilfreich, vor allem die Örtlichkeiten des Geschehens und die situativen Umstände darstellen zu lassen.

Erfolgreich bewährt hat sich dabei der erweiterte Szenobaukasten immer dann, wenn Räumlichkeiten nachgebaut werden sollten, wenn festgelegt werden sollte, in welchem Bett, an welcher Stelle im Badezimmer und unter welchen Bedingungen Foto- oder Videoaufnahmen gemacht worden sind. Dies kann dann leicht dargestellt werden. Einrichtungsgegenstände eines Badezimmer, ein kleiner Fotoapparat, ein kindlicher Videoapparat, ein Fernsehapparat, eine moderne Toilettenanlage, sind dem etwas antiquierten Szenotest vom Autor beigefügt worden. Damit hat sich sowohl in der kontradiktorischen Befragung, als auch bei der Befunderhebung und nachfolgenden photographischen Aufnahmen des Tatortes ein aussagetüchtiges Beweismittel ergeben, das qualitativ zur Verbesserung der Befragungssituation für die Kinder geführt hat.

Ein weiterer Qualitätsstandard hat die Erhebung von *haptischen Details* zu sein. Wiederum handelt es sich um Einzelkriterien, die nicht allgemein gültigen

Standards entsprechen können. Unter haptischen Details werden kindliche Erlebnisse verstanden, die üblicherweise nicht durch Bild- und Tonträger vermittelt werden können. So gilt es, intime Details zu erfragen, die das Kind nur unter der Voraussetzung eines hohen Vertrauensmaßes aussprechen kann. Als Beispiel möge die Schilderung eines 8-jährigen Mädchens dienen, das zwischen der Farbe und Konsistenz des Urins, den ihr kleiner Bruder in der Badewanne abgesetzt hat und der im Wasser schwimmenden Konsistenz des Spermas ihres Stiefvaters, sehr klar und deutlich unterschieden hat und damit einen Hinweis gegeben hat, den auch der Verteidiger des Angeklagten nicht mit dem Argument entkräften konnte, das Mädchen habe dies in einem Videofilm gesehen.

Zeugenschaftliche Begutachtung von Kindern bei Beobachtung von Verbrechen

Kinder ab dem Schulalter gelten als sehr verläßliche Zeugen. Zwischen dem Lebensalter des Schuleintritts und der Adoleszenz geben Kinder beobachtete und wahrgenommene Details direkt, ohne soziale Scheu sowie ohne die Tragweite ihrer Aussage zu überlegen bekannt. Kindliche Zeugen gelten daher als höchst beliebt, wenn sie Schwerverbrechen beobachtet haben. Dabei muß jedoch bedacht werden, daß neben dem Lebensalter die emotionale und soziale Beteiligung der betroffenen Personen und die Beziehung zum kindlichen Zeugen eine Bedeutung spielen. Ein Kind, das der Ermordung eines Elternteiles ansichtig wird, bedarf der oftmaligen und allerschonendsten Form der Befragung, da schließlich Schockreaktionsmuster und Verdrängungsmechanismen mit eingerechnet werden müssen. So dramatisch es aus kinderpsychiatrischer Sicht sein mag: Je näher am erlebten bzw. beobachteten Geschehen das Kind befragt wird, umso valider sind die Aussagen. Auch für abnorme Erlebnis- und Belastungsreaktionen gibt es bisher keine standardisierten Techniken bzw. Methoden, sie müssen an der Einzelsituation orientiert werden. Grundsätzlich haben die oben genannten Kriterien der Opferbegutachtung zu gelten.

Gutachten über kindliche bzw. jugendliche Täter

Zivilverfahren

Die kinder- und jugendliche psychiatrische Forensik ist auch immer wieder aufgerufen, Gutachten über kindliche und jugendliche Täter abzugeben.

Da es sich beim *Kind* um einen strafunmündigen Täter handelt, werden die psychiatrischen Gutachten nur in Zivilverfahren angefordert. Die Fragestellungen sowohl im Zivilverfahren, als beim Jugendlichen im Strafverfahren, orientieren sich primär an der Reife des Täters.

Es gehört zu den nahezu unmöglichen Aussagen des gerichtlichen Sachverständigen, Jahre nach erfolgter Tat, das Reifekriterium zu beantworten, ob ein Kind zum Zeitpunkt der Tat ausreichend Einsicht in das Verbotene bzw. Gefährliche der Tat gehabt hat und imstande war, dieser Einsicht entsprechend zu handeln.

Als Beispiel sei angeführt, daß zwei 12 jährige Knaben in einer Garage in einem Wohnhaus Benzin in einen dort gefundenen Zierkappendeckel eines Autos gegossen und das Benzin entzündet haben. Aus dem rasch um sich greifenden Feuer entstand eine Feuersbrunst, der Brandschaden betrug mehrere Millionen Schillinge. Die zur Zahlung aufgeforderte Versicherung erwirkte im Rahmen des jahrelang währenden Rechtsstreites ein kinderpsychiatrisches Gutachten, das bei nunmehr 17 jährigen Jugendlichen aufgrund gegenwärtiger Befundung und Rückblick auf das Geschehen Aussage darüber treffen sollte, ob die beiden 12 jährigen differenziert, jeder einzelne, reif genug gewesen waren, die Tragweite des Tuns zu erkennen und so die selbstgelegte Feuersbrunst hätten vorhersehen können.

Neben den eingangs angeführten Anamnese- und Interviewtechniken gilt für Reifekriterien, die Jahre später festgestellt werden sollen, der gewissenhafte Versuch, einen möglichst linearen Entwicklungsverlauf aus Lebensparametern anamnestisch und außenanamnestisch, unter Beiziehung verschiedenster Zeugen nachzuzeichnen, ohne daß für eine solche Aussage ein entsprechendes Untersuchungsinstrument vorläge.

Strafverfahren

Sehr ähnlich sieht die Situation beim jugendlichen Straftäter aus. Als kinderpsychiatrisches Qualitätserfordernis ist von beauftragenden Gerichten zu verlangen, daß, auch wenn nur eine Begutachtung notwendig werden könnte, eine solche nahe am Tatzeitpunkt zu beauftragen ist, also so früh wie irgendmöglich. Diese Qualitätssicherungsforderung begründet sich auf der Erinnerungsfähigkeit des Jugendlichen, der mangelnden Beeinflussung durch Außenfaktoren, wie Verteidigungshelfer, Anwälte, Familienmitglieder und andere einflussnehmende Personen, wie z.B. Mittäter.

Außerdem muß im Jugendlichenalter immer bedacht werden, daß bisweilen schon nach einigen Monaten Einstellungen, Sichtweisen und Entwicklungsepisoden, sich verändern und den Status quo zum Zeitpunkt des delikthaften Geschehens verschieben. Schließlich ist auch zu bedenken, daß Handlungen ja unter dem Einfluß einer Nerven-, Geistes- oder Gemütskrankheit oder unter eingenommenen, das Bewußtsein verändernden Substanzen durchgeführt wurden. Deswegen können retrospektive im großen Abstand durchgeführte Begutachtungen bisweilen grobe Verfälschungen der Beurteilung nach sich ziehen. Auch für diese Begutachtungsverfahren gilt, daß vereinheitlichte Standardisierungsmethoden nur begrenzt eingesetzt werden können.

Glaubwürdigkeitskriterien im Kindes- und Jugendalter

Kindliche Zeugen werden üblicherweise vom Gericht zur "Glaubwürdigkeitsbegutachtung" geschickt. Dieser umgangssprachliche Terminus kann niemals von einem Kinder- und Jugendpsychiater angenommen und beantwortet werden. Die Glaubwürdigkeit wird immer der Beweiswürdigung des Gerichtes überlassen bleiben müssen, wenn man von der Voraussetzung ausgeht, daß das Gericht eine Fülle von Beweisen vorgelegt erhält, Aussagen und Sachbeweise werten und abwägen muß, um daraus zu einem Wahrspruch über einen Täter zu gelangen.

Steller und Köhnken, 1989 haben aber versucht, Realkennzeichen bezüglich der Glaubwürdigkeitsbegutachtungen aufzulisten. Unter den allgemeinen Merkmalen nennen sie die logische Konsistenz, die ungeordnet sprunghafte Darstellung und den quantitativen Detailreichtum. Ersteres wird vom Gericht durch mindestens drei verschiedene Befragungen bei Kriminalpolizei, Untersuchungsrichter und Verhandlung bzw. Sachverständigen-Untersuchung garantiert, die sprunghafte Darstellung ermöglicht immer wieder, auf Kongruenzaussagen zurückkehren zu können, um diese zu belegen, und der Detailreichtum soll haptische Erlebnisse beinhalten.

Unter den speziellen Inhalten werden die raumzeitlichen Verknüpfungen genannt, die real erst ab dem 8. bis 9. Lebensjahr mit der für das Gericht notwendigen Sicherheit abgegeben werden können, weil davor Zeit- und Häufigkeitsangaben aus entwicklungspsychologischen Gründen noch nicht gelingen. Interaktionsschilderungen werden zwar gefordert, sind jedoch unter dem Aspekt der Angst und Bedrohung häufig überlagert. Die Wiedergabe von Gesprächen ist in der Muttersprache durchaus, zum Teil auch mit Techniken der Psychodramatik, möglich, wird üblicherweise im Falle der Beiziehung von Dolmetschern aber nahezu unmöglich, da dann nur verstümmelte Gesprächswiedergaben zur Beurteilung herangezogen werden können. Es werden auch Schilderungen von Komplikationen im Handlungsverlauf gefordert. Diese sind bereits im Detailreichtum beinhaltet, es liegt aber häufig an der Bewertung des Beurteilers, ob er Vorfälle als Komplikationen im Handlungsverlauf orten kann.

Unter dem Begriff inhaltlicher Besonderheiten mögen ausgefallene, aber auch nebensächliche Einzelheiten erhoben werden. Bezüglich ausgefallener Einzelheiten ist beim Kind zu sagen, daß das gesamte delikthafte Geschehen, sei es Mißhandlung oder Mißbrauch, für das Kind als bedrohlich und ausgefallen erlebt wird, nebensächliche Einzelheiten sind jedoch durchaus und oft überraschend abfragbar und erhellen zumindest das zeitlich-räumliche Geschehen. Die Forderung der Schilderung eigener psychischer Vorgänge und jener des Angeschuldigten, gehören zum Standardrepertoire des Interviews, müssen aber unter dem Aspekt der akuten Belastungsstörung bzw. der Extrembelastung qualifiziert werden.

In weiterer Folge werden motivationsbezogene Inhalte gefordert. Dabei ist insbesondere die spontane Verbesserung der eigenen Aussage beachtenswert. Im Rahmen des Interviews und der immer wiederkehrenden Aufforderung zur detaillierten Schilderung unter Wechsel der einzelnen szenischen Inhalte und manchmal der Aufforderung, psychodramatisch Situationen darzustellen, einmal als Opfer und dann wiederum als Täter, wird die Aussage optimiert, mögliche Erinnerungslücken erhellt und die Richtigkeit der eigenen Aussage in Frage gestellt, was so zu einer höheren Validität der Aussage führt. Gelingt es, ein besonderes Vertrauensverhältnis herzustellen, so sind Selbstbelastungen und Entlastungen des Beschuldigten durchaus im Rahmen der Norm. Haben die Eigenbelastungen schließlich keine Konsequenzen für den kindlichen oder jugendlichen Zeugen (dies dann, wenn nicht eine Vorsätzlichkeit beim Jugendlichen nachgewiesen werden kann), dann erhöhen sie bisweilen die Aussagekraft des Kindes. Garantiert ist dies, wenn nicht wiederum eine Vorsätzlichkeit oder Angst, Druck und Panik die Aussagemodalitäten färben.

Gleichsam übergeordnet sind alle deliktspezifischen Inhalte, wie die bereits geschilderten und geforderten haptischen Erlebnisse.

Formalkriterien des kinder- und jugendpsychiatrischen Gutachtens

Das kinder- und jugendpsychiatrische Gutachten, sei es das Opfer oder den kindlichen bzw. jugendlichen Täter betreffend, hat grundsätzlich die Fragen des Gerichtes und nur diese zu beantworten. Der Beantwortung der spezifischen Fragen sind aber routinemäßig 3 Bereiche voranzustellen:

1. Jedes Gutachten über ein Kind oder einen Jugendlichen hat Stellung zur körperlichen, intellektuellen, emotionalen und sozialen Reife abzugeben

Dabei sind die körperliche Reife nach den Größen- und Entwicklungsnormen, vor allem der Pubertätskriterien zu erläutern. Die intellektuelle Reife ist nach den eingangs dargestellten Piaget'schen Kriterien zu beurteilen, die emotionale Reife an der emotionalen Bindungsfähigkeit und emotionalen Abhängigkeit und die soziale Reife nach der moralischen Urteilsfähigkeit und der sozialen Antizipationsfähigkeit.

2. Das Gutachten hat aufgrund der psychopathologischen Befundung Stellung zu vorliegenden Nerven-, Geistes- oder Gemütskrankheiten oder anderen gleichwertigen seelischen Störungen zu nehmen.

Weiter hat das Gutachten, so ein pathologischer Befund vorhanden ist, zu prüfen, inwieweit eine kausale Beziehung zum jeweiligen inkriminierten Geschehen anzunehmen ist, ohne dabei dem Gericht in der Beweiswürdigung vorzugreifen.

3. Aussagekriterien

Ein kinder- und jugendpsychiatrisches Gutachten hat die Wahrnehmungs-, Behaltens-, Erinnerungs- und Wiedergabefähigkeiten im kognitiven Bereich zu beinhalten. Aus diesen Kriterien ergibt sich die Aussagefähigkeit und Aussagetüchtigkeit. Unter Aussagefähigkeit wird die Fertigkeit verstanden, inhaltlich über Erlebtes, Erfahrenes, Empfundenes oder Beobachtetes Auskunft zu geben. Aussagetüchtigkeit umfaßt die semantische Fähigkeit, verbal und unter Unterstützung nonverbaler Techniken einem Geschehen Ausdruck zu verleihen. Erst nach dieser standardisierten Aussage kann auf die individuell spezifischen Fragen des Gerichtes eingegangen werden; dabei kann nun immer wieder auf diese Basisitems Bezug genommen werden. Es ist durchaus keine Mißachtung des Gerichtes und auch kein Qualitätsmangel, wenn ein Sachverständiger klar und deutlich bekennt, daß er aufgrund des ihm vorliegenden Materials und Kenntnisstandes keine Antwort auf die an ihn gestellten Fragen abzugeben imstande ist. Das Gericht ist bemüht, Einzelheiten zu erhellen, die häufig unter Fragestellungen erfolgen, die der wissenschaftlichen Methodik und dem allgemeinen Kenntnisstand der Kinder- und Jugendpsychiatrie nicht entsprechen bzw. sogar manchmal widersprechen. Es ist dies offen und klar einzubekennen: Qualitätsstandards sind in der Forensik der Psychiatrie nicht an der Häufigkeit der positiv beantworteten Fragen zu ermessen, sondern vielmehr an der gesicherten Erhebung unter Abwägung der vorliegenden lebensaltertypischen und krankheitsspezifischen Normen.

Literatur

Achenbach TM (1991) Manual for the youth self-report and profile. University of Vermont, Department of Psychiatry, Burlington

Achenbach TM (1991) Manual for the child behavior checklist/4–18 and profile. University of Vermont, Department of Psychiatry, Burlington

Arbeitsgruppe Deutsche Child Behavior Checklist (1993) Elternfragebogen über das Verhalten von Kindern und Jugendlichen (CBCL/4–18). Arbeitsgemeinschaft Kinder-, Jugendlichen- und Familiendiagnostik (KFFD), c/o Klinik für Kinder- und Jugendpsychiatrie der Universität zu Köln

Arbeitsgruppe Deutsche Child Behavior Checklist (1993) Fragebogen für Jugendliche (YSR/11 – 18). Arbeitsgemeinschaft Kinder-, Jugendlichen- und Familiendiagnostik (KJFD), c/o Klinik für Kinder- und Jugendpsychiatrie der Universität zu Köln

Fegert J, Poustka F (1997) Vorlage zur Stellungnahme der "Deutsche Gesellschaft für Kinder- und Jugendpsychiatrie und Psychotherapie" (DGKJPP) zur Glaubwürdigkeitsbegutachtung

Friedrich E, Fasching G und Leixnering W (1997) Gewalt am Kind – Erkennen, Verstehen, Helfen. Folder als Hinweis für medizinische Berufe. Bundesministerium für Umwelt, Jugend und Familie

Friedrich MH (1995) Die contradiktorische Befragung in der österr. Strafprozeßordnung. Kindheit und Entwicklung 4: 208–211

Friedrich MH (1998) Tatort Kinderseele – sexueller Mißbrauch und die Folgen. Ueberreuter, Wien

Steller M, Köhnken G (1989) Criteria-based statement analysis, credibility assessment of children's statements in sexual abuse cases. In: Raskin CC (Ed) Psychological methods for investigation and evidence. Springer, Berlin Heidelberg New York Tokyo, pp 217–245

Volbert R, Steller M (1997) Methoden der Glaubwürdigkeitsbegutachtung. In: Amann G, Wipplinger R (Hrsg) Sexueller Mißbrauch, ein Handbuch. dgvt Verlag, Tübingen

Qualitätszirkel

Ein Fortbildungskonzept zur Qualitätssicherung in der ambulanten Versorgung

L. v. Ferber

Die Qualitätszirkel

Die Qualitätssicherung der primärärztlichen Versorgung verhaltensauffälliger Kinder und Jugendlicher und psychisch Kranker ist eine wichtige Aufgabe, denn mehr als 70% aller neurologischen und psychiatrischen Beschwerden, Symptome und/oder Erkrankungen behandelt der Hausarzt (Bochnik, 1990).

Mehr als 90% der Kinder besuchen mindestens 1x im Jahr den Kinderarzt. 10% der Kinder (5–20%, je nach Altersklasse) haben Verhaltensauffälligkeiten, die vom Kinderarzt behandelt werden. Dies belegt die enge Bindung der Bevölkerung an den Hausarzt. Insbesondere psychische Probleme und Verhaltensauffälligkeiten werden zunächst mit ihm beraten, bevor die Eltern einen Psychiater aufsuchen.

Qualitätssicherung bedeutet die bestmögliche Behandlung unter den gegebenen Bedingungen der Praxis und unter den gegebenen finanziellen Möglichkeiten zu gewährleisten. Der einzelne Arzt, der die Qualitätssicherung in seinem Praxisalltag ernstnimmt, muß sich für Änderungsvorschläge seines täglichen ärztlichen Handelns offen halten.

Ein Fortbildungskonzept für niedergelassene Ärzte mit der Zielsetzung, die Behandlung der Patienten zu optimieren, sollte daher ein auf die Veränderung des Handelns ausgerichtetes didaktisches Konzept sein. Eine traditionelle Fortbildung mit frontaler Wissensvermittlung in Form von Vorträgen oder Vorlesungen reicht nicht aus, denn sie verändert den Wissensbestand, dabei bleibt jedoch die Handlungsebene weitgehend unberührt. Denn frontale Vermittlung von Expertenwissen führt in der Verarbeitung der Vorträge häufig zu Widerstand „Das kann bei mir so nicht gehen. Ein Kliniker hat eine völlig andere Arbeitssituation" oder zum Verdrängen „Das mache ich ja schon immer so" (Alberti, von Ferber und Krappweis, 1988).

Das Konzept der Qualitätszirkel nach unserem Konzept hat daher zwei Grundprinzipien:

1. Wissensvermittlung (Vorträge, Vorlesungen) verändert bzw. erweitert den Wissensstand

2. Die Umsetzung des Wissensstandes in Alltagshandeln setzt die Änderung
der Handlungskompetenz voraus.

Diese Grundprinzipien haben folgende praktische Konsequenzen für die
Fortbildung im Rahmen eines Qualitätszirkels. Die Teilnehmer oder zumindest
die Moderatoren sollen an einer Fortbildung zum Thema teilgenommen haben
zur Überprüfung und Erweiterung des Wissensbestandes. In einem nächsten
Schritt muß es demjenigen, der sein Handeln ändern will, möglich sein, wahrzunehmen, wie weit sein Handeln von dem abweicht, was Wissensstand guten therapeutischen Handelns ist. Auch muß ihm deutlich werden, wie weit er von dem,
was er meint, das er tut, abweicht. Diese allgemeine erwachsenenpädagogische
Regel (Brocher, 1967) gilt auch für die Fortbildung von Ärzten. Auch die Meinung der Ärzte von ihrem Alltagshandeln ist nicht identisch mit dem was sie
realiter tun: die Meinung vom eigenen Tun weicht gegenüber der Realität überwiegend in Richtung des sozialerwünschten Handelns ab. Diese Diskrepanz,
dieser performance gap (Selbmann, 1986), muß demjenigen, der sein Handeln
ändern will, bewußt gemacht werden, denn er soll ja sein reales Handeln ändern
und nicht allein die Meinung von seinem Handeln.

Das Konzept der Qualitätszirkel, das hier vorgestellt wird, hat die Umsetzung des Wissensbestandes in das Routinehandeln der Praxis zum Ziel. Es hat
daher zwei Aufgaben zu bewältigen:

– Es muß jedem Teilnehmer an dem Qualitätszirkel seinen Performance gap
  deutlich machen.
– Der Widerstand und das Verdrängen, die sich bei der Wahrnehmung des
  reduzierten Selbstbildes in der Regel einstellen, müssen bearbeitet werden,

Dieses Konzept baut auf folgenden Prinzipien auf:

– Die Fortbildung findet in einer *Peer Review Group* (PRG) statt.
– *Erfassung, Analyse* und Diskussion der *realen Behandlungsdaten* führt zur Fest-
  stellung von Behandlungsproblemen (Assessment).
– Die *objektivierende Selbsterfahrung* macht das Alltagshandeln und den Perfor-
  mance gap bewußt.
– Im *Balint Setting* werden Widerstand und Verunsicherung abgefangen.
– *Leitlinien* für die Optimierung des Handelns werden so formuliert, daß sie in
  der Praxis des niedergelassenen Arztes umsetzbar sind.
– *Evaluieren*, Überprüfen der Veränderungen
  Feststellung der Erfolge sowie der weiter bestehenden Probleme durch Wie-
  derholung der Erfassung und Analyse der Behandlungsdaten.

Der „*Qualitätszirkel*" ist, wie der Name sagt, eine Diskussionsrunde, die konkrete Optimierungsmöglichkeiten für die Behandlung der Patienten in der Praxis erarbeiten will und zwar anhand objektiver Daten über die Praxissituation
und das Therapeutische Handeln der einzelnen ärztlichen Teilnehmer.

Der Zirkel besteht aus einer *Peer Review Group* von 10–15 Teilnehmern (Peers =
Ärzte des gleichen Gebietes und in gleichartigen Einrichtungen tätig: hier Hausärz-
te, niedergelassene Allgemeinärzte und Internisten) und einem Moderator (niedergelassener Arzt mit besonderen Kenntnissen in klinischer Pharmakoepidemiologie)

und einem Co-Moderator, der die Gruppensituation zu moderieren hat. Die Runde arbeitet mindestens 1 Jahr zusammen und trifft sich in dieser Zeit mindestens 6 mal (alle 2 Monate), um die in den einzelnen Sitzungen erarbeiteten Behandlungsleitlinien auf ihre Umsetzbarkeit zu prüfen. Jede Sitzung hat ein bestimmtes Behandlungsproblem zum Thema.

Grundlage des *Peer Review*, der gemeinsamen kritisch-verständnisvollen Diskussion (review) unter Gleichgestellten (Peers) (Grol et al., 1988) sind objektive Daten, die das Handeln des Arztes spiegeln. Im Falle der Pharmakotherapiezirkel sind es die Rezepte der Zirkelärzte für ein Quartal. Sie werden erfaßt, anonymisiert und patientenbezogen und arztbezogen statistisch so aufgearbeitet, daß jeder Arzt sein Verordnungsverhalten erkennen und es mit dem Verordnen der übrigen Teilnehmer vergleichen kann (Vgl. Abb. 1).

Im Folgenden soll am Beispiel der Pharmakotherapiezirkel zum Thema Verordnung von Psychopharmaka/Hypnotika die konkrete Durchführung vorgestellt werden.

In Abb. 1 sind die Psychopharmakaverordnungen für die 14 teilnehmenden Allgemeinärzte und Internisten dargestellt. Hierfür wurden von der Kassenärztlichen Vereinigung Hessen (KV) die Rezepte der Patienten eines Quartals bei den zugehörigen Gesetzlichen Krankenkassen angefordert. Die Rezepte wurden von der KV Hessen erhoben und von der Forschungsgruppe Primärmedizinische Versorgung in der in Abb. 1 dargestellten Form statistisch bearbeitet. Jeder Balken stellte die Verordnungshäufigkeiten eines Arztes nach Psychopharmaka-Wirkstoffgruppen dar. Jeder Balken war mit der Schlüsselziffer des zugehörigen Arztes versehen. Jeder Arzt kannte seine Ziffer, aber nicht die Ziffern der übrigen Ärzte, so daß die Anonymität solange erhalten blieb, bis die Ärzte sich selbst decouvrierten.

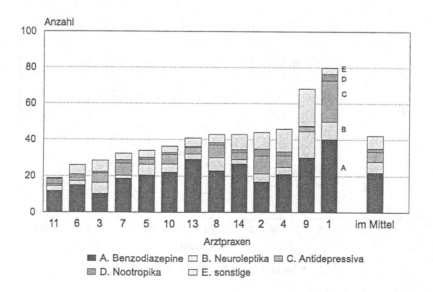

Abb. 1. Verordnungen von Psychopharmaka/Hypnotika nach Wirkstoffgruppen für 14 Ärzte Anzahl der Verordnungen je 100 AOK AM Patienten (PTZ Marburg; Quartal I/92)

Zusätzlich war der Mittelwert der gesamten Gruppe dargestellt, so daß jeder Arzt schnell erkennen konnte, ob sein Verordnen von Psychopharmaka/Hypnotika insgesamt über oder unter dem Durchschnitt seiner Gruppe lag und in welchen Wirkstoffgruppen er viel bzw. wenig verordnete.

Da die Verordnungshäufigkeit und Behandlungsintensität mit dem Alter stieg und Frauen mehr Verordnungen als Männer erhielten, war zur Beurteilung der Verordnungsqualität für jeden Arzt eine Darstellung der Altersverteilung seiner Praxis nach Anteil der jungen und der alten Patienten sowie nach Männern und Frauen bereitgestellt worden (nicht abgebildet).

Eine weitere Auswertung zeigte die Anteile der Psychopharmakaempfänger an diesen Patientengruppen (Abb. 2), denn für Psychopharmaka-/Hypnotikaverordnungen stehen in jungen Jahren und im Alter unterschiedliche Indikationen im Vordergrund. Für die Beurteilung der Verordnungsqualität ist daher eine altersbezogene Beobachtung notwendig. Die Diskussion erwärmte sich vor allem an den Benzodiazepinverordnungen. Es wurden die Verordnungshäufigkeiten (Abb. 1) des Arztes 1 mit der größten Verordnungshäufigkeit je 100 Patienten den Ärzten 11,6 und 3 gegenübergestellt, die deutlich weniger verodneten. Es wurde nach Erklärungen für die Unterschiede zunächst in der Praxisstruktur gesucht: in der Praxisgröße, der Verteilung von alten und jungen Patienten, von Männern und Frauen, von Ausländern und Einheimischen und es wurde der Umgang mit Wiederholungsrezepten, mit der Dauer der Verordnung von Benzodiazepinen und den Alternativen zu Benzodiazepinverordnungen bei psychosozialen Problemen wie Einsamkeit im Alter ebenso diskutiert wie das Wissen und die Zugriffsmöglichkeiten auf Selbsthilfegruppen auf ehrenamtliche Hilfen und Sozialarbeiter als Alternative zur Verordnung von Benzodiazepinen. Ziel war es vor allem den Ärzten (13, 14,9 und 1) mit überdurchschnittlichem Anteil von Ben-

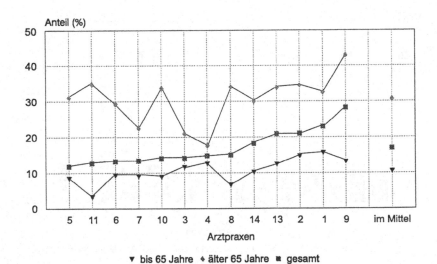

Abb. 2. Psychopharmaka/Hypnotika (Rote Liste 70/48) Anteil (%) der AOK-AM-Patienten in 14 Praxen nach Alter (PTZ Marburg; Quartal I/92)

zodiazepinempfängern ihre hohe Verordnungsaktivität anhand von objektiven Daten vor Augen zu führen und ihnen in der Diskussion mit den übrigen Ärzten Verhaltens- und Handlungsalternativen zu diesem Verordnungsverhalten aufzuzeigen. („Der da ganz rechts, mit den vielen Benzoediazepinverordnungen, bin nämlich ich. Das habe ich aber nicht geahnt, daß ich soviele Benzodiazepine verordne! Dort, ganz links, sind ja Kollegen, die fast keine verordneten. Könnten die mir mal sagen, wie sie ihre alten schlaflosen Patienten behandeln?"). Die Wahrnehmung der objektiven Daten über das eigene Handeln führt bei den Teilnehmern zur *objektivierenden Selbsterfahrung*.

Der Einblick in den Perfomance gap, in die Diskrepanz zwischen dem Selbstbild vom eigenen Tun und dem realen Verhalten, führt häufig zum Widerstand. Um den aufkommenden Zweifel am Selbstbild aufzufangen und die damit verbundene Kränkung erträglich zu machen arbeitet die Peer Review Group im *Balintähnlichen Setting*. Es soll damit dem Widerstand, der die Umsetzung der in der Gruppe erarbeiteten Verhaltensvorschläge zu blockieren droht etwa nach dem Muster: „mit Statistiken kann man alles belegen", oder „da haben sie gerade die Patienten erwischt, die sehr viel erhalten", vorgebeugt werden. Gelingt dies

Tab. 1. Regeln der Zusammenarbeit in der Gruppendiskussion

Zum Verhältnis: Klinik - Pharmakologie - niedergelassener Arzt

1. Es findet ein Informations- und Meinungsaustausch über die Arzneitherapie in der ambulanten Versorgung und in diesem Zusammenhang über die Diskrepanz zwischen ärztlichem Tun und klinisch-pharmakologischem Wissen des niedergelassenen Arztes statt.

2. Es gibt Meinungen in der Fortbildungsgruppe, die die besonderen Probleme der Arzneitherapie in der Situation des niedergelassenen Arztes beleuchten und es gibt klinisch-pharmakologische und präventologische Lehrmeinungen.

Zum Gruppenklima

3. Die Meinungen eines jeden Teilnehmers sind wichtig.

4. Meinungen können in der Fortbildungsgruppe offen und ungeschützt geäußert werden, denn Meinungen und dargestellte Tatsachen werden als gruppeninterne Information behandelt.

5. In der Fortbildungsgruppe vertretene Meinungen und dargestellte Tatsachen werden weder moralisch noch politisch gewertet.

6. Die einzelnen Redebeiträge der Teilnehmer sollen eine Dauer von zwei Minuten nicht überschreiten, damit jeder zu Wort kommen kann.

Formulierung von Leitlinien

7. Wenn kein Konsens möglich ist, müssen die unvereinbaren Meinungen stehen bleiben. Die Vertreter einer Meinung verpflichten sich, den Vertretern der jeweils anderen Meinung Optimierungsvorschläge zu machen.

8. Kernaussagen der vertretenen Meinungen werden festgehalten und nach der Metaplan-Methode gesammelt. Über jede Gruppensitzung wird ein Protokoll erstellt.

9. Als Ergebnis sollen gemeinsam getragene, praxisrelevante Qualitätskriterien für die ambulante Versorgung erarbeitet werden.

10. Die Qualitätskriterien sollen von den Sitzungsteilnehmern in ihren jeweiligen Praxen bis zur jeweils nächsten Sitzung auf ihre Anwendbarkeit geprüft werden.

---

nicht, wird die Wahrnehmung der Diskrepanz zwischen der Meinung vom Verhalten und dem realen Verhalten, also der Wahrnehmung des Performance gap, unmöglich.

Gespächsregeln nach Balint sollen die Toleranz in der Gruppe für Meinungen und Verhaltensweisen der anderen Gruppenteilnehmer stärken (vgl. Tab. 1). Es wurde deutlich, daß Expertendefinitionen von Qualität häufig nicht den Definitionen des praktisch tätigen Arztes und seiner Praxisroutine entsprechen. Daher mußte dafür Sorge getragen werden, daß die von Experten und die von erfahrenen, praktisch tätigen Kollegen geäußerten Meinungen gleichwertig in die Diskussion eingehen.

Die Patientenauswahl in Spezialeinrichtungen wie psychiatrische Facharztpraxen oder Universitätskliniken und das Routinehandeln der dort tätigen Experten unterscheiden sich grundlegend von dem Alltagsbehandeln eines Primärarztes und seiner Patientenklientel. Die selektierten Patienten mit ausgeprägten Krankheitsbildern definierter Erkrankungen in hochspezialisierten Einrichtungen, häufig sind zB. endogene Depression oder Schizophrenie, sind seltene Ereignisse in der Praxis eines Hausarztes. Sein Handeln ist dagegen auf unklare Fälle, die sich häufig in der Grauzone zwischen gesund und krank bewegen z.B. auf funktionelle Syndrome, Verhaltensauffälligkeiten und auf die Dauerversorgung der chronisch Kranken und Alten ausgerichtet. Eine wichtige Maxime seines Handelns ist es, auf die Wünsche der Patienten einzugehen. Die Beeinflussung des Verordnens und damit der Behandlungsqualität durch die Patienten war daher wiederholt Diskussionsthema.

Die Gruppensituation war darauf gerichtet, daß jeder seine Meinung offen äußern konnte. Die Gruppenteilnehmer konnten sicher sein, daß ihre Meinung ebenso wie ihre Daten und das daraus ablesbare Verhalten vertraulich behandelt wurde. Dies war insbesondere wichtig, wenn der Qualitätszirkel von einer standespolitischen Einrichtung, wie der kassenärztlichen Vereinigung, organisiert wurde.

In dieser Gruppensituation wurde das gegenseitige Verständnis der Gruppenteilnehmer für die praxisorganisatorischen und patienteninteraktiven Probleme geweckt. Die Meinungen wurden weder moralisch noch politisch, sprich standespolitisch, gewertet. Es konnte eine offene, vertrauensvolle Diskussion über pharmakologische Vorstellungen, alternative Therapieansätze, über die Praxisorganisation und das Verhalten zu den Patienten geführt werden. Dies war Voraussetzung für die Veränderung hin zur Optimierung des Verordnungsverhaltens.

Aus der Diskussion in der Peer Review Group heraus wurden für die von der Gruppe als wichtig angesehenen Behandlungsprobleme *Leitlinien* entwickelt, die die Behandlung im Praxisalltag des niedergelassenen Arztes optimieren helfen sollten. Diese Regeln sollten im Praxisalltag umsetzbar sein und in die Praxisorganisation integrierbar sein. Maxime war es, daß keine Expertenregeln vorgegeben wurden, sondern die Gruppe ihre Leitlinien selber formulierte (informed consent) und daß die Leitlinien von Sitzung zu Sitzung auf ihre Umsetzbarkeit überprüft wurden. In der jeweils folgenden Sitzung wurden Umsetzungsprobleme diskutiert, die Leitlinien korrigiert, um die Akzeptanz der Leitlinien zu optimieren.

Ein Beispiel für in der Gruppe formulierte Leitlinien zur Verordnung einer bestimmten Medikamentengruppe, hier der Erstverschreibung von Benzodiazepinen, gibt Tab. 2 wieder.

Die Leitlinien stellten anders als in traditioneller pharmakologischer Fortbildung nicht Formularies dar, sie waren also keine Auflistung von Medikamentengruppen oder in diesem Fall von Benzodiazepinen und ihren Halbwertszeiten und auch beinhalteten sie keine Empfehlung, welche Wirkstoffe vorzugsweise unter welcher Indikation verordnet werden sollten. Vielmehr waren die Leitlinien ausgerichtet auf das Handeln des Arztes. Sie waren Empfehlungen für das Gespräch mit dem Patienten und den Umgang mit dessen Verordnungswünschen. Sie enthielten Hinweise darauf, wann der Patient am ehesten für ein Gespräch zur Änderung der Therapie aufgeschlossen ist, wann das Gespräch sich am ehesten in den Praxisalltag einbauen läßt, welche Argumente den Patienten am ehesten überzeugen konnten. Sie machten auf Gefahren der Verordnung von Benzodiazepinen aufmerksam (langfristige Verordnungen im Alter, bei Jugendlichen) und sie gaben Hinweise darauf, wie die compliance des Patienten erhöht werden kann, indem mit dem Patienten der Therapieplan (Therapie-

Tab. 2. Grundregeln der Verordnung von Benzodiazepinen vor einer Erstverschreibung

1.	Vor jeder Erstverordnung von Tranquillantien mit dem Patienten sprechen (*Patientengespräch*).
2.	Immer an die Gefahr der ABHÄNGIGKEIT denken und den Patienten darüber aufklären.
3.	Exploration des psychosozialen Hintergrundes für den Tranquillantienwunsch.
4.	Tranquillantien – Erstverschreibung möglichst nur bei akuten psychischen Dysregulationen in akuten Konfliktsituationen.
5.	Cave bei langfristigen psychosozialen Problemen oder langfristigen psychosomatischen Erkrankungen, z.B. Lebenszyklusveränderungen, bei Schlafstörungen jugendlicher Patienten, insbesondere Cave bei Suchtanamnese.
6.	Kein unbedenklicher Einsatz bei Diazepinen im Alter Cave: Altersbeschwerden sind langfristige Beschwerden Nebenwirkungen im Alter: Kumulation, nächtliche Knochenbrüche, paradoxe Reaktionen.
7.	Mit dem Patienten Therapiedauer festlegen.
8.	Mit dem Patienten Therapieziel festlegen.
9.	Unbedenklich als Co-Therapie bei unheilbaren Erkrankungen.

10.	Der Arzt sollte zur Selbstkontrolle folgende organisatorische Regeln beachten:
	– in der Patienten-Kartei mit einem Satz vermerken:
	  Verschreibungsgrund Therapieziel
	  Tagesdosis Therapiedauer
	– nur abgezählte Pillen oder kleinste Packungen vergeben
	– falls die Erstverschreibung aus Zeitmangel nach einem kurzen Gespräch stattfindet, eine zweiten längeren Gesprächstermin vereinbaren.

© PVV April 1992

Regel 003

116   L. v. Ferber

dauer, Therapieziel) diskutiert wird. Zu den Leitlinien gehörten Regeln für die
Praxisorganisation, die dem Arzt helfen sollen, sich einen Überblick über seine
eigene Verordnungstätigkeit zu verschaffen, damit er Patienten mit Langzeit-
verordnungen und von Abhängigkeit gefährdete Patienten in seiner Kartei sicher auffinden kann.

Schließlich ist die *Evaluation* des Fortbildungserfolges ein essentieller Bestandteil der Qualitätszirkel nach unserem Konzept. Der Fortbildungserfolg
wird an der Veränderung des Verordnungsverhaltens im gewünschten Sinne
gemessen. Verordnungshäufigkeit und verordnete Tagesdosen im Vorher/Nach-
hervergleich sind die Maßeinheiten.

Zum Zweck der Evaluation wurde eine zweite Rezepterfassung nach Beendigung des einjährigen Zirkels durchgeführt. Die Merkmale der Verordnungsqualität, die sich quantifizieren ließen, wurden als Zu- oder Abnahme der
Verordnungshäufigkeit gemessen. Für das hier mitgeteilte Beispiel der Benzo-
diazepinverordnungsweise wurde überprüft, ob die gemeinsam erarbeiteten
Leitlinien, die die Verordnungshäufigkeit und Verordnungsmenge von Benzodiazepinen an alte Menschen betrafen und darauf gerichtet waren, die Verordnungsmenge insbesondere der Psychopharmaka im Alter möglichst zu
reduzieren, ihren Niederschlag fanden.

Wie Abb. 3 zeigt, wurden den über 65jährigen Patienten nach einem Jahr
Qualitätszirkelarbeit weniger Arzneimittel aus dieser Indikationsgruppe, gemessen in definierten Tagesdosen, verordnet. Es konnte damit eine Veränderung
des Verordnungsverhaltens in der empfohlenen Richtung festgestellt werden,
außerdem ergab sich ein erhebliches Sparvolumen.

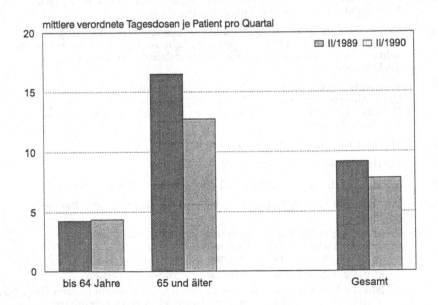

Abb. 3. Evaluation der Verordnung von Psychopharmaka und Hypnotika (RL 48, 70)
(Vergleich vor und nach 1 Jahr Peer Review Group)

Anwendungsgebiete der Qualitätszirkel – ein Ausblick

Es soll hier die Hypothese aufgestellt werden, daß sich dieses Konzept auf jeden anderen Therapiebereich übertragen läßt, vorausgesetzt es kann ein *Assessment* erstellt werden auf dessen Basis eine Problemanalyse der Versorgung stattfinden kann und das zur objektivierenden Selbsterfahrung führt. Ein Assessment anhand von Daten der gesetzlichen Krankenversicherung kann außer für das Verordnungsverhalten für Behandlungsbereiche erstellt werden, die als BMÄ-Ziffern auf Krankenscheinen dokumentiert werden, wie z.B. das Führen von Gesprächen im Rahmen der psychosomatischen Grundversorgung oder einer großen oder einer kleinen Psychotherapie zur Behandlung psychosomatischer Probleme. Reichen die BMÄ-Ziffer-Informationen nicht, um z.B. die Gesprächsdauer oder – methode festzustellen, müssen zusätzlich Erhebungsbögen an die Qualitätszirkelärzte ausgegeben werden, um die in Frage stehenden Behandlungsprobleme genauer erfassen zu können.

In einem Qualitätszirkel zur Optimierung der Therapie von verhaltensauffälligen Kindern, könnte eine Erhebung der unter BMÄ-Ziffern 820–899 (große oder kleine Gesprächstherapie), klassifizierten Gespräche als arztbezogen aufbereitete Statistik zur Grundlage gemacht werden. Im Verlauf einer Peer Review Group-Diskussion würden z.B. folgende Fragen bearbeitet werden:

Mit welchen Kindern bzw. deren Eltern führten die Kinderärzte Gespräche über deren Verhaltensauffälligkeit und mit welchen nicht? Welche Bedingungen hinderten sie daran?

Welche Möglichkeiten es gibt, als Primärarzt eine psychotherapeutische Kompetenz zu erwerben? Wie müssen Praxisorganisation und Terminhaushalt auf Gesprächsmöglichkeiten hin umzustrukturieren werden?

Wie können Ärzte dazu bewegt werden, Kinder mit Verhaltensauffälligkeiten an andere Therapeuten zu delegieren, deren Aufmerksamkeit auf das Führen von Gesprächen ausgerichtet ist und deren Terminhaushalt das Führen von ausführlichen Gesprächen vorsieht?

Wie sieht die Ausbildung und Praxisorganisation der Ärzte aus, deren kleine Patienten und deren Eltern Gespräche erhalten, im Vergleich zu solchen, bei denen Gespräche eher selten sind?

Zusammenfassung

Das hier vorgestellte Konzept ist am Balintgruppen-Konzept orientiert. Es unterscheidet sich jedoch grundlegend von der Balintgruppenarbeit durch die objektivierende Selbsterfahrung, die konkrete objektive Daten zur Basis der Diskussion macht. Im traditionellen Balint setting sind dagegen Falldarstellungen Grundlage der Diskussion, die dem subjektiven Vorstellungs- und Meinungsbild des berichtenden Arztes entspringen, während die Arbeit der PRG an objektiven Gegebenheiten orientiert ist. Weiter hat jede Sitzung ein konkretes Thema (z.B. Behandlung verhaltensauffälliger Kinder durch den Kinderarzt) und konkrete Zielvorgaben (wie z.B. die Verbesserung der Kommunikation zwischen dem Kinderarzt und seinen verhaltensauffälligen Patienten), die in Leitlinien für die Optimierung der Behandlung münden, wobei weniger der einzelne Arzt als das therapeutische Verhalten der ganzen Gruppe und deren Therapievorstellungen Basis für die Formulierung der Leitlinien sind.

Schließlich wird anhand einer Evaluation der konkreten objektiven Behandlungsdaten überprüft, ob denn, und welche Wirkung der Qualitätszirkel auf das Verhalten der Ärzte hatte.

Literatur

Alberti L, von Ferber L, Krappweis H (1988) Qualitätsbewußte Arzneitherapie niedergelassener Ärzte. Rheinisches Ärzteblatt 24: 1023–1026
Bochnik HJ, Koch H (1990) Die Nervenarztstudie. Deutscher Ärzteverlag, Köln
Brocher, Tobias (1967) Gruppendynamik und Erwachsenenbildung. Westermann Verlag, Braunschweig
Ferber L von (1993) Auditing drug therapy by peer review. The german experience. Pharmacoepidemiology and Drug Safety 2: 195–200
Grol R, Mesker P, Shellevis F (1988) Peer review in general practice. Methods, standards, protocols. Nijmegen University Department of General Practice, Netherlands
Kruse W (1991) Drug prescribing in old age. Eur J Clin Pharmacol 41: 441–447
Selbmann KH (1992) Qualitätssicherung in der ambulanten Versorgung. Fortschr Med 110 Jg. 11: 183–86

Erste Erfahrungen mit einem pädiatrischen Qualitätszirkel zur psychosomatischen Grundversorgung

Chr. Höger, R. Richter, J. Lausch, M. Albota und G. Witte-Lakemann

Kinder mit psychischen Störungen bei niedergelassenen Kinderärzten

Die Bedeutung niedergelassener Kinderärzte für die ambulante vertragsärztliche Versorgung von Kindern mit psychischen Störungen und Verhaltensauffälligkeiten läßt sich durch folgende Angaben veranschaulichen:

- Es fehlen weiterhin niedergelassene Ärztinnen und Ärzte für Kinder- und Jugendpsychiatrie: so steht zum Beispiel in Niedersachsen und Bremen einem Bedarf von mindestens 40 Praxen- ermittelt nach den eher zurückhaltenden Empfehlungen der Expertenkommission der Bundesregierung- eine tatsächliche Zahl von 19 Praxen gegenüber (Presting et al., 1995).
- Prävalenzraten psychischer Störungen bei Kindern, die sich in pädiatrischer Behandlung befinden, liegen bei 22 bis 24%, wenn die Erhebung von Forschungspsychiatern durchgeführt wurde (Übersicht bei Höger, 1995).
- Ihre Schlüsselrolle auf dem „help seeking pathway" wird auch dadurch markiert, daß Kinderärzte neben Allgemeinärzten die häufigsten Ansprechpartner waren, bevor Erziehungsberatungsstellen oder eine kinderpsychiatrische Poliklinik aufgesucht wurden (Höger, 1991).

Allgemeine Aspekte der Qualitätssicherung

Angebote zur Verbesserung der psychosozialen Primärversorgung erscheinen daher lohnend. Dabei rücken zwei Bereiche in den Vordergrund:

1. Diagnostik bzw. Erkennen: Sofern Prävalenzraten psychischer Störungen von den Kinderärzten selbst ermittelt wurden, lagen sie mit 1 bis 8% der Gesamtklientel deutlich unter den von externen Psychiatern festgestellten Häufigkeiten. Diese Unterschätzung mag einerseits auf Defiziten bei der diagnostischen Sensibilität beruhen, andererseits könnte sie auch in einem spezifischen Inanspruchnahmeverhalten begründet sein: Offenbar werden Kinderärzte eher selten primär wegen psychischer Störungen aufgesucht. Die an unserem Qualitätssicherungsprojekt teilneh-

menden Ärztinnen und Ärzte berichteten überwiegend von eher beiläufigen
Bemerkungen von Eltern über entsprechende Sorgen. So kommt es wegen solcher
Anlässe auch selten zu umschriebenen Behandlungsepisoden in den Kinderarzt-
praxen, die sich eher als erste Anlauf-, Überweisungs-und Koordinierungsinstanz
definieren. Es geht daher um die Balance zwischen einem häufig somatisch ausge-
richteten Anliegen des Patienten bzw. seiner Eltern und dem Aufgreifen von Signa-
len, die psychosoziale Bezüge andeuten. Anläßlich von Expertenbefragungen
wurden gleiche Prioritäten bei der psychosozialen Grundversorgung gesetzt, wobei Probleme vor allem in ungenügender diagnostischer Kompetenz, dem Fehlen
eines einfachen Diagnoserepertoires und der Notwendigkeit gesehen wurden, die
somatische Fixierung zu reduzieren und die psychosoziale Dimension zu erkennen
(Sandholzer, Pelz et al., 1996).

2. *Überweisen:* Deren Bedeutung ergibt sich neben der Funktion der Praxen
als Vermittlungsinstanz auch dadurch, daß die von uns befragten Kinderärzte
eher vage Kriterien für eine Überweisung an spezialisierte Fachdienste der
psychosozialen Versorgung benannten.

Wir sind hiermit schon inmitten von prinzipiellen Überlegungen zu Vorgehensweisen und Problemen qualitätssichernder Maßnahmen, wobei grundsätzlich zwischen Art der Qualität, Aufgaben der Qualitätssicherung und den
Bereichen differenziert werden kann, auf die sich die qualitätssichernden Maßnahmen richten (Mattejat und Remschmidt, 1995). Bei den Aufgaben der Qualitätssicherung sind bislang nur Aspekte der tatsächlichen Situation benannt; die
Entwicklung von Qualitätsstandards bzw. von Leitlinien ist dagegen in vielen
Bereichen noch in Arbeit und somit als Referenz noch nicht durchgängig verfügbar. Hierbei sind zahlreiche Probleme zu beachten und Schwierigkeiten zu
überwinden, die hier nicht im einzelnen aufgezählt werden können; der Hinweis auf die Arbeiten von Mattejat und Remschmidt (1995) und Richter (1994)
mag genügen. Zum gegenwärtigen Zeitpunkt ist demnach die klassische Abfolge
von Qualitätssicherung- Vergleich der tatsächlichen Situation mit Standards→
daraus abgeleitete Veränderungen→ Evaluation- nur eingeschränkt möglich.

Ein weiterer Aspekt verdient aber noch Beachtung: Leitlinien für den
kinderpsychiatrischen Bereich sind nicht ohne weiteres auf die Bedürfnisse und
Besonderheiten der Grundversorgung in kinderärztlichen Praxen übertragbar;
ihre Akzeptanz und praktische Umsetzung ist eher mit Skepsis zu betrachten.
Erfolgversprechender erscheint vielmehr eine „bottom-up" – Strategie, bei der
Leitlinien in kollegialem Austausch entwickelt oder vorhandene Standards den
speziellen Praxisbedürfnissen angepaßt werden. Eine dazu passende Struktur
ist diejenige der Qualitätszirkel, in denen Ärzte sich freiwillig zusammen-
schließen, um in gleichberechtigter Expertendiskussion ihr eigenes Handeln
kritisch unter die Lupe zu nehmen (vgl. Bahrs et. al., 1994). In der bereits zi-
tierten Befragung von Fachleuten der psychosomatischen Grundversorgung
werden Qualitätszirkel neben Weiterbildung und Balintgruppen als besonders
geeignete Maßnahmen der Qualitätssicherung benannt (Sandholzer et al., a. a. O.).

**Demonstrationsprojekt zur Qualitätssicherung in der psychosomatischen
Grundversorgung**

Seit Herbst 1994 wird vom Bundesminister für Gesundheit ein Verbundprojekt
gefördert, das geeignete Maßnahmen der Qualitätssicherung in der psychoso-

matischen Grundversorgung entwickeln, evaluieren und in die Regelversorgung überführen soll. Schwerpunkte sind die Entwicklung und Erprobung einer Basisdokumentation sowie geeigneter Selbstbeurteilungsskalen der Patienten und die Implementierung und Evaluierung qualitätssichernder Interventionsformen, beispielsweise von Balintgruppen und Qualitätszirkeln. Als Ergebnis einer Konsensuskonferenz der Projektteilnehmer mit externen Experten wurden folgende Qualitätskriterien benannt:

Erkennen psychosozialer Befunde
Entwicklung eines psychosozialen Krankheitsverständnisses
Verbesserung der Arzt-Patientenbeziehung
Erhöhung der Zufriedenheit beim Arzt/Patienten
Gezielte Behandlung/Überweisung
Vermeiden einer Chronifizierung
Verbesserung des kollegialen Austauschs.

Folgende Zentren nehmen an der Verbundstudie teil:

1. mit der Zielgruppe Allgemeinmediziner das Universitäts-Klinikum Berlin-Steglitz (Prof. Deter), die Universität Freiburg mit zwei Zentren (Prof. Berger und Prof. Wirsching), die Universität Göttingen (Prof. Cierpka), die Universität Leipzig (Prof. Geyer) und die Universität Marburg (Prof. Schüffel).
2. Mit der Zielgruppe niedergelassener Kinderärzte beteiligen sich die Universität Hamburg (Prof. Richter) und die Universität Göttingen (Dr. Höger).
3. Die Projektkoordination liegt bei der Abteilung für Allgemeinmedizin der Universität Göttingen (Dr. Sandholzer).

Über den Projektablauf informiert Tab. 1.

Das Teilprojekt Kinderärzte: Basisdokumentation

Das Teilprojekt Kinderärzte wird in enger Kooperation und Koordination der beiden Zentren in Hamburg und Göttingen durchgeführt. In Abstimmung mit

Tab. 1. Studiendesign

Rekrutierung der teilnehmenden Praxen
↓
Baselineerhebung (Strukturdaten, Basisdokumentation, Musterfälle)
↓
Erste Interventionsphase (Fortbildungen, Qualitätszirkel)
↓
Erste Evaluationsphase (Basisdokumentation, Intervention)
↓
Modifikationen
↓
Zweite Interventionsphase
↓
Zweite Evaluationsphase
↓
Überführung in die Regelversorgung

den beteiligten Kinderärzten wurde eine Basisdokumentation entwickelt, die 3 Funktionen haben sollte:

1. ein Instrument der Qualitätssicherung zu sein,
2. die Projektziele abzubilden und damit zur Evaluation der Qualitätszirkel zu dienen
3. Unterschiede zwischen den Praxen aufzuzeigen, in die Qualitätszirkel rückzumelden und dort zu diskutieren.

Dabei ging es um einen Kompromiß zwischen ausreichend ausführlichen fallbezogenen Informationen einerseits sowie Akzeptanz und Praxistauglichkeit für die Pädiater andererseits. Die Basisdokumentation enthält Sozialdaten, eine Symptomliste, die an der Dokumentation der Marburger Universitätsklinik für Kinder- und Jugendpsychiatrie orientiert ist, eine Auflistung relevanter psychosozialer (familiärer) Belastungen, Angaben zur Anamnese, zum psychosozialen Problemverständnis der Bezugspersonen, zu Behandlung in eigener Praxis, Überweisung sowie zum Behandlungserfolg und zur Behandlungszufriedenheit aus Sicht des dokumentierenden Arztes. Als Selbstbeurteilungsinstrument haben wir nach reiflicher Überlegung den Rutter- Elternfragebogen gewählt (Rutter et al., 1970, Übersetzung von Steinhausen, 1993).

Erste Ergebnisse der Basisdokumentation liegen vor. Die nächste Tabelle soll eine orientierende Übersicht geben, um welche Kinder es bei der psychosomatischen Grundversorgung aus der Sicht der Kinderärzte geht.

Viele Merkmale sind zwischen Hamburg und Göttingen vergleichbar; auffallend ist auch in beiden Zentren der gleich hohe Median des Summenscores über

Tab. 2. Ausgewählte Ergebnisse der Basisdokumentation

Variable	Göttingen (N=276)	Hamburg (N=114)
	(relative Häufigkeiten in Prozent)	
männlich	68	61
Alter		
bis 5;11 Jahre	25	31
6 bis 9;11 Jahre	50	44
10 bis 15 Jahre	25	25
Symptome (Ausprägung schwer/häufig)		
Aggressivität	25	24
Kontaktstörung	10	21
Angst	14	25
Leistungsprobleme	25	17
Hyperaktive Symptomatik	34	26
Enuresis/Enkopresis	21	18
Bauchschmerzen	12	9
Schlafstörungen	17	13
Median Symptomsumme	8	8
Psychosoziale Belastungen		
Trennung/Scheidung	15	27
Familiäre Konflikte	14	45

die Symptome (unauffällig = 0; leicht/selten = 1, schwer/häufig = 2); demnach sind die Kinder häufig mit mehreren Symptomen belastet. Unterschiede betreffen vor allem die höhere Rate introvertierter Probleme und familiärer Belastungen in Hamburg.

Neben der Einführung der Basisdokumentation ist die Einrichtung von Qualitätszirkeln die zweite tragende Säule des Projekts. Deren Struktur ist in beiden Zentren ähnlich konzipiert; als wesentliches Element gilt die Rückmeldung der Dokumentationsergebnisse, um mit den teilnehmenden Ärzte die Unterschiede und ihre möglichen Gründe zu diskutieren. Diese Unterschiede werden nicht nur unter regionalen Aspekten analysiert, sondern auch auf der Ebene der Einzelpraxis im Vergleich zu den anderen Praxen besprochen. Dabei geht es nicht um „richtig" oder „falsch", sondern um die gemeinsame Reflexion, ob aus den Unterschieden Hinweise auf qualitätsverbessernde Maßnahmen gewonnen werden können. Geplante Modifikationen des ärztlichen Handelns können dann in der Praxis erprobt und im Qualitätszirkel erneut erörtert werden, sodaß ein Reflexionskreislauf der Qualitätssicherung entsteht.

Struktur und erste Erfahrungen mit den Göttinger Qualitätszirkeln

Die folgenden Ausführungen beziehen sich auf die Göttinger Verhältnisse. Über die Teilnehmerzahl informiert Tab. 1.

Das erfreulich große Interesse machte die Einrichtung von zwei Zirkeln erforderlich, die jeweils ein Mal pro Monat tagen. Struktur und Inhalte wurden gemeinsam mit den Pädiatern entwickelt, die ausdrücklich eine kinderpsychiatrische Moderation wünschten. Diese Aufgabe wurde für den einen Zirkel von Professor Specht, für den anderen vom Erstautor übernommen. Bei Bedarf sollte ein kurzes, auf das jeweilige Thema bezogenes Referat des Kinderpsychiaters die Sitzung einleiten, gefolgt von einem kollegialen Austausch über entsprechende Problemfälle aus der eigenen Praxis. Diskussionsgesichtspunkte sollten sein:

Wege zur Diagnose unter Einschluß geeigneter Untersuchungsinstrumente
Familienbezug
Behandlungsmöglichkeiten in eigener Praxis
Präzisierte Kriterien für Überweisungen
Zusammenfassung in praxisorientierten Leitlinien.

Themenwünsche waren überwiegend syndromorientiert, sie beinhalteten unter anderem Enuresis, Enkopresis und Obstipation, Hyperkinetisches Syndrom, aggressives Verhalten, Ängste sowie Schlafstörungen.

Tab. 3. Teilnehmende Kinderärztinnen/Kinderärzte- KV-Bezirk Göttingen

Gesamtzahl niedergelassener Pädiater	31
Teilnahme am Strukturdateninterview	24
Teilnahme an erster Musterfalldokumentation	21
Teilnahme an Basisdokumentation	18
Teilnahme an Qualitätszirkeln	18

Im bisherigen Verlauf fluktuierte die Teilnehmerzahl; der harte Kern besteht aus 10 Kolleginnen und Kollegen. Es wird ein Protokoll geführt, das alle Teilnehmer erhalten, teilweise ergänzt durch zusätzliche Materialien und eine Zusammenfassung in Leitlinienform. Die Tab. 4 zeigt als Beispiel das Arbeitsergebnis zum Thema Enkopresis.

Die Rückmeldungen der Teilnehmerinnen und Teilnehmer sind bisher positiv; sie beziehen sich sowohl auf den Inhalt und den Ablauf der Sitzungen als auch auf die Handhabbarkeit der Protokolle. Bisherige Kommentare zu einem erzielten Erfahrungszuwachs richten sich auf folgende Bereiche:

– Häufigeres Nachfragen, was aus dem in einem früheren Kontakt erörterten psychosozialen Problem geworden ist, was dann den Anstoß zu einer kontinuierlicheren Beratung geben kann.
– Wenn mehrere Probleme geschildert werden, resultiere rasch ein Gefühl der Überforderung; hier sei eine Erarbeitung einer Problemhierarchie gemeinsam mit den Eltern hilfreich.
– Es wird als entlastend und nützlich erlebt, sich zunächst am Anliegen der Ratsuchenden zu orientieren und sich nicht unter Druck setzen zu müssen, gleichsam mit fachlicher Autorität rasch zu intervenieren.

Nach Einschätzung des Erstautors fluktuiert die Zirkelarbeit zwischen folgenden Polen:

Tab. 4. Enkopresis- Zusammenfassung der erarbeiteten Leitlinien

---

Diagnostische Aspekte
• Unterscheidung: Überlaufenkopresis bei Obstipation (ca. 37%)
 nonretentive Form (ca 63%)
 Primär vs. sekundär (jeweils 50%)
Einkoten als oppositionelles Verhalten vs. unwillkürliche Symptomatik
• Untere Altersgrenze nach ICD 10: 4 Jahre
• Häufig weitere psychische Auffälligkeiten
• Familiäre Belastungen/Probleme häufig, aber nicht spezifisch. Bedeutung früher Sauberkeitserziehung uneinheitlich

Differentialdiagnostische organische Abklärung besonders bei primärer obstipierender Form nötig (neuronale Dysplasien), wenn symptomatische Behandlung nicht rasch erfolgreich ist.

Behandlungsaspekte in eigener Praxis:
• Obstipation: Abführende Maßnahmen
 Schaffung einer kindgerechten
 Toilettensituation
 Beratung der Eltern
• Enkopresis ohne zusätzliche schwerwiegende Probleme:
 Kindgerechte Toilettensituation
 Toilettentraining
 Beratung der Eltern

Überweisungskriterien:
• Eigene Intervention ist erfolglos geblieben
• Non-retentive Enkopresis mit oppositionellen Verhaltensweisen
• Hinweise auf weitere psychische Störungen des Kindes
• Hinweise auf familiäre Probleme/Belastungen

Symptomorientiertheit gegenüber Familienbezug
Individuelle Krankheit gegenüber Beziehungsaspekten
Gemeinsame Entwicklung praxisbezogener Leitlinien gegenüber der Erwartung auf Vorgaben durch den kinderpsychiatrischen Experten
Kollegialer Erfahrungsaustausch gegenüber curricularen Interessen.

Dabei wird eine gründliche Auseinandersetzung erschwert durch die knappe Zeitplanung von ursprünglich 90 Minuten, die sich auf Grund des hohen Engagements der Teilnehmer von selbst auf zwei Stunden verlängert hat. Dem Wunsch der Kinderärzte, möglichst viele Themen zu besprechen, ist in der ersten Phase entsprochen worden. Nach den bisherigen Erfahrungen zeichnet sich aber als zweckmäßig ab, zukünftig für einen Problembereich mehrere Sitzungen vorzusehen. Außerdem steht an, die beschriebene Rückkopplung der Dokumentationsergebnisse verstärkt zu realisieren.

Qualitätssicherung der Qualitätssicherung: Evaluative Aspekte

Zu den Projektzielen gehört die Evaluation der Basisdokumentation und der Qualitätszirkel. Abschließend hierzu noch einige Anmerkungen.

Zur Akzeptanz und Praktikabilität der Basisdokumentation und des Elternbogens wurden die teilnehmenden Kinderärztinnen und Kinderärzte schriftlich mittels eines Polaritätenprofils befragt. Daraus ist eine relativ hohe Akzeptanz zu erkennen, wie die beiden letzten Abbildungen verdeutlichen.

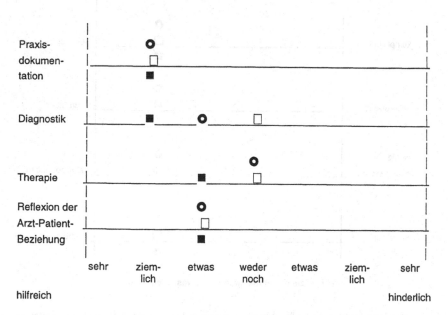

Mediane nach Arztgruppen: ■ Göttinger Ärztinnen und Ärzte (n=14); ☐Hamburger Ärztinnen und Ärzte (n=9); ❍ Gesamt

Abb. 1. Basisdokumentation

Bei anschließenden Interviews wurde aber auch Skepsis geäußert, ob ein solches Instrumentarium für die Regelversorgung geeignet sei. Vorbehalte galten zum Beispiel fehlenden Möglichkeiten der Verlaufsbeschreibung; ein prinzipiell dafür geeignetes modulares Dokumentationssystem wurde hingegen als zu aufwendig angesehen. Weiterhin wurden fehlende Klartextmöglichkeiten für individuelle Kennzeichnungen eigener Eindrücke vom Kind oder seiner familiären Situation bemängelt, was aber in der inzwischen verbesserten Dokumentationsversion berücksichtigt werden konnte.

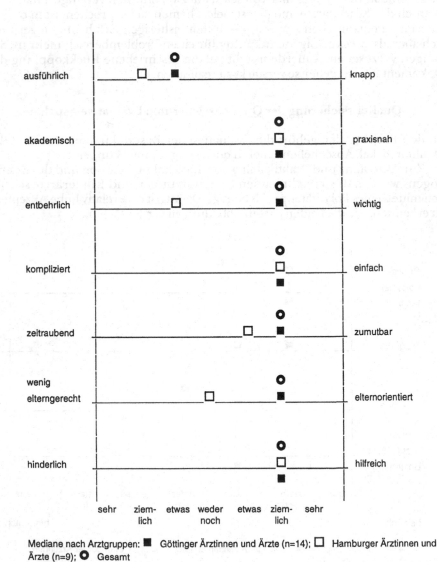

Mediane nach Arztgruppen: ■ Göttinger Ärztinnen und Ärzte (n=14); ☐ Hamburger Ärztinnen und Ärzte (n=9); ⦿ Gesamt

Abb. 2. Beurteilung des Elternfragebogen J

Als schwieriger zeichnet sich die Evaluation der Qualitätszirkel ab, wenn man über subjektive Wertungen der Teilnehmer hinausgehen will. Hierzu wird die Basisdokumentation als Prä- Post- Instrument eingesetzt, in der Annahme, daß sie einige Qualitätsindikatoren (Spezifität und Sensitivität diagnostischer Feststellungen, gezielte Behandlung und Überweisung, Behandlungszufriedenheit) ausreichend abbildet. Dieses Vorgehen wird durch die Präsentation von 5 Musterfällen ergänzt, für die wir Referenzwerte entwickeln konnten. Diese Musterfälle wurden von den Kinderärzten vor dem Beginn der Qualitätszirkel bearbeitet; sie werden nach der ersten Interventionsphase erneut ausgeteilt. Eine stärkere Angleichung an die Referenzwerte gilt als Indikator für Qualitätsverbesserungen im Bereich der Diagnostik.

Wir hoffen, mit dieser Kombination die grundsätzlichen Probleme der Erfassung der Ergebnisqualität psychosomatischer Grundversorgung etwas abmildern zu können.

Literatur

Bahrs O, Gerlach FM, Szecsenyi J (Hrsg) (1994) Ärztliche Qualitätszirkel. Deutscher Ärzteverlag

Höger C (1991) Erziehungsberatungsstellen im Kontext ambulanter psychosozialer Hilfen für Kinder und Jugendliche. In: Presting G (Hrsg) Erziehungs- und Familienberatung. Untersuchungen zu Entwicklung, Inanspruchnahme und Perspektiven, Juventa, pp 49–92

Höger C (1995) Wer geht in Behandlung? Einflußgrößen auf das Inanspruchnahmeverhalten bei psychischen Problemen von Kindern und Jugendlichen. Prax Kinderpsychol Kinderpsychiatr 44: 3–8

Mattejat F, Remschmidt H (1995) Aufgaben und Probleme der Qualitätssicherung in der Psychiatrie und Psychotherapie des Kindes- und Jugendalters. Z Kinder Jugendpsychiatr 23: 71–83

Presting G, Witte-Lakemann G, Höger C, Specht F, Rothenberger A (1995) Kinder- und Jugendpsychiatrie in Niedersachsen und Bremen- eine versorgungsepidemiologische Untersuchung. Unveröffentlichter Abschlußbericht einer vom Niedersächsischen Sozialminister geförderten Untersuchung

Richter R (1994) Qualitätssicherung in der Psychotherapie. Z Klin Psychol 23: 233–235

Rutter M, Tizard J, Whitmore K (1970) Education, health and behaviour. Longman

Sandholzer H, Pelz J, et al (1996) Qualitätssicherung in der psychosomatischen Grundversorgung- Bericht über eine Expertenbefragung im Rahmen eines vom Bundesgesundheitsminister geförderten Demonstrationsprojekts. Z Ärztl Fortbild 90: 434–440

Steinhausen HC (1993) Psychische Störungen bei Kindern und Jugendlichen. Urban und Schwarzenberg

Rekursive und multiprofessionelle Modelle in der klinikinternen Qualitätssicherung

O. Bilke

Einleitung

Die klinische Arbeit in der Kinder- und Jugendpsychiatrie vereint multiprofessionelle Teams aus der Medizin, der Psychologie, Pädagogik, Pädiatrie und den Pflegeberufen sowie therapeutischen Spezialdisziplinen.

Um dieser Multiprofessionalität auch im Rahmen der Qualitätssicherungsdebatte angemessen gerecht zu werden, erscheint ein primär multidisziplinärer Ansatz sinnvoll (vgl. Mattejat und Remschmidt, 1995). Aus der Qualitätsmanagementtradition von Dienstleistungsunternehmen bietet sich hierzu das Modell des Qualitätssicherungszirkels (QSZ) an, allerdings in einer für die spezifischen Belange des medizinischen Fachgebietes adaptierten Weise. Der QSZ ist hierbei als ein neues, die gut bewährten klinischen Qualitätssicherungsmaßnahmen ergänzendes und Probleme fokussierendes Instrument zu begreifen. Basis der klinischen Qualitätskontrolle und Steuerung werden weiterhin Instrumente wie die Visite, die Supervision und Fortbildungen sein, allerdings ermöglicht es das umfassendere Forum des QSZ, schneller und effizienter Problemlöseprozesse zu lenken, da institutionelle Faktoren stärkere Berücksichtigung erfahren.

Grundkonzepte

Die QSZ- Arbeit gliedert sich in zwei Bereiche. Zum einen tagt regelmäßig der *Hauptzirkel*, in dem *alle* für die Patientenversorgung bedeutsamen Berufsgruppen vertreten sind (günstigenfalls 14 tägig). Wichtig ist stets die Integration der pflegerisch-pädagogischen, der therapeutischen *und* der administrativen Ebene (s. Tab. 1.) sowie die Berücksichtigung *aller* Hierarchiebenen der Institution (vgl. Gaebel, 1995). Im Hauptzirkel werden grundlegende Fragen des jeweils aktuellen Qualitätssicherungsprozesses bearbeitet, wie etwa die Konzeptualisierung einer neuen Station, die Vorbereitung auf Verhandlungen mit Kostenträgern oder die Offentlichkeitsarbeit der Institution.

Teilnehmer eines QSZ in der Kinder- und Jugendpsychiatrie sollten sein:

der leitende Arzt/sein Vertreter
die Verwaltungsleitung
die Pflegedienstleitung
ein Assistenzarzt/Stationsarzt
mindestens eine Stationsschwester
ein Psychologe
mindestens zwei Fachtherapeuten (Ergotherapie, Motopädie etc.)
ein Dokumentationsexperte/Archivar
der Controller
ein Lehrer

Detailfragen und solche Probleme, die spezielle Berufsgruppen besser beantworten können als das Plenum, werden an *Subzirkel* verwiesen, die ad hoc gebildet werden und in einem definierten Zeitraum das umrissene Problem zu klären haben, sodaß kein langwieriges Ausschuß- oder Gremienunwesen entsteht. In diese Subzirkel sind auch externe Experten einzuladen, was zu einer breiteren Verankerung des Qualitätsprozesses in der Klinik führt. Die Rückführung der Expertenergebnisse in den Hauptzirkel schließt den Prozess.

Grundlage dieses Vorgehens sind zum einen Konzepte des sog. *TQM* (Total Quality Management), die Dienstleistungsunternehmen im Zuge einer stärkeren Kundenorientierung einführen (Runge, 1995). Zum anderen finden sich Elemente der Qualitativen Sozialforschung (Wolff, 1994), die mittels rekursiver Betrachtungsweisen definierte Problemstellungen mehrfach unter differentiellen Aspekten durchlaufen und es vermeiden, linear-kausale Ursache-Problem-Lösungsketten entwickeln, die der hohen Komplexität einer psychosozial determinierten Institution wie der Kinder- und Jugendpsychiatrie nicht angemessen wären.

Arbeitsablauf in der Praxis

Ein Qualitätsicherungsmodell, das die Methode des QSZ benutzt, ist a priori auf lange Zeitdauern der Qualitätsicherungs(QS)-Arbeit eingestellt. In der klinischen Erfahrung lassen sich mehrere Phasen unterscheiden, die unterschiedliche Aufgaben und Problematiken aufweisen.

Erste Phase

Die Basisgrößen der Qualitätssicherung, *Struktur-, Prozess- und Ergebnisqualität*, bilden mit ihren Dimensionen auch die Richtschnur für den ersten Schritt. Allein die präzise Beschreibung des Ist-Zustandes der Klinik oder Abteilung kann Probleme bereiten, steht aber – auch unter dem Aspekt der Außendarstellung – am Anfang. Psychosoziale Institutionen, die auf Veränderungsmotivation der Klienten und Patienten wert legen und ggf. auch implizit ein eher defizit-orientiertes Paradigma vertreten, werden hier schnell an eine deutliche *Ist/Soll- Diskrepanz* stoßen.

Hilfreich ist an dieser Stelle die logische und pragmatische Trennung zwischen objektiv und nominal festzustellenden beschreibenden Tatsachen (Bettenzahl, Fluktuation der Mitarbeiter, Therapieabbruchraten, finanzielle Ressourcen) und Plänen, Wünschen, Phantasien und Befürchtungen der Mitarbeiter.

Diese zweite Ebene der "fiktiven Institution" bedarf der separaten Dokumentation und bietet in einem späteren Arbeitsschritt eine wertvolle Quelle von Ideen für die sog. permanente Verbesserung als Teil des umfassenden Qualitätsmanagements im Sinne des TQM. Es bietet sich hierzu ein *Verlaufsprotokoll* oder ein sog. Memo-Schreiben an, wie es die gegenstandsbezogene Theoriebildung der Qualitativen Sozialforschung angibt (Strauss, 1994); siehe hierzu Abb. 1.

Die allseits konsensfähigen Ergebnisse der strukturellen Ist-Analyse dagegen werden in einem *Ergebnisprotokoll* dokumentiert, das sich im Laufe des QS-Prozesses zu einem Nachschlagewerk über die Institution entwickelt.

Die erste Phase dauert in der hier dargestellten Weise und in Anlehnung an die Empfehlungen der Qualitätssicherungsgesellschaften und der Technischen Überwachungsvereine etwa vier bis sechs Monate, was zehn Sitzungen des QSZ entspricht.

Zweite Phase

Die Erfassung der *Prozeßqualität* entwickelt sich analog zur ersten Phase streng am realen Arbeitsprozeß orientiert. Es müssen verschiedene Prozesse erfasst werden; ganz im Vordergrund steht selbstverständlich der Diagnostik-, Therapie- und Nachsorgeprozeß des individuellen Patienten und seiner Familie auf dem Boden vergleichbarer Patientengruppen.

Da es sich bei dem QSZ-Modell *nicht* um eine Forschungsstrategie handelt, sondern um ein alltagsrelevantes praxeologisches Konstrukt, sind erkannte Fehler oder Reibungsverluste innerhalb der institutionellen Prozesse nicht direkt zu eliminieren, sondern eher als wertvolle Hinweise auf Problemstellen zu werten. Erfahrungen mit allzu schnellen Umstrukturierungsmaßnahmen aus industriellen Unternehmen aber auch aus dem Gesundheitswesen lassen vorsichtiges

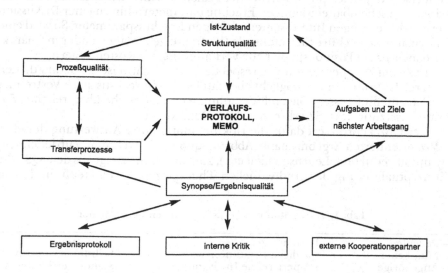

Abb. 1. Das zirkuläre Modell des Qualitätssicherungszirkels

Vorgehen ratsam erscheinen. Dies gilt umsomehr für den Bereich mit der größten Anfälligkeit und dem meist deutlichsten Optimierungspotential, also für die intra- und interinstitutionellen Transferprozesse.

Zweites Ziel dieser Phase ist daher die Darstellung aller Kooperations- und Transferprozesse der Klinik, wobei insbesondere die Zusammenarbeit mit anderen Institutionen wie dem Jugendamt, den Krankenkassen, Selbsthilfegruppen und niedergelassenen Therapeuten so erfasst werden muß, daß die Qualität der Kooperation beurteilt werden kann. Die bereits in manchen Outcome-Untersuchungen miterfasste Zufriedenheit – selbst ein problematisches Konstrukt – wird an dieser Stelle auch als Zufriedenheit *aller* am therapeutischen Prozess Beteiligter gesehen, wobei dies traditionell medizinalen Modellen zu widersprechen scheint.

Am Ende dieser Phase sollte eine Art „Fahrplan" des Patienten durch die Institution stehen, eine Standardisierung institutioneller Prozesse und die transparente und selbstkritische Darstellung externer Kooperationen. Für diese Phase müssen etwa sechs Monate Arbeit eingeplant werden.

Dritte Phase

Die *Ergebnisqualität*, d.h. das Beschaffensein der Resultate einer Therapie für alle involvierten Teilnehmer, ist in seiner Gesamtheit höchst komplex und mit Therapieerfolg, subjektiver Zufriedenheit, optimalem Einsatz der Ressourcen und anderen Größen jeweils nur zum Teil beschreibbar. In diesem Zusammenhang wird ein grundsätzliches Dilemma aller Qualitätssicherung deutlich, nämlich die Frage nach dem Partner der therapeutischen Instanzen in der Qualitätssicherungsdiskussion und damit die Frage nach den Adressaten und Interessenten von QS-Ergebnissen (vgl. Tab. 1).

Die Aufgabe des QSZ liegt darin, de facto mehrere Arten von QS- Arbeit zu beherrschen, je nach potentiellem oder realem Partner. Dies bedeutet den Abschied von scheinbar eindeutigen Ergebnisparametern hin zu einer Diskussion der für die jeweiligen Interessenten wichtigen Ergebnisparameter. So wird eine Informationsbroschüre für potentielle Drittmittelgeber einen anderen Charakter haben als ein Positionspapier zur Verhandlung mit Kostenträgern.

In Zeiten knapper Ressourcen respektiert diese Sichtweise die Bedingtheiten anderer Institutionen, ermöglicht aber zugleich eine realistischere Vertretung der Patienteninteressen. Die multidisziplinäre und hierarchieübergreifende Zusammensetzung des QSZ erleichtert diese Denkweisen.

Der QSZ koordiniert dafür die Dokumentation und Auswertung der eher *extern* orientierten Ergebnismaße (Abbruchquoten, Liegezeiten, Zufriedenheit, Symptomreduktion, Lebensqualität etc.), zum anderen erfolgt aus dem QSZ die Konzeptualisierung der „Individuellen Therapieziele" (vgl. Heuft, in diesem

Tab. 1. Adressaten von QSZ-Ergebnissen/QSZ-Partner

– Patienten	– Kostenträger	– Sponsoren
– Mitarbeiter	– staatliche Institutionen	– Selbsthilfegruppen
– Angehörige	– kooperierende Institutionen	– Standesvertretungen
	– Krankenhausgesellschaften	– Fachgesellschaften

Band), adaptiert für die Kinder- und Jugendpsychiatrie. Die gemeinsame Erfassung von individuellen, auf die jeweiligen Bedingtheiten der Familie abgestimmten Therapiezielen, möglichst auf dem Boden einheitlicher Standards (vgl. hierzu Döpfner und Lehmkuhl, 1993) und die Messung ihrer Umsetzung sind das zur Zeit am weitesten entwickelte und praxiserprobte Modell *interner* psychotherapeutischer Evaluation und Ergebniskontrolle.

Vierte Phase

In einem etwa einjährigen Prozeß wird in der oben skizzierten Weise der Ist-Zustand der Institution sowohl unter strukturellem, als auch unter prozeduralem und outcome-Aspekt erfasst. Unter systemischem Aspekt ist ein QSZ als ein geschlossenes, selbst-referentielles System aufzufassen, das – ausgehend von einer Grundkonzeption – eigene und von Klinik zu Klinik unterschiedliche Strategien und Stile entwickelt, die QS-Aufgaben zu bewältigen. Jeweils nach Durchlauf eines Zyklus von vier Phasen schließt sich zunächst das rekursive Modell des QSZ (vgl. Abb. 1 an).

Der nächste Schritt hin zu einer weiteren QSZ-Arbeit im Sinne der permanenten Verbesserung wird vorbereitet. Es werden *Patientenbefragungen* durchgeführt, getrennt nach Eltern und Kindern, *Mitarbeiterbefragungen*, um den Stand und die Bedeutung der QSZ-Arbeit für die Klinik zu erfassen, die Kooperation mit anderen QSZ wird geplant und die bisherige Arbeit kritisch gesichtet, vor allem im Hinblick auf Effektivität und Lösungsorientierung. Gegebenfalls werden an dieser Stelle auch neue Mitglieder in den QSZ aufgenommen.

Das *Verlaufsprotokoll* („Memo"), mittlerweile zu einem Forderungs- und Wunschkatalog angewachsen, bildet dann die Richtschnur für den zweiten Arbeitsgang, der konkrete *Veränderungsschritte* zum Ziel hat. Als Konzeption der internen Qualitätssicherung handelt es sich um Veränderungen, die der multidisziplinäre und repräsentativ besetzte QSZ für die eigene Institution für sinnvoll hält und die nicht durch externe Experten herangetragen werden. Auf diese Weise wird die ohnehin noch vorhandene Skepsis mancher Mitarbeiter gegenüber Qualitäts-"Kontrolle" ernstgenommen und integriert.

Diskussion

Wesentliche *Grundprinzipien* der hier skizzierten QS- Methodik sind Rekursivität, feed-back-Orientierung, Prozeßorientierung und der weitgehende Verzicht auf Linearitäts- und Kausalitätsüberlegungen.

Basiskonzepte des Total Quality Managements im Krankenhaus sind:
Patientenorientierung (Kundenorientierung)
Mitarbeiterorientierung
Ressourcenorientierung
Prozeßorientierung (Diagnose, Therapie, Rehabilitation)
permanente Verbesserung

Diese Maximen des TQM sind in der heutigen Zeit auf alle medizinischen Disziplinen anwendbar, wenn auch in modifizierter und spezifizierter Form. So sind ggf. belastete Begriffe wie *„Kundenorientierung"* eher durch *„Patienten-*

orientierung" zu ersetzen, vorausgesetzt, der zweite Terminus erreicht die gleiche Komplexität und den gleichen Anspruch. Der Kunde, (z.B. im Sinne von de Shazer, 1992) ist definiert als der autonome, sein medizinisches oder psychologisches Problem nach einem informed consent gemeinsam mit dem Therapeuten bearbeitende Patient bzw. die Familie, die ausführlich über das Rational, die Methodik und die Nebenwirkungen und Risiken einer Therapie aufgeklärt wurden. Die Selbstverständlichkeit, Patienten auf diese Weise als Partner im Prozeß zu betrachten, dürfte im klinischen und wissenschaftlichen Alltag auch Irritationen unterworfen und nicht immer zu realisieren sein.

Das QSZ-Modell hat darüberhinaus *klinikintern* wirksame Anteile, die vertraute Arbeitskontexte verändern können. Die Kooperation traditionell distanzierter Institutionsteile (Therapeuten „versus" Verwaltung) setzt Umstrukturierungen in Gang, ebenso das regelmäßige feed-back der QSZ-Mitarbeiter an die jeweils repräsentierten Berufsgruppen.

Inwieweit diese ersten Beobachtungen aus der Praxis sich später in sog. harten Daten (wie Fluktuation oder Krankenstand) bzw. weichen Daten wie Arbeitsklima und Zufriedenheit spiegeln, bleibt weiteren Untersuchungen vorbehalten.

Die *externe* Wirkung der QSZ-Arbeit wird im wesentlichen vom Gelingen der Kooperation und Interaktion mit den anderen QS-Partnern abhängen. Die Vernetzung der multiplen, im Bereich der Kinder- und Jugendpsychiatrie tätigen Hilfsinstitutionen ist in der Einzelfallarbeit Routine, im Bereich der grundlegenden Entscheidungen wird sie noch weiterzuentwickeln sein, um unter dem Druck knapper Ressourcen eher Synergie als Antagonismus zu etablieren. Ein umfassendes Qualitätsmanagement wird sich in Zukunft kaum auf eine rein therapeutische oder medizinische Sichtweise stützen können; ebenso wenig aber auf eine rein formale Sichtweise, die die Qualität von Dokumentationen mit der Qualität von Diagnostik und Therapie verwechselt. Eine solche, nicht adäquate Fokusverschiebung wird durch alle Zertifizierungsbemühungen (vgl. Din ISO 9000ff., 1990) wahrscheinlicher. Diese rein administrativ orientierten Ansätze sind für bio-psycho-sozial determinierte Fächer wie die Kinder- und Jugendpsychiatrie, insbesondere für deren Patienten und Mitarbeiter, nur sehr bedingt geeignet.

Das hier skizzierte QS- Modell ist ein erster, von vielen inhaltlichen und prozeduralen Fragen gekennzeichneter Schritt des umfassenden Qualitätsmanagements (TQM). Erst die konsequente Umsetzung und die stetige kritische Prüfung über längere Zeiträume hinweg wird daraus ein in die Ausbildung und den klinischen Alltag zu integrierendes Konzept erwachsen lassen.

Literatur

de Shazer S (1992) Der Dreh 3. Aufl. Auer, Heidelberg
DIN Deutsches Institut für Normung e. V. (1990) DIN ISO 9004, Berlin
Döpfner M, Lehmkuhl G (1993) Zur Notwendigkeit von Qualitätsstandards in der Kinder- und Jugendpsychiatrie. Z Kinder Jugendpsychiatr 21: 188–193
Gaebel W (Hrsg) (1995) Qualitätssicherung im Psychiatrischen Krankenhaus. Springer, Wien New York
Mattejat F, Remschmidt H (1995) Aufgaben und Probleme der Qualitätssicherung in der Psychiatrie und Psychotherapie des Kindes- und Jugendalters. Z Kinder Jugendpsychiatr 23: 71–83
Runge JH. Schlank durch TQM. In: Spörkel H, Birner U, Frommelt B, John TP (1995) Total quality management: Forderungen an Gesundheitseinrichtungen. Quintessenz, Berlin, S 65–85

Strauss AL (1994) Grundlagen Qualitativer Sozialforschung. Fink, München

Wolff S (1994) Innovative Strategien Qualitativer Sozialforschung im Bereich der Psychotherapie. In: Buchholz MB, Streeck U (Hrsg) Helfen, Heilen, Interaktion. Westdeutscher Verlag, Opladen, S 39–65

Leitlinien

Entwicklung von Leitlinien für die Diagnostik und Therapie psychischer Störungen bei Kindern und Jugendlichen am Beispiel der hyperkinetischen Störung

M. Döpfner und G. Lehmkuhl

Zur Notwendigkeit von Leitlinien für die Diagnostik und Therapie psychischer Störungen bei Kindern und Jugendlichen

Die Notwendigkeit der Qualitätssicherung auch in der Kinder- und Jugendpsychiatrie und Kinder- und Jugendpsychotherapie wird kaum mehr in Frage gestellt. Schon allein die Vorgaben des Gesetzgebers, die Forderungen der Geldgeber und die Entwicklung in anderen medizinischen Disziplinen lassen der Kinder- und Jugendpsychiatrie gar keine andere Möglichkeit, als sich an diesem Prozeß zu beteiligen. Und schließlich kann sich kein Mensch dem Argument verschließen, daß der Patient einen berechtigten Anspruch auf eine Diagnostik und Behandlung hat, die dem Standard entspricht und daß dafür auch Sorge getragen werden muß, diesen Standard zu erreichen und einzuhalten.

Qualitätssicherung kann jedoch nur betrieben werden, wenn Qualitätsstandards explizit formuliert sind, an denen sich die Prozeßqualität von Diagnostik und Behandlung bemessen läßt. Leitlinien zur Diagnostik und zur Behandlung psychischer Störungen im Kindes- und Jugendalter stellen also eine wesentliche Voraussetzung dafür dar, daß Qualitätssicherung überhaupt erst möglich ist.

Die Formulierung von Leitlinien setzt allerdings voraus, daß es prinzipiell objektive und konsensfähige und verallgemeinerbare Maßstäbe gibt, anhand derer sich die Qualität von Diagnostik und Behandlung bemessen läßt. Diese Annahme mag für andere medizinische Disziplinen weniger problematisch sein und auch im somatischen Bereich der kinder- und jugendpsychiatrischen Diagnostik und Therapie noch relativ leicht Zustimmung finden. Für die Psychodiagnostik und Psychotherapie wird diese Perspektive jedoch sicher auch auf erhebliche Bedenken stoßen, bricht sie doch mit einer langen Tradition, die Psychotherapie eher als individuelle Kunst, denn als objektivierbare Methode verstanden hat. So gesehen, können Leitlinien auch eine grundlegende Veränderung der psychiatrischen und psychotherapeutischen Praxis einleiten.

Die Entwicklung von Leitlinien findet in einem Spannungsfeld statt, das auf der einen Seite durch die Sorge vor extremen Dirigismus vor allem von außen, vor der Einschränkung der individuellen Freiheit und vor der Gefahr von rechtlichen Konsequenzen geprägt ist. Dem steht die Hoffnung auf Orientierungshilfen für den klinisch tätigen Diagnostiker und Therapeuten und auf die Verbesserung der diagnostischen wie der therapeutischen Versorgung gegenüber.

Natürlich können Leitlinien so weich formuliert werden, daß formal den gesetzlichen Anforderungen genüge getan wird, die individuelle Freiheit des Diagnostikers und Therapeuten jedoch kaum eingeschränkt wird. Die Chance, die in der Entwicklung von Leitlinien liegt, würde damit jedoch verspielt werden. Wenn die Entwicklung von Leitlinien ernst genommen wird, dann müssen Leitlinien auch etwas ausschließen.

Die American Academy of Child and Adolescent Psychiatry hat 1991 mit der Veröffentlichung von sogenannten „Practice Parameters" für einzelne Störungsformen begonnen, zunächst für hyperkinetische Störungen, dann für Störungen des Sozialverhaltens und für schizophrene Störungen sowie für die psychiatrische Beurteilung (American Academy of Child and Adolescent Psychiatry, 1991, 1992, 1995; McClellan und Werry, 1994). Mittlerweile beginnt auch auf europäischer Ebene die Formulierung von Leitlinien Gestalt anzunehmen. So werden von dem European Network on Hyperkinetic Disorders (EUNETHYDIS) derzeit europäische Leitlinien für die Diagnose und Behandlung hyperkinetischer Störungen formuliert, die spezifischer als die amerikanischen Standards sein sollen. Für den deutschen Sprachraum wurden die Leitlinien der American Academy zur Diangose und Behandlung hyperkinetischer Störungen übersetzt, kommentiert und zur Diskussion gestellt (Döpfner und Lehmkuhl, 1993).

Die American Academy of Child and Adolescent Psychiatry (1991) hat darauf hingewiesen, daß diese Qualitätsstandards keine akademischen Standards sein sollten, sondern die generell akzeptierte Grundrichtung der klinischen Praxis widerspiegeln müssen, wohlwissend, daß dieses Vorhaben immer selektiv bleiben muß und nie vollständig sein kann. Es werde, so die Academy, ein fortlaufender Prozeß sein müssen, der immer dann zu revidieren sei, wenn neue Erkenntnisse vorliegen. Die Academy weist in ihrem Vorwort darauf hin, daß die Qualitätsstandards nicht so ausgelegt werden sollten, daß sie alle geeigneten Methoden beinhalten oder andere akzeptable Methoden ausschließen, die möglicherweise zu den gleichen Ergebnissen führen. Das endgültige Urteil müsse dem klinisch tätigen Praktiker überlassen bleiben, der allein alle individuellen Bedingungen und die lokal vorhandenen Ressourcen hinreichend berücksichtigen kann. Durch einen solchen inhaltlich sicherlich voll gerechtfertigten Passus lassen sich die Bedenken zerstreuen, daß die Leitlinien den Handlungsspielraum des Diagnostikers und Therapeuten über die Maßen einengen.

Die amerikanischen Leitlinien für die Diagnose und Therapie hyperkinetischer Störungen

Die Leitlinien der American Academy für die Diagnose und Therapie hyperkinetischer Störungen sind checklistenartig aufgebaut und in fünf Bereiche gegliedert (American Academy of Child and Adolescent Psychiatry, 1991; Döpfner und Lehmkuhl, 1993):

1. Sie beschreiben die notwendigen *diagnostischen Erhebungsmethoden*.
2. Sie geben Hinweise auf Aspekte, die bei der *Formulierung der Diagnose(n)* zu berücksichtigen sind (vor allem differentialdiagnostische Abgrenzungen und Berücksichtigung von komorbiden Störungen).
3. Sie definieren *Behandlungsmethoden und psychosoziale Interventionen* und geben Hinweise für die Indikation der einzelnen Interventionen.
4. Sie spezifizieren die Art der notwendigen *Verlaufskontrollen*.
5. Sie listen *Aspekte* auf, die bei der Diagnose und Behandlung spezifischer Patientengruppen beachtet werden sollen.

Bei den *diagnostischen Erhebungsmethoden* verlangen die Qualitätsstandards für die Diagnostik und Behandlung hyperkinetischer Störungen neben einer allgemeinen medizinischen Anamnese die Exploration der Eltern hinsichtlich der aktuellen Symptomatik des Kindes (nach DSM-IV-Kriterien) und der Entwicklung der Störung, sowie die Erhebung der Familienanamnese, vor allem hinsichtlich Aufmerksamkeitsstörungen, Ticstörungen, Alkoholismus, Somatisierungsstörungen, Persönlichkeitsstörungen, Entwicklungsstörungen, Lernstörungen und Teilleistungsschwächen – also von Störungen, die gehäuft bei den Familienmitgliedern vorkommen. Zusätzlich sind Bewältigungsmechanismen und Ressourcen in der Familie zu erfragen. Die Notwendigkeit einer direkten Informationserhebung an der Schule (auf telefonischem Wege, schriftlich oder im direkten Kontakt) ist durch die empirisch gut belegte Diskrepanz zwischen Eltern und Lehrern bei der Beurteilung hyperkinetischer Störungen begründet.

Als unverzichtbar wird auch ein diagnostisches Interview mit dem Kind betrachtet, wobei darauf hingewiesen wird, daß in dieser Situation hyperkinetische Verhaltensweisen nicht beobachtbar sein müssen. Alle weiteren Schritte bei der Erstuntersuchung sind optional: Eltern- und Lehrer-Fragebögen über Verhaltensauffälligkeiten des Kindes sind nützlich, Intelligenz-, Sprach-, Leistungstests, sowie andere psychologische Testverfahren sind bei entsprechender Indikation durchzuführen. Auf die hohe Komorbidität von hyperkinetischen und Schulleistungsstörungen wird hingewiesen. Auch eine körperlich-neurologische Untersuchung des Kindes wird lediglich bei entsprechender Indikation als notwendig erachtet. Zumindest wird jedoch ein Kontakt mit dem Kinder- oder Hausarzt vorgeschrieben.

Die *Behandlung* ist als eine multimodale Therapie konzipiert, bei der Aufklärung und Beratung der Eltern, des Kindes und der Lehrer als unverzichtbarer Bestandteil der Behandlung definiert wird und Psychotherapie und psychosoziale Interventionen, sowie Pharmakotherapie bei entsprechender Indikation durchgeführt werden sollen. Die Eltern sollen hinsichtlich Symptomatik, Verlauf und Prognose der Störung aufgeklärt und hinsichtlich Erziehungspraktiken und Methoden zur Verhaltenssteuerung des Kindes beraten werden. Mit der Schule soll eine Kooperation soweit möglich hergestellt werden und gemeinsam mit Eltern und Lehrern sind die adäquate Beschulung und pädagogische Strategien in der Schule zu besprechen. Das Kind selbst soll hinsichtlich der Störung in altersangemessener Weise aufgeklärt und zur Selbstbeobachtung angeleitet werden.

Als *psychotherapeutische und psychosoziale Interventionen* werden verschiedene Therapieformen mit umschriebener Indikation vorgeschlagen:

Familientherapie bei Familienproblemen;
Einzel- und/oder Gruppenpsychotherapie zur Verminderung von geringem
Selbstwertgefühl und/oder Problemen mit Gleichaltrigen;
soziales Kompetenztraining bei sozialen Kompetenzdefiziten;
kognitive Therapie bei Aufmerksamkeitsstörungen und Impulsivität;
Elterntraining zur Entwicklung angemessener und konsistenter Grenzsetzungen
und Verhaltensmodifikationsprogramme zur Verminderung von Verhaltensstörungen in der Familie.

Die *medikamentöse Therapie* kann zur Verminderung der Symptomatik in der
Schule, Familie und anderen Settings eingesetzt werden, wobei eine Weiterführung der Medikation während der Wochenenden und der Schulferien indiziert sein kann. Psychostimulanzien werden als Medikation der Wahl genannt.
Pulsfrequenz und Blutdruck sollten kontrolliert werden. Antidepressiva (z.B.
Imipramin, Desimipramin) können ebenfalls in Betracht gezogen werden. Die
Risiken von Neuroleptika werden bei der Behandlung hyperkinetischer Störungen im allgemeinen größer als ihr Nutzen eingeschätzt. Die Effekte medikamentöser Intervention sind zu kontrollieren und zwar in der Schule, zu Hause
und während der Aktivitäten des Kindes. Das Kind sollte als aktiver Teilnehmer
in diesen Prozess eingebunden werden.

Funktionen von Leitlinien

Die Entwicklung von Leitlinien kann in mehrerer Hinsicht nützlich sein (vgl.
Döpfner und Lehmkuhl, 1993):

a) Orientierungshilfen: Leitlinien sollen in erster Linie Orientierungshilfen
    für den klinisch tätigen Kinder- und Jugendpsychiater aber auch für den
    psychologischen Psychotherapeuten und dem Kinder- und Jugendlichen-
    psychotherapeuten sein. Der Erkenntnisfortschritt in der Kinder- und Jugend-
    psychiatrie und – psychotherapie hat besonders in den letzten Dekaden eine
    rasante Entwicklung genommen, die für den Einzelnen kaum zu überschau-
    en ist. Leitlinien können in einer hochkomprimierten Form den für die klini-
    sche Praxis relevanten aktuellen Erkenntnisstand abbilden und damit, wie dies
    beispielsweise auch von der Fachkomission der Kinder- und Jugendmedizin
    für den Bereich der Kinderheilkunde formuliert wird, als Manual für den
    klinisch tätigen Arzt dienen. Dabei können auch, so diese Fachkomission, Be-
    wertungen einzelner diagnostischer Maßnahmen in der Abstufung erforder-
    lich, vielleicht nützlich, überflüssig und obsolet vorgenommen werden.
    Wie differenziert diese Orientierungshilfen sein können und sollen, ist ab-
    hängig von dem allgemein akzeptierten Wissensstand und dem zulässigen
    Umfang der Leitlinien. Einerseits sollen und können Leitlinien keine er-
    schöpfende Lehrbuchdarstellung oder Therapiemanuale sein. Andererseits
    ist es wünschenswert, Indikationen und Kontraindikationen sowie notwen-
    dige Bestandteile einzelner Interventionen zu spezifizieren. Dies beinhaltet
    beispielsweise bei der Pharmakotherapie auch die Dosierung und die Dauer
    der Behandlung.
    In den Leitlinien der American Academy wird lediglich festgestellt, welche
    diagnostischen und therapeutischen Maßnahmen erforderlich sind und wel-

che bei entsprechender Indikation durchgeführt werden sollen, wobei die Indikation nur andeutungsweise spezifiziert wird. Bei der Pharmakotherapie werden die Aufklärungspflicht und die notwendigen Kontrolluntersuchungen erläutert und es wird darauf hingewiesen, daß Pharmakotherapie auch am Wochenende und in den Ferien fortgesetzt werden kann. Hinsichtlich der Dosierung und der Dauer der Therapie werden keine Spezifikationen gemacht.

Über die von der American Academy formulierten Indikationskriteren einzelner Interventionen hinausgehend, könnten die Indikationen für die Interventionen zur Verminderung der hyperkinetischen Symptomatik anhand eines Entscheidungsbaumes verdeutlicht und spezifiziert werden. Abbildung 1 zeigt einen solchen Entscheidungsbaum für die multimodale Therapie von Schulkindern und Jugendlichen mit hyperkinetischen Störungen (vgl. Döpfner, 1996b, Döpfner et al., 1996a, b, 1997).

Grundlage der multimodalen Behandlung ist die *Aufklärung und Beratung* der Eltern und des Kindes/Jugendlichen (ab dem Schulalter), die immer durchgeführt wird. Die Beratung der Eltern bezieht sich

1. auf die Information hinsichtlich der Symptomatik, der vermuteten Ätiologie und des vermutlichen Verlaufes sowie der Behandlungsmöglichkeiten;
2. auf pädagogische Interventionen zur Bewältigung konkreter Problemsituationen, insbesondere durch positive Aufmerksamkeit bei angemessenem Verhalten, durch angemessene Aufforderungen und Grenzsetzungen in einer eindeutigen Weise und durch angemessene negative Konsequenzen bei auffälligem Verhalten.

Eine *primäre Pharmakotherapie* ist meist dann indiziert, wenn eine stark ausgeprägte situationsübergreifende hyperkinetische Symptomatik mit krisenhafter Zuspitzung (z.B. drohender Umschulung in Sonderschule) vorliegt. Liegt eine solche krisenhafte Zuspitzung nicht (mehr) vor und sind ausgeprägte Aufmerksamkeitsstörungen und Impulsivität auch unter optimalen Arbeitsbedingungen in der Untersuchungssituation zu beobachten, dann kann ein *Selbstinstruktionstraining* indiziert sein. Das Kind ist dann typischerweise nicht in der Lage, auch bei dem Angebot von attraktiven Belohnungen Hausaufgaben über eine der Klassenstufe des Kindes angemessene Zeit mit angemessenem Arbeitstempo organisiert durchzuführen. Da nicht erwartet werden kann, daß durch das Selbstinstruktionstraining die meisten Auffälligkeiten in der Familie und in der Schule vermindert werden können, ist es sinnvoll, parallel Interventionen in der Familie und/oder in der Schule durchzuführen und nicht den Effekt eines isolierten Selbstinstruktionstrainings abzuwarten. Zeigen sich die Aufmerksamkeitsprobleme unter solchen optimalen Arbeitsbedingungen nicht (was bei älteren Kindern eher die Regel ist), dann verfügt das Kind prinzipiell über entsprechende Selbststeuerungsfähigkeiten, ein Selbstinstruktionstraining ist daher auch nicht indiziert.

Treten hyperkinetische oder oppositionelle/aggressive (externale) Verhaltensstörungen im Unterricht auf, dann können *Interventionen in der Schule* (einschließlich Aufklärung und Beratung der Lehrer) indiziert sein. Sind diese Interventionen nicht (hinreichend) erfolgreich, dann kann alternativ (ergänzend) *Pharmakotherapie* indiziert sein.

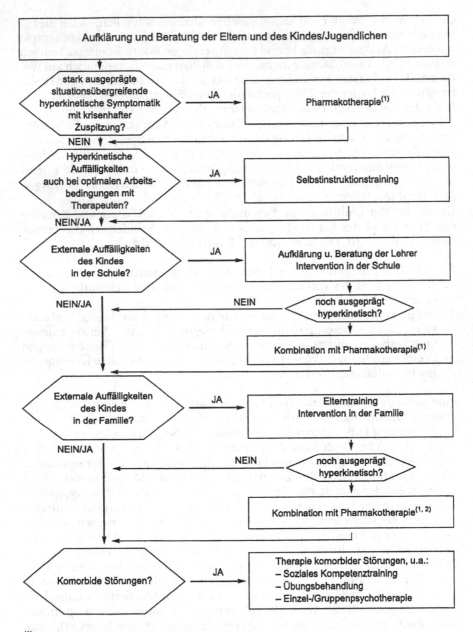

Abb. 1. Multimodale Therapie von Schulkindern und Jugendlichen mit hyperkinetischen Störungen

Treten hyperkinetische oder oppositionelle/aggressive (externale) Auffälligkeiten des Kindes/Jugendlichen in der Familie auf, dann können *Elterntrainings mit Interventionen in der Familie* indiziert sein. Sind diese Interventionen nicht (hinreichend) erfolgreich, dann kann alternativ (ergänzend) *Pharmakotherapie* indiziert sein. Dies erscheint jedoch nur dann angezeigt, wenn hyperkinetische Auffälligkeiten auch in der Schule auftreten. Ist das nicht der Fall, wird die Störung vermutlich durch spezifische familiäre Bedingungen aufrecht erhalten, die es mit anderen Interventionen zu behandeln gilt.

Wenn Auffälligkeiten sowohl in der Familie als auch in der Schule auftreten, sollten Interventionen in der Familie und in der Schule parallel durchgeführt werden, da Generalisierungen von einem Lebensbereich auf den anderen nicht von vornherein erwartet werden können. Schließlich kann eine Behandlung komorbider Störungen indiziert sein, wenn diese nach der Behandlung der hyperkinetischen Symptomatik weiterhin vorliegen.

b) Störungszentrierte Therapie: Die Leitlinien werden den Wechsel von schulenorientierter hin zu störungszentrierter Behandlung weiter beschleunigen. Die von der Academy empfohlenen Therapiemethoden zeigen, daß die Formulierung von Leitlinien den bereits eingeleiteten und längst überfälligen Entwicklungsprozeß der Psychotherapie weg von einer primär an Therapieschulen orientierten Behandlung hin zu einer problem- und störungszentrierten Therapie (Döpfner, 1996a) beschleunigen wird, weil die Qualität einer Therapie erstmals nicht mehr an der Realisierung von therapeutischen Strategien und Haltungen entsprechend einer bestimmten Therapierichtung bemessen wird, sondern an dem Ausmaß, in dem spezifische Probleme des Patienten und seiner Familie mit den bislang am besten bewährten Methoden behandelt werden. Dabei wird auch die Integration von Pharmakotherapie und Psychotherapie unterstützt.

c) Transmission zwischen Forschung und Praxis: Zurecht wird von Seiten der Psychotherapieforscher die mangelnde Resonanz von Forschungsergebnissen in der klinischen Praxis beklagt (z.B. Kazdin, 1988; Grawe et al., 1994; Döpfner, 1996a). Qualitätsstandards könnten das Transferproblem von Psychotherapieforschung zur Psychotherapiepraxis vermindern helfen, indem fundierte Forschungsergebnisse bei der Formulierung von Qualitätskriterien berücksichtigt werden. Andererseits wird die Entwicklung von Qualitätsstandards auch auf Forschungsdefizite aufmerksam machen und somit der Forderung nach unmittelbar praxisrelevanter Forschung Nachdruck verleihen. So stößt man, um nur ein Beispiel zu geben, bei den amerikanischen Qualitätsstandards für hyperkinetische Störungen auf den Hinweis, daß Eltern- und Lehrer-Fragebögen über Verhaltensauffälligkeiten des Kindes durchaus von Nutzen sein können. Im deutschen Sprachraum wird man nach solchen standardisierten, auf ihre Güte geprüften und normierten speziellen Verfahren zur Erfassung hyperkinetischer Störungen allerdings bislang vergeblich suchen. Das Gleiche gilt für spezielle Elterntrainings. Das Therapieprogramm für Kinder mit hyperkinetischem und oppositionellem Problemverhalten (THOP) (Döpfner et al., 1997) wird diesen Mangel zwar vermindern, aber generell muß auf die Gefahr hingewiesen werden, daß Leitlinien im luftleeren Raum formuliert werden. Im deutschen Sprachraum ist ein eklatanter Mangel an speziellen treatmentorientierten Meßinstrumenten und Therapieprogrammen festzustellen. Leitlinien können erst dann für die Praxis wirksam werden, wenn entsprechende diagnostische Verfahren und Therapiemanuale vorliegen.

d) Ausbildungsstandards: Leitlinien können bei der Festlegung und der Ausgestaltung von Ausbildungsrichtlinien herangezogen werden und die Qualität von Ausbildungsprogrammen ließe sich unter anderem an dem Grad messen, in dem die in den Leitlinien definierten Behandlungsformen vermittelt werden. So müßte der Kinder- und Jugendpsychiater, schon allein um die Behandlung von hyperkinetischen Störungen nach den amerikanischen Richtlinien lege artis eigenständig durchführen zu können, neben der Ausbildung in Pharmakotherapie eine Ausbildung in familienzentrierten Interventionen zur Behandlung der Familienprobleme, in Einzel- und Gruppenpsychotherapie zur Verminderung von geringem Selbstwertgefühl und von Problemen mit Gleichaltrigen, in sozialen Kompetenztrainings, in kognitiver Therapie von Aufmerksamkeitsstörungen und Impulsivität und schließlich auch noch eine Ausbildung in Elterntrainings und Verhaltensmodifikationsprogrammen zur Entwicklung angemessener und konsistenter Grenzsetzungen und zur Verminderung von Verhaltensstörungen in der Familie erhalten haben.

e) Prüfkriterien für die Qualität der klinischen Praxis: Die individuelle klinische Arbeit muß sich an den Qualitätsstandards messen lassen. Zwar muß das endgültige Urteil dem klinisch tätigen Praktiker überlassen bleiben, der allein alle individuellen Bedingungen und die lokal vorhandenen Ressourcen hinreichend berücksichtigen kann, andererseits weist die American Academy explizit darauf hin, daß andere als die genannten Behandlungsformen nicht den üblichen Behandlungsstandards in der Kinder- und Jugendpsychiatrie entsprechen.

Zu diesen anderen Therapieformen zählen Verfahren, die im deutschen Sprachraum zur Behandlung der hyperkinetischen Symptomatik möglicherweise häufiger eingesetzt werden als die empfohlenen Interventionen. Dazu gehören diätetische Behandlungen, psychomotorische oder mototherapeutische Verfahren und das autogene Training. Spieltherapeutische und tiefenpsychologisch fundierte Behandlungen werden ausschließlich bei der Therapie von Selbstwertproblemen, emotionalen Störungen oder Problemen mit Gleichaltrigen erwähnt, nicht jedoch bei der Behandlung der hyperkinetischen Kernsymptomatik. Der klinisch tätige Kinder- und Jugendpsychiater müßte sich nach längerer erfolgloser Behandlung eines hyperkinetisch gestörten Kindes mit diätetischen, spieltherapeutischen oder tiefenpsychologisch fundierten Verfahren also schon die Frage gefallen lassen, warum er verhaltenstherapeutische oder pharmakotherapeutische Methoden nicht eingesetzt hat.

e) Standortbestimmung: Qualitätsstandards für die kinder- und jugendpsychiatrische Praxis können sich angesichts des völlig undurchsichtigen Psychotherapie-Angebotes als ein bedeutsames Mittel erweisen, um die Professionalität und Seriosität kinder- und jugendpsychiatrischer Diagnostik und Therapie in der breiten Öffentlichkeit zu verdeutlichen.

Literatur

American Academy of Child and Adolescent Psychiatry (1991) Practice Parameters for the assessment and treatment of attention-deficit hyperactivity disorder. J Am Acad Child Adolesc Psychiatry 30: I–III

American Academy of Child and Adolescent Psychiatry (1992) Practice parameters for the assessment and treatment of conduct disorders. J Am Acad Child Adolesc Psychiatry 31: IV–VII

American Academy of Child and Adolescent Psychiatry (1995) Practice parameters for the psychiatric assessment of children and adolescents. J Am Acad Child Adolesc Psychiatry 34: 1386–1402

Döpfner M (1996a) Verhaltenstherapie mit Kindern und Jugendlichen – Konzepte, Ergebnisse und Perspektiven der Therapieforschung. In: Petermann F (Hrsg) Verhaltenstherapie mit Kindern. Röttger, Baltmannsweiler

Döpfner M (1996b) Hyperkinetische Störungen. In: Petermann F (Hrsg) Lehrbuch der klinischen Kinderpsychologie, 2. korrigierte und ergänzte Aufl. Hogrefe, Göttingen pp 165–217

Döpfner M, Lehmkuhl G (1993) Zur Notwendigkeit von Qualitätsstandards in der Kinder- und Jugendpsychiatrie. Z Kinder Jugendpsychiatr 21: 188–193

Döpfner M, Lehmkuhl G, Roth N (1996a) Kombinationstherapien. Themenheft Aufmerksamkeitsdefizit-/Hyperaktivitätsstörungen. Kindheit und Entwicklung 5: 118–123

Döpfner M, Lehmkuhl G, Schürmann S (1996b) Das Therapieprogramm für Kinder mit hyperkinetischem und oppositionellem Problemverhalten (THOP) – Aufbau und Einzelfall-Evaluation. Z Kinder Jugendpsychiatr 24: 145–163

Döpfner M, Schürmann S, Frölich J (1997) Das Therapieprogramm für Kinder mit hyperkinetischem und oppositionellem Problemverhalten (THOP). Psychologie-Verlags-Union, Weinheim

Grawe K, Donati R, Bernauer F (1994) Psychotherapie im Wandel. Von der Konfession zur Profession. Hogrefe, Göttingen

Kazdin AE (1988) Child psychotherapy. Developing and identifying effective treatments. Pergamon Press, New York

McClellan J, Werry J (1994) Practice parameters for the assessment and treatment of children and adolescents with schizophrenia. J Am Acad Child Adolesce Psychiatry 33: 616–635

Differentialdiagnostische und differentialtherapeutische Entscheidungsbäume am Beispiel von Leitlinien für die Diagnostik und Behandlung von Störungen des Sozialverhaltens

G. Lehmkuhl, M. H. Schmidt, M. Döpfner und F. Deget

Entwicklung von Leitlinien für Diagnostik und Therapie

Jeder Diagnostiker weiß um die Möglichkeiten der Beeinflussung seines diagnostischen Urteils durch Vorannahmen. Selbst der geübte Diagnostiker unterliegt dieser Gefahr. Dadurch kann die Qualität von Behandlungen beeinträchtigt werden, was sich nur durch eine umfassende Diagnostik vermeiden läßt. Diese ist jedoch zeitaufwendig, wird teilweise von Patient und/oder Eltern nicht toleriert und verursacht hohe Kosten.

Ähnliche Erfahrungen kennt der Therapeut: Vorannahmen über die zentrale Gültigkeit bestimmter Therapieziele lassen komplizierende Nebenbefunde übersehen, die eine andere Therapierichtung vorgeben könnten. Das Festhalten am einmal eingeschlagenen Weg erschwert das Erkennen von Irrtümern ähnlich wie bei der Diagnostik. Ganz abgesehen davon können vordergründig gute Behandlungseffekte erzielt werden, ohne daß der natürliche Langzeitverlauf einer Störung dabei ausreichend beeinflußt wird. Auch die mangelnde Berücksichtigung von Umfeldmerkmalen kann zum Abbruch notwendiger Therapien führen, weil keine Einigung über die Therapieziele erreicht wurde. Behandlungen können auf diese Weise unnötig lang, teuer, unzumutbar schwierig für den Patienten oder erfolglos werden, und sie können vorzeitig enden.

Die Bedeutung einer umfassenden Diagnostik sowie sich hieraus ableitender Therapieziele führt zur Entwicklung entsprechender Qualitätsstandards (Döpfner und Lehmkuhl, 1993). Auch wenn solche Leitlinien durch Konsensus und Delphikonferenzen auf eine möglichst breite Basis gestellt werden sollen, die sowohl theoretisch-wissenschaftliche als auch praktische Aspekte beinhaltet, können durch den Anspruch eines verbindlichen klinischen Algorithmus Widerstände und Ablehnung ausgelöst werden:

– In welchem Ausmaß schränken Qualitätskriterien die therapeutische Handlungsfreiheit ein?

– Inwieweit können individuelle Bedingungskonstellationen durch generelle Standards berücksichtigt werden?
– Gibt es noch genug Spielraum für ein psychodynamisches Verständnis und die Einbeziehung familiärer, systemischer Faktoren?

Trotz dieser Einwände läßt sich belegen, daß Qualitätsstandards notwendige Orientierungshilfen für den klinisch tätigen Kinder- und Jugendpsychiater darstellen, eine Transmission zwischen Forschung und Praxis fördern, die Ausbildungsstandards verbessern und zu einem Wechsel von einer mehr schulenorientierten hin zu einer störungszentrierten Behandlung führen (Döpfner und Lehmkuhl, 1993). Durch die Einführung von Leitlinien für die Diagnostik und Therapie kommt dieser Diskussion eine verstärkte Bedeutung zu. Die Arbeitsgemeinschaft der wissenschaftlichen medizinischen Fachgesellschaften (AWMF) fordert, daß solche Leitlinien einfach (checklistenartig), aber auch umfassend sein und die wichtigsten Informationen zur Diagnostik, Indikation, Gegenindikation, Therapie einschließlich adjuvanter Maßnahmen und Nachbehandlung enthalten sollen. Darüber hinaus sollen Bedingungen und Faktoren genannt werden, unter denen eine bestimmte Therapie als empfehlenswert oder auch als nicht empfehlenswert eingestuft wird. Unter Bezug auf die AWMF-Leitlinienkonferenz von Oktober 1995 sollen Leitlinien folgende Fragen beantworten:
Was ist notwendig?
Was ist in Einzelfällen nützlich?
Was ist überflüssig?
Was ist obsolet?
Was muß stationär behandelt werden?
Was kann ambulant behandelt werden?

Differentialdiagnostische Entscheidungsbäume

Traumziel aller differentialdiagnostischen und differentialtherapeutischen Entscheidungen ist die Reduktion der notwendigen Überlegungen auf ein ökonomisches und ein ökologisches Minimum an Überlegungen bzw. Untersuchungen und Entscheidungen (ökologisch meint zumutbar im Lebenskontext des Betroffenen und seiner Familie). Ein solches Minimum notwendiger Entscheidungen soll gleichzeitig eine maximale Sicherheit für Diagnostiker, Therapeut und Patient bieten. Überschaubare Entscheidungsbäume, die zu distinkten, gültigen und wiederholbaren Ergebnissen führen, erscheinen als das angemessene Mittel zur Verwirklichung dieses Ziels. Selbstverständlich sollen die Entscheidungswege möglichst kurz und mit einem geringen Aufwand verbunden sein. Idealerweise lassen sich ihre Anforderungen deswegen mit wenigen und alternativ formulierten Angaben erfüllen.

Die differentialdiagnostischen Entscheidungsbäume verfolgen drei Ziele:

über die Zulässigkeit einer Diagnose zu entscheiden
diese Diagnosen gegen andere abzugrenzen und
die relevante Komorbidität festzustellen.

Voraussetzung ist, daß ein diagnostischer Anfangsverdacht besteht. Dieser kann sich nicht auf die Klagen des Patienten bzw. seines Umfeldes allein stützen, sondern muß durch gezielte Fragen zumindest bezüglich seiner Vollständigkeit untermauert werden. Dabei muß beachtet werden, daß kinder- und jugendpsychiatrische Erkrankungen sich häufig durch eine erhebliche Komorbidität mit anderen Verhaltensauffälligkeiten auszeichnen und daß entwicklungspsychopathologische Aspekte einbezogen werden müssen. Sowohl die diagnostischen Kriterien und ihre Erhebung als auch die sich daraus ableitenden therapeutischen Interventionen unterscheiden sich stark in Abhängigkeit vom Alter, in dem das Symptom auftritt und dem Rahmen, in dem die Behandlung durchgeführt werden muß.

Bei der Exploration von Kindern sollten folgende Minimalbereiche erfaßt werden:

Freunde (Zahl, Verhältnis, Kontakthäufigkcit)
Gegenstand der größten Angst/der wichtigsten Sorgen
Quelle größten Ärgers
größtes Problem mit der Schule (Leistungen, Lehrer/Mitschüler)
Klagen des Umfeldes über Unruhe des Kindes
schwierigster Bereich im Umgang mit den Eltern
woran man oft denken muß, was man schwer unterlassen kann
Gefühl, nichts sei schön, die anderen seien besser/hätten es besser
das Schlimmste, was man jemandem getan hat, über den man sich geärgert hat

Im Jugendalter ergeben sich andere zentrale Schwerpunkte und Fragestellungen:

körperliche Beschwerden und Schlafstörungen
anorektisches/bulimisches Verhalten/Zyklusstörungen
Trennungsängste und Zwänge
Depression und suizidales Verhalten
Kontaktstörungen/Geschlechtsrollen- oder Sexualprobleme
Wutausbrüche und aggressive Handlungen
Disziplinschwierigkeiten und unregelmäßiger Schulbesuch
Impulskontrollstörung und andere dissoziale Symptome
Drogen-, Alkohol- und Medikamentengebrauch

Eine strukturierte Exploration des Kindes/Jugendlichen und der Eltern beispielsweise anhand der Psychopathologischen Befund-Dokumentation (Döpfner et al., 1991, 1994) kann dabei hilfreich sein.

Diagnostische Entscheidungsbäume am Beispiel von Störungen des Sozialverhaltens

Am deutlichsten haben Patterson und Mitarbeiter (1989) auf die Entwicklungspsychopathologie von Störungen des Sozialverhaltens hingewiesen. Sie beschreiben ein Entwicklungsmodell dissozialen Verhaltens, das über mehrere Stufen, angefangen von sozialen Auffälligkeiten zu Hause, über schulische Mißerfolge, Ablehnung durch die Gleichaltrigengruppe, durch Anschluß an eine deviante Gleichaltrigengruppe zur Delinquenz führt (vgl. Döpfner und Lehmkuhl, 1995). Über die frühe und mittlere Kindheit bis hin zur Adoleszenz kommt es zu bestimmten kontextuellen Merkmalen und damit verbundenen Symptomen und Auffälligkeiten, die jeweils zu unterschiedlichen diagnostischen und therapeutischen Maßnahmen führen sollten. Im Hinblick auf zu erstellende Leitlinien wäre daher zu überlegen, ob es nicht notwendig ist, altersbezogene Unterteilungen vorzunehmen.

Nach Loeber (1990) finden sich in Abhängigkeit von aggressiven bzw. nicht-aggressiven Sozialstörungen unterschiedliche Risikofaktoren und Entwicklungswege von Beginn der Symptomatik in der Kindheit bis in die Adoleszenz. Es erscheint deshalb notwendig und erfolgversprechend, im diagnostischen Prozeß auf solche Risiko- und Entwicklungsfaktoren mehr als bisher einzugehen und auch die therapeutischen Interventionen entsprechend zu wählen und zu differenzieren. Dies führt dann zu komplexeren und differenzierteren Entscheidungsbäumen und verhindert ein schematisches Vorgehen, das den verschiedenen Einflußfaktoren bei der Entstehung und im Verlauf der Störung nicht gerecht würde. Abb. 1 zeigt einen Entscheidungsbaum für die einzelnen Untergruppen der Störungen des Sozialverhaltens.

Die Diagnose- und Behandlungsstandards bei Störungen des Sozialverhaltens der American Academy of Child and Adolescent Psychiatry (1992) sehen neben der Exploration der Eltern und des Kindes/Jugendlichen das Einholen von Schulinformationen, die Anwendung von standardisierten Fragebögen, bei entsprechender Indiaktion eine Intelligenz- und Leistungsdiagnostik sowie eine psychologische Diagnostik psychischer Auffälligkeiten und eine körperliche Untersuchung vor. Die Exploration der Eltern und des Kindes/Jugendlichen beinhaltet anamnestische Angaben, die Familienanamnese, ein diagnostisches Interview mit dem Kind/Jugendlichen und ein diagnostisches Familieninterview zur Beurteilung der Familieninteraktionen.

Bei der Familienanamnese sollen folgende Aspekte berücksichtigt werden:

- das familiäre Bewältigungsverhalten und die Ressourcen der Familie (Belastungen, sozio-ökonomischer Status und soziale Isolation der Familie), insbesondere das Setzen von Grenzen, Umgang mit dem aggressiven Verhalten des Kindes und Konfliktlösungen. Informationen zum elterlichen Verhaltensmuster (Grenzsetzungen und Struktur) einschließlich Strenge, Mißhandlung, Vernachlässigung, Permissivität und Inkonsistenz des Erziehungsverhaltens.
- Familienanamnese von antisozialem Verhalten (einschließlich Inhaftierung), besonders Gewalt oder Mißbrauch (physischer oder sexueller), die gegen den Jugendlichen oder das Kind oder andere Familienmitglieder gerichtet ist.
- Familienanamnese von Aufmerksamkeitsstörungen, Sozialstörungen, Mißbrauch von psychostimulierenden Substanzen, spezifischen Entwicklungsstörungen (z.B. Lernstörungen), Tic-Störungen, Somatisierungsstörungen, affektiven Störungen und Persönlichkeitsstörungen.
- Familienanamnese zur Adoption, Pflegestellen und institutioneller Unterbringung.

Das diagnostische Interview mit dem Kind/Jugendlichen kann dem Elterninterview vorausgehen und sollte ebenfalls Fragen zur Familienanamnese und Eigenanamnese einschließlich Medikamentenmißbrauch und sexueller Entwicklung (einschließlich des sexuellen Mißbrauchs durch andere) enthalten und die DSM-III-R-Zielsymptome erfassen. Außerdem sollten folgende Faktoren besonders beachtet werden:
Fähigkeit, Vertrauen und Empathie zu entwickeln

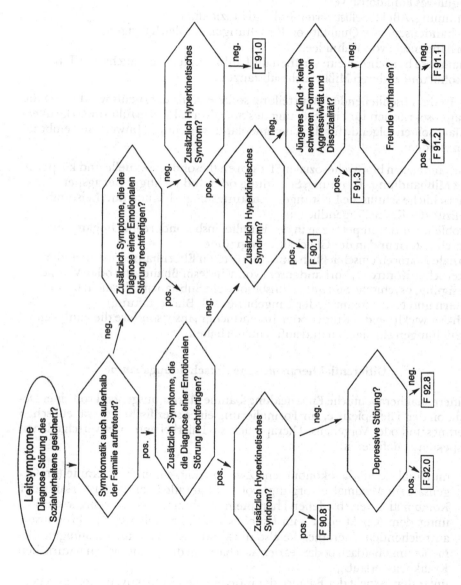

Abb. 1. Diagnostischer Entscheidungsbaum bei Störungen des Sozialverhaltens einschließlich Komorbidität

Impulskontrolle und Impulsivität
Fähigkeit zur Verantwortungsübernahme und zur Entwicklung von Schuldgefühlen
Kognitives Funktionsniveau
Stimmung, Affekt, Selbstwertgefühl und Suizidalität
Vorhandensein und Qualität von Beziehungen zu Gleichaltrigen
Vorhandensein von Wahnideen
Anamnese hinsichtlich eines frühen und anhaltenden Gebrauchs von Tabak,
Alkohol und anderen Mißbrauchssubstanzen.

In der abschließenden Beurteilung sollte erstens überprüft werden, ob die
Diagnosekriterien für eine Störung des Sozialverhaltens erfüllt sind. Darüberhinaus sollten folgende für die Therapieplanung wichtige Hinweise mit einbezogen werden:

Vorhandensein biopsychosozialer Stressoren (besonders sexuelle und körperliche Mißhandlung, Trennung, Scheidung oder Tod wichtiger Bezugspersonen)
Tatsächliche schulische Leistungen, Leistungsmöglichkeiten und Leistungsdefizite des Kindes/Jugendlichen
Probleme und Kompetenzen in der Familie, insbesondere im Umgang mit
Geschwistern und in der Gleichaltrigengruppe
Soziale Faktoren einschließlich eines zerrütteten Elternhauses, mangelnder
elterlicher Kontrolle, Vorhandensein von Kindesmißhandlung oder Vernachlässigung, psychische Störungen (insbesondere Substanzmißbrauch) bei den
Eltern und Neurotoxine in der Umgebung (z.B. Bleivergiftung)
Ich-Entwicklung des Kindes oder Jugendlichen, insbesondere die Fähigkeit,
Beziehungen einzugehen und aufrechtzuerhalten.

Differentialtherapeutische Entscheidungsbäume

Differentialtherapeutische Entscheidungsbäume führen, ausgehend von einer Definition der Therapieziele, zur Formulierung eines spezifischen therapeutischen
Settings und/oder Vorgehens. Therapieziele sind hierbei unter vier verschiedenen
Aspekten zu definieren:

- im Hinblick auf die ökonomische Zweckmäßigkeit einer Therapie (im Gegensatz zur Maximalversorgung, wobei wir gerade über die Auswirkung der
  Kombination verschiedener Therapiemaßnahmen noch zu wenig wissen);
- unter dem Aspekt einer – im Hinblick auf die mittelfristige (!) Prognose –
  ausreichenden Therapie, die also notwendig ist *und* keine unsinnigen Elemente umfaßt (dazu bedarf es der Abschätzung des vermutlichen natürlichen
  Krankheitsverlaufs);
- unter dem Aspekt der Balance der individuellen (subjektiven) Kosten gegenüber den objektiven Kosten (persönliche Beeinträchtigung durch die Therapie und durch das prognostische Restrisiko gegenüber dem persönlichen
  Aufwand und den verursachten Ausgaben)
- im Hinblick auf die hierarchisch richtige Reihenfolge einzelner Therapieziele
  sowohl bei einfachen wie bei kombinierten Erkrankungen.

Bei der Definition geeigneter Therapieziele bzw. entsprechender Methoden sind folgende Faktoren zu beachten:
der Symptomschwerpunkt der Störung
das Ausmaß dieser Symptomatik,
die Auswirkungen dieser Symptomatik auf das Alltagsleben, d.h. auf die Bewältigung von Entwicklungsaufgaben,
die psychiatrische Komorbidität, d.h. vor allem auf das Vorliegen von umschriebenen Leistungsstörungen und cerebralen Beeinträchtigungen,
das Entwicklungsalter bzw. – niveau des Patienten,
die damit gegebene Prognose der Störung,
die Entwicklungsgeschichte der Symptomatik und frühere gravierende Traumen oder Belastungen,
inner- oder außerfamiliäre Modelle für die Symptomatik,
Kausalattribuierungen von Patient und Familie, bisherige Maßnahmen und deren Erfolg,
etwaige Temperamentsbesonderheiten des Patienten,
individuelle Ressourcen,
familiäre und Umweltressourcen

Für die vier Aspekte der Therapieentscheidung gibt es eine Hierarchie. Sie besagt, daß zuerst

entschieden werden muß, welche Therapie ausreichend ist und zwar bezüglich der Störung und der vorhandenen Rahmenbedingungen (differentielle Indikation);
zweitens die Rangfolge mehrerer Therapieziele, die sich vor allem aus der Komorbidität und den begleitenden Umfeldrisiken herleitet (sequentielle Indikation);
drittens, welche Therapie unter ökologischem Aspekt (dem Verhältnis von Störung zu individuellem Nutzen, ökologische Indikation) zumutbar ist;
erst dann ist über die zweckmäßige Therapie zu entscheiden, d.h. über die ableitbaren Therapiesettings und die einzelnen Vorgehensweisen.

Therapeutische Entscheidungsbäume am Beispiel von Störungen des Sozialverhaltens

Für den Bereich der Störungen des Sozialverhaltens stellen Robin und Koepke (1990) in einer Literaturübersicht zur Effektivität verschiedener Behandlungsformen fest, daß sich in Abhängigkeit vom Schweregrad der Störung verschiedene Interventionen besser oder schlechter eignen. Bei der Erstellung von Leitlinien müßte daher auch der Schweregrad der Symptomatik mit den Auswirkungen für ein bestimmtes therapeutisches Vorgehen beachtet werden. Eine differentielle Indikationsstellung, d.h. die Auswahl spezifischer Interventionen für einen bestimmten Patienten ist jedoch erst dann möglich, wenn diagnostischen Kriterien ein prädiktiver Wert zukommt (Lochman, 1990). Auch wenn wir hiervon noch weit entfernt sind, sollte zunehmend versucht werden, diagnostische und therapeutische Variablen enger aufeinander zu beziehen. Daß dies möglich ist, zeigt das entwicklungsbezogene klinische Modell zur Behandlung von Störungen des Sozialverhaltens der Conduct Problems Prevention Research Group (1992), das versucht, die verschiedenen Einflußgrößen und

Therapieebenen zu berücksichtigen und somit einen Rahmen bietet, der noch eine individuelle Therapieplanung ermöglicht.

In den Therapieleitlinien der American Academy of Child and Adolescent Psychiatry (1992) wird zunächst die Behandlung von komorbiden Störungen betont, vor allem, weil diese Störungen häufiger die grundlegenden Auffälligkeiten darstellen (z.B. Aufmerksamkeits- und Hyperaktivitätsstörungen oder Borderline-Persönlichkeitsstörungen) oder weil sie die Prognose wesentlich beeinflussen. Als Konsensus gilt inzwischen auch, daß bei der Behandlung der Symptome von Störungen des Sozialverhaltens der Schwerpunkt auf Behandlungsformen liegen soll, die an den Interaktionen, der Familie und an dem psychosozialen Umfeld ansetzen und daß hauptsächlich auf intrapsychische Konflikte zentrierte Methoden als kontraindiziert gelten. Damit wird die zumindest in Deutschland noch weit verbreitete Praxis der Behandlung solcher Kinder mit ausschließlich klassisch tiefenpsychologischen Verfahren deutlich in Frage gestellt.

Die Interventionen in der Familie beziehen sich vor allem auf Elterntrainings, die darauf abzielen, bei den Eltern ein konsistentes Erziehungsverhalten aufzubauen (vgl, Döpfner et al., 1997). Außerdem werden die Behandlung psychischer Störungen bei den Eltern sowie überwiegend familientherapeutische Interventionen empfohlen, wobei sich letztere schwerpunktmäßig auf behavioral orientierte Verfahren, wie die funktionelle Familientherapie von Alexander und Parsons (1982) oder das therapeutische Vorgehen von Robin und Foster (1989) zur Lösung von Eltern-Adoleszenten-Konflikten beziehen, da sich diese Verfahren bei Kindern und Jugendlichen mit Störungen des Sozialverhaltens als relativ erfolgreich erwiesen haben.

Neben den Familieninterventionen stellen Einzel- und/oder Gruppentherapien mit dem Kind/Jugendlichen eine zweite wichtige Behandlungskomponente dar. Darüberhinaus können andere psychosoziale Interventionen indiziert sein:

- Interventionen in Gleichaltrigengruppen, um den Jugendlichen oder das Kind aus devianten Gleichaltrigengruppen herauszulösen und um den Jugendlichen/das Kind in sozial angemessene Gleichaltrigengruppen einzubinden.
- Schulische Interventionen für eine angemessene Plazierung, um eine Allianz zwischen Eltern und Schule aufzubauen sowie prosoziale Aktivitäten mit Gleichaltrigen zu fördern.
- Aufbau einer Zusammenarbeit mit den für das Jugendrecht zuständigen Institutionen, einschließlich Richter und Bewährungshelfer, um für eine angemessene Kontrolle und Grenzsetzung sowie für spezielle Programme, falls vorhanden, zu sorgen.
- Einbeziehung von Jugendhilfeeinrichtungen, um den Familien den Zugang zu entsprechenden Interventionsprogrammen zu erleichtern, und Kontaktherstellung mit den Betreuern, wie z.B. Pflegefamilien oder Sozialarbeitern, in ständigem Kontakt.
- Einbeziehung anderer kommunaler Unterstützungsangebote.
- Falls notwendig, ist eine Fremdunterbringung (Krisenschutz, Wohngruppen, Heimunterbringung etc.) vorzunehmen.
- Ausbildung für Beruf und Training für ein unabhängiges Leben.

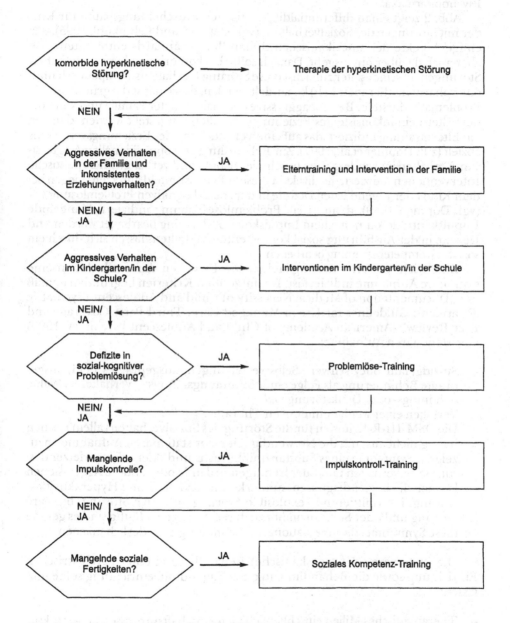

Abb. 2. Entscheidungsbaum für die differentielle Therapieindikation bei Störungen des Sozialverhaltens einschließlich Komorbidität

Darüberhinaus finden sich in den Leitlinien Hinweise zur Indikation von Psychopharmaka.

Abb. 2 zeigt einen differentialdiagnostischen Entscheidungsbaum für Kinder mit Störungen des Sozialverhaltens (vgl. Döpfner und Lehmkuhl, 1995), der einige Aspekte der amerikanischen Behandlungsstandards enthält, teilweise aber auch darüber hinausgeht. Danach sollte bei komorbiden hyperkinetischen Störungen im Kindesalter zunächst diese Störung (verhaltenstherapeutisch und/ oder pharmakotherapeutisch) behandelt werden, da sie meist die grundlegende Problematik darstellt. Besteht aggressives Verhalten in der Familie und kann bei den Eltern ein inkonsistentes Erziehungsverhalten festgestellt werden, dann ist ein Elterntraining indiziert, das auf eine Veränderung des Erziehungsverhaltens abzielt (z.B. Döpfner et al., 1997). Zur Behandlung von oppositionellem/aggressivem Verhalten im Kindergarten bzw. in der Schule sind verhaltenstherapeutische Interventionen indiziert, die direkt in diesem Lebensumfeld ansetzen. Liegen bei dem Kind oder Jugendlichen Defizite in der sozial-kognitiven Problemlösung vor (vgl. Döpfner, 1989), dann ist ein Problemlöse-Training indiziert. Mangelnde Impulskontrolle kann in einem Impulskontroll-Training bearbeitet werden und Defizite in der Ausführung sozial kompetenten Verhaltens lassen sich durch ein soziales Kompetenztraining bearbeiten.

Eine wichtige Orientierung stellen die Kriterien dar, nach denen eine stationäre Aufnahme indiziert ist. Die folgenden Kriterien begründen gemäß der „Documentation of Medical Necessity of Child and Adolescent Psychiatric Treatment: Guidelines for Use in Managed Care, Third-Party Coverage and Peer Review" (American Academy of Child and Adolescent Psychiatry, 1990) eine stationären Aufnahme:

– Suizidgefahr oder schwere Selbstverletzungen, ausgeprägtes Leid, ausgeprägte Behinderung als Folge einer Stimmungs-, Angst-, Verhaltens-, Wahrnehmungs- oder Denkstörung *und*
– Versagen einer weniger intensiven Therapie.
– Die DSM-III-R-Kriterien für die Störung des Sozialverhaltens allein reichen häufig nicht aus, um die Notwendigkeit einer stationären Aufnahme anzuzeigen. Symptome eines Substanzmißbrauchs und/oder selbstverletzendes/ suizidales Verhalten und/oder fremdgefährdende oder andere Aggressionen können die Begleitdiagnosen Aufmerksamkeitsdefizit- und Hyperaktivitätsstörung, intermittierende explosible Störung, affektive Störung, bipolare Störung und/oder Substanzmißbrauch rechtfertigen. Häufig sind es gerade diese Symptome, die eine stationäre Behandlung erforderlich machen.

Die (stationäre oder tagesklinische) Behandlung in einer psychiatrischen Einrichtung sowie die Behandlung in einer Jugendhilfeeinrichtung sollte umfassen:

– Therapeutisches Milieu einschließlich Gemeinschaftsprozesse und – struktur (z.B. Stufensystem, Verhaltensmodifikation).
– Falls möglich, mindestens wöchentliche Familientherapien (mit oder ohne den Patienten), welche soziales Lernen (Elterntraining) und andere Familieninterventionen mit einschließt. (Gründe sollten dokumentiert werden, falls diese Behandlung nicht durchgeführt wird).

- Einzel- und/oder Gruppentherapien.
- Angemessenes Schulprogramm einschließlich Sonderbeschulung und Berufsausbildung, wenn angezeigt.
- Spezifische Therapien für Begleitstörungen (Aufmerksamkeitsdefizit-/Hyperaktivitätsstörung, affektive/bipolare Störungen, Borderline-Persönlichkeitsstörung, narzißtische Persönlichkeitsstörung, Substanzmißbrauch, Paraphilie und spezifische Entwicklungsstörungen).
- Geeignete Interventionen zur Förderung von Kompetenzen und der Ich-Entwicklung, um Defizite im sozialen Funktionsniveau zu vermindern (z.B. Selbstsicherheits-, Wutkontrolltraining), falls angezeigt.
- Ständige Koordination mit den kommunalen Einrichtungen, örtlichen Schulen, Sozialbehörden und den Jugendgerichtsinstanzen, um eine rechtzeitige und angemessene Entlassung in Folgeeinrichtungen und/oder die Rückkehr in die Familie/Heimatgemeinde zu sichern.

Wie hilfreich sind Entscheidungsbäume und Leitlinien für Diagnostik und Therapie?

Will man wesentliche Vor- und Nachteile von Interventionsstandards, die Ziele solcher Entscheidungsbäume sind, zusammenfassen, dann ergibt sich folgende Gegenüberstellung:
  Als Vorteile können gelten:

die Verhinderung von Irrtumsrisiken
ökonomische Verwendung von Ressourcen
bessere Umsetzung von Forschungsergebnissen
besserer (forensischer) Schutz des Behandlers gegen Fehlbehandlungsvorwürfe
Hebung des Weiterbildungsniveaus

  Demgegenüber resultieren als mögliche Nachteile

nicht ausreichend etablierte Forschungsergebnisse können in die Standards einfließen
restriktive Stichprobenauswahl in der Therapieforschung führt zu nicht verallgemeinerbaren Entscheidungsbäumen
subjektiv bevorzugte Therapieformen entfallen, wenn Entscheidungsbäumen gefolgt wird
individuelle Konstellationen können nicht ausreichend berücksichtigt werden.

Kritisch ist anzumerken, daß die vorhandenen diagnostischen und therapeutischen Konzepte bislang zu wenig unter den Aspekten von Ätiopathogenese und Prognose evaluiert wurden. Ein Vergleich der Leitlinien für Diagnostik und Behandlung verschiedener kinder- und jugendpsychiatrischer Störungen verdeutlicht darüber hinaus noch ein weiteres Problem: Während die Leitlinien für die Diagnostik, Behandlung und Verlaufskontrolle von hyperkinetischen Störungen der American Academy of Child and Adolescent Psychiatry (1991) in vielen Bereichen sehr konkret abgefaßt waren und z.B. entwicklungspsychopathologische Aspekte berücksichtigten (vgl. Döpfner und Lehmkuhl, 1993), bleiben die entsprechenden Vorschläge für Störungen des Sozialverhaltens in einigen Bereichen unpräziser. So wird beispielsweise nicht spezifiziert, welche Art von

Einzel- oder Gruppentherapie durchgeführt werden soll. Dies liegt sicherlich daran, daß es sich um eine komplexere Störung handelt und die bislang vorhandenen diagnostisch und therapeutisch ausreichend überprüften Vorgehensweisen nur in einem begrenzten Umfang vorliegen und für die Praxis verfügbar sind.

Therapieleitlinien können jeweils nur den gegenwärtigen Stand der Forschung widerspiegeln und müssen mit Zurückhaltung formuliert werden, wenn die empirische Basis noch ungenügend ist, wie dies bei Störungen des Sozialverhaltens der Fall ist. Eine fortlaufende Überprüfung und Revision ist daher auch unerläßlich. Es wäre sehr hilfreich, wenn mit der Entwicklung von Leitlinien ein Gremium installiert würde, das sich dieser Aufgabe widmet.

Außerdem sind wir bei der Entwicklung von Leitlinien zu Störungen des Sozialverhaltens gezwungen, uns nahezu ausschließlich auf die empirischen Ergebnisse angloamerikanischer Studien zu berufen, da dieses wichtige Störungsbild in der deutschsprachigen kinder- und jugendpsychiatrischen Forschung seit Jahrzehnten sträflich vernachlässigt wird. Es fehlen vor allem entsprechende Behandlungsprogramme, auf die sich amerikanische Standards beziehen, so daß z. Zt. keine ausreichend evaluierten Behandlungsansätze für den deutschsprachigen Raum vorliegen.

Die Notwendigkeit, störungsspezifische Leitlinien für Diagnostik, Indikation, Gegenindikation, Therapie einschließlich adjuvanter Maßnahmen und der Nachbehandlung zu erstellen, ist aus Gründen der Qualitätssicherung unerläßlich. Die bei den Störungen des Sozialverhaltens besonders ausgeprägten empirischen und konzeptuellen Defizite (vgl. Remschmidt und Schmidt, 1986), sollten wegen der großen gesellschaftlichen Relevanz zu verstärkten Forschungsaktivitäten führen.

Literatur

Alexander JF, Parsons BV (1982) Functional family therapy. Brooks und Coole, Monterey

American Academy of Child and Adolescent Psychiatry (1992) Practice parameters for the assessment and treatment of conduct disorders. J Am Acad Child Adolesc Psychiatry 31: IV–VII

American Academy of Child and Adolescent Psychiatry (1991) Practice Parameters for the assessment and treatment of attention-deficit hyperactivity disorder. J Am Acad Child Adolesc Psychiatry 30: I–III

American Academy of Child and Adolescent Psychiatry (1990) Documentation of medical necessity of child and adolescent psychiatry treatment: guidelines for use in manage care third-party coerage and peer review. J Am Acad Child Adolesc Psychiatry, Washington DC

Arbeitsgemeinschaft der Wissenschaftlichen Medizinischen Fachgesellschaften (1995) Methodische Empfehlungen zum Erstellen von Leitlinien

Conduct Problems Prevention Research Group (1992) A developmental and clinical model for the prevention of conduct disorder: The fast track program 4: 509–527

Dilling H, Mombour W, Schmidt MH, Schulte-Markwort E (1994) Internationale Klassifikation psychischer Störungen. ICD 10, Kapitel V (F). Forschungskriterien. Huber, Bern

Dilling H, Mombour W, Schmidt MH (1991) Internationale Klassifikation psychischer Störungen. ICD 10 Kapitel V (F). Klinisch-diagnostische Leitlinien. Huber, Bern

Döpfner M (1989) Soziale Informationsverarbeitung – ein Betrag zur Genese von Verhaltensstörungen. Z Pädagogische Psychol 3: 1–8

Döpfner M, Berner W, Schwitzgebel P, Lehmkuhl G (1994) Dimensionen psychischer Störungen bei Kindern und Jugendlichen auf der Basis klinischer Beurteilungen. Z Kinder Jugendpsychiatr 22: 299–317

Döpfner M, Lehmkuhl G (1993) Zur Notwendigkeit von Qualitätsstandards in der Kinder- und Jugendpsychiatrie. Z Kinder Jugendpsychiatr 21: 188–193

Döpfner M, Lehmkuhl G (1995) Unterschiedliche Interventionsansätze bei aggressivem Verhalten. In: Schmidt MH, Holländer A, Hölzl H (Hrsg) Psychisch gestörte Jungen und Mädchen in der Jugendhilfe. Lambertus, Freiburg, pp 75–97

Döpfner M, Lehmkuhl G, Berner W, Flechtner H, Steinhausen HC, von Aster M (1991) Psychopathologische Befund-Dokumentation für Kinder und Jugendliche: Dokumentationsbogen, Glossar und Explorationsleitfaden. Arbeitsgruppe Kinder-, Jugend- und Familiendiagnostik, Köln

Döpfner M, Schürmann S, Frölich J (1997) Das Therapieprogramm für Kinder mit hyperkinetischem und oppositionellem Problemverhalten (THOP). Psychologie-Verlags-Union, Weinheim

Kazdin AE (1987) Treatment of antisocial behavior in children: Current status and future directions. Psychol Bull 102: 187–203

Lochman JE (1990) Modification of childhood aggression. Progress in behavior modification 25: 47–86

Loeber R (1990) Development and risk factors of juvenile antisocial behavior and delinquency. Clinical Psychol Review 10: 1–41

Overmeyer S, Blanz B, Schmidt MH (1993) Die Diagnostik belastender Lebensereignisse in der klinischen Routine mittels eines (halb)standardisierten Interviews. Z Kinder Jugendpsychiatr 21: 5–13

Patterson GR, DeBaryshe BD, Ramsey E (1989) A developmental perspective on antisocial behavior. Am Psychol 44: 329–335

Remschmidt H, Schmidt M (Hrsg) (1986) Therapieevaluation in der Kinder- und Jugendpsychiatrie. Enke, Stuttgart

Robin AL, Foster SL (1989) Negotiating parent-adolescent conflict: A behavioral family systems approach. Guilford Press, New York

Robin AL, Koepke T (1990) Behavioral assessment and treatment of parent-adolescent conflict. Progress in behavior modification 25: 178–215

Saß H, Wittchen HU, Zaudig M (1996) Diagnostisches und statistisches Manual psychischer Störungen. DSM-IV. Hogrefe, Göttingen

Steinberg D (1982) Treatment, training, care or control? Br J Psychiatry 141: 306–309

Lebensqualität

Qualitätssicherung und Lebensqualität bei psychischen Krankheiten

H. Katschnig

Einleitung

Die gesellschaftliche Veranstaltung, die sich Medizin nennt, läßt sich in die drei Schritte „Wissensgenerierung", „Wissensanwendung" und „Ergebnisse" zergliedern. Wenn von Qualität gesprochen wird, dann kann zunächst verlangt werden, daß der Prozeß der Wissensgenerierung, also die Forschung, von möglichst hoher Qualität ist; dann der Prozeß der Wissensanwendung, also die Therapie; und schließlich sollte auch das gewünschte Ergebnis von höchster Qualität sein.

Heute werden für diese verschiedenen Bereiche bereits Qualitätsindikatoren verwendet. Beispiel für die Qualitätssicherung der „Wissensgenerierung" (die Forschung) sind die „Impact-Faktoren" der wissenschaftlichen Zeitschriften, in denen publiziert wird; für die „Wissensanwendung" (die Therapie) die „Fehlerrate", und für das Ergebnis die „Symptomfreiheit". Freilich sind diese genannten Indikatoren nicht unumstritten, was zum Teil Anlaß für diesen Beitrag war.

Die Diskussion über die Fragwürdigkeit einer durch Impact-Faktoren gemessenen *Qualität der Wissensgenerierung*, also der Forschung, ist voll im Gang und soll uns hier nicht weiter beschäftigen, wenngleich die Auswirkungen einer „publish or perish"-Ideologie auf die Lebensqualität der Forscher ein interessanter Seitenaspekt unseres Themas wäre und die Überbetonung der naturwissenschaftlichen Aspekte den klinischen und psychosozialen Bereich ins Hintertreffen geraten läßt (Howard und Wilkinson, 1997).

Wenn wir uns auf die *Qualität der Wissensanwendung*, also der Therapie konzentrieren, so zerfällt dieser Bereich zunächst einmal in einen übergreifenden Bereich, das System der Gesundheitssicherung im ganzen, dessen qualitative Güte ebenso eingeschätzt werden muß wie die Qualität der erbrachten Leistungen in Teilbereichen, also in therapeutischen Subsystemen.

Im Prinzip und in aller Kürze – im Detail beschäftigen sich viele Beiträge des vorliegenden Bandes mit diesem Thema – sieht der therapeutische Qualitätssicherungsprozeß so aus: Ergebnisse der Forschung werden in diagnostische und therapeutische Leitlinien oder Standards übersetzt, die dann zu diagnostischen und therapeutischen Aktionen führen. Ein wichtiger Aspekt der Qualitätssicherung ist die adäquate Dokumentation dieser diagnostischen und therapeutischen Aktionen (womit diese nachvollziehbar und evaluierbar werden), die Evaluation der Ergebnisse und das Feedback zurück zu den Leitlinien und zu den Aktionen. Selbst wenn keine Evaluation und kein Feedback erfolgt, hat die Tatsache einer Dokumentation bereits Rückwirkungen auf die Qualität diagnostischer und therapeutischer Aktionen (Katschnig und Poustka, 1976). Man weiß etwa aus Behandlungsstudien über die Panikkrankheit, daß das Führen eines Tagebuches, das bei derartigen klinischen Prüfungen unabdingbar ist, an sich schon einen ordnenden und therapeutischen Effekt hat (Nelson, 1977). An der Universitätsklinik für Psychiatrie in Wien hat ein einfaches Dokumentationssystem über den zeitlichen Ablauf der Erstellung schriftlicher Dokumente (Wann wird ein Patient aufgenommen? Wann wird die Krankengeschichte diktiert? Wann ist sie getippt?) dazu geführt, daß sich die Zeiten für die Erstellung von Krankengeschichten deutlich verkürzt haben. Heute finden im Rahmen von Qualitätssicherungsmaßnahmen in Krankenanstalten schon viele der genannten Aktivitäten statt.

Die Lebensqualität der beteiligten Personen wird in diesem Zusammenhang oft vergessen – die Lebensqualität der Patienten, während sie in einem therapeutischen System in Behandlung stehen; die Lebensqualität ihrer Angehörigen; schließlich aber auch die Lebensqualität der professionellen Helfer. Gerade in der Psychiatrie ist ein „Burn-out-Syndrom" der Helfer sehr häufig – und es wirkt sich auf die Qualität der erbrachten Leistungen aus, weshalb darauf mehr Rücksicht zu nehmen ist (Kilian, 1997). Daß die Patienten selbst während der Durchführung therapeutischer Prozesse ein Recht auf eine adäquate Lebensqualität haben, steht fest; übersehen wird oft, daß dies auch für ihre Angehörigen gilt, für die die schweren und chronischen Krankheiten ihrer Familienmitglieder eine große Belastung darstellen (Simon, 1997). Qualitätssichernde Maßnahmen während der Durchführung von Behandlungen bei schweren und chronischen Krankheiten mit Therapiemethoden, die selbst wieder belastend sein können, erscheinen deshalb notwendig. Die psychotherapeutische Begleitung in der Onkologie und die Forderung nach Psychologen und Psychotherapeuten im Krankenhaus haben hier ihren Ursprung.

Zur *Ergebnisqualität* medizinischer Interventionen ist festzustellen, daß in allzu vielen Bereichen immer noch an reinen Gesundheitsindikatoren (z.B. Symptomfreiheit) festgehalten wird und die Lebensqualität als Outcome-Kriterium noch nicht sehr im Vordergrund steht. Gerade hier hat sich allerdings in den letzten Jahren in der Medizin eine rasante Entwicklung ergeben, die langsam auch auf die Psychiatrie überzugreifen beginnt, insbesondere dort, wo es sich um chronisch psychisch Kranke in der Gemeinde handelt (Katschnig et al., 1997). Von dem Problem, bei der Behandlung psychisch Kranker die Lebensqualität als einen Bestandteil der Ergebnisqualität einzusetzen, handelt dieser Beitrag. Dabei ist besonders darauf zu achten, daß eine Qualitätssicherung, die die Lebensqualität der Betroffenen im Auge hat, auch auf das adäquate Feedback im Gesamtsystem achten muß, also auf das Feedback vom Ergebnis zu den diagnostischen und Behandlungsprozessen sowie auf das Feedback von beiden zurück zur Forschung. Wenn schon die Erfassung der Lebensqualität ein Problem ist, dann ist es erst recht dieses Feedback. Trotz dieser Probleme ist aber zu fordern, daß Qualitätssicherungsmaßnahmen in der Psychiatrie sich nicht nur auf die ökonomisch nützlichen technischen Parameter stützen, sondern daß auch die im Konzept der „Lebensqualität" erfaßte Lebenswirklichkeit des Patienten ein zentraler Aspekt von Qualitätssicherungsmaßnahmen wird (Lauer und Mundt, 1995).

Was versteht man unter Lebensqualität?

Lebensqualität ist ein in vielen Zusammenhängen verwendeter Begriff, für den es heute noch keine eindeutige Definition gibt (Bullinger, 1996). Im Englischen spricht man von „Quality of Life (QoL)", wenn Lebensqualität generell gemeint ist, und von „Health Related Quality of Life" (HRQL), wenn die gesundheits- bzw. krankheitsbezogene Lebensqualität gegenüber dem generellen Konzept der „Lebensqualität" hervorgehoben werden soll. In der Praxis wird allerdings heute zunehmend auch für die gesundheits- bzw. krankheitsbezogene Lebensqualität einfach der Begriff „Quality of Life" verwendet. Im Bezug auf Gesundheit und Krankheit hat der Begriff „Lebensqualität" etwas mit der ganzheitlichen Sicht des Menschen zu tun und man ist an die vor 40 Jahren von der Weltgesundheitsorganisation aufgestellte Definition von „Gesundheit" erinnert, daß diese nämlich nicht nur in der Abwesenheit von Krankheit sondern im völligen körperlichen, seelischen und sozialen Wohlbefinden besteht (WHO, 1958).

In der Alltagssprache wird der Begriff „Lebensqualität" oft synonym mit dem Begriff „Lebensstandard" verwendet, womit in der Regel die äußeren materiellen Lebensumstände gemeint sind. Im Gegensatz dazu wird in der somatischen Medizin der Begriff „Lebensqualität" weitgehend mit dem subjektiven Wohlbefinden des Patienten gleichgesetzt, das zum einen durch die Krankheit beeinträchtigt sein kann, zum anderen durch die Behandlung verbessert, aber auch – aufgrund von Nebenwirkungen – wiederum gestört sein kann. Ausgangspunkt dieser Verwendung des Begriffes Lebensqualität in der somatischen Medizin war u. a. die Onkologie, wo früh die Frage auftauchte, ob die palliative, das Leben einige Monate oder Jahre verlängernde Chemo- und Strahlentherapie wegen der negativen Auswirkung auf die subjektive Befindlichkeit „dafürsteht". Dieses Beispiel ist schon weitgehend Allgemeingut geworden, wie das Auftauchen in der gehobenen Romanliteratur zeigt („... no thanks, I'd rather die with my own hair on" läßt der englische Schriftsteller David Lodge eine Romanfigur sagen, der mitgeteilt wurde, daß durch eine Chemotherapie das Leben verlängert werden könnte; Lodge, 1991, S. 26).

Am besten wäre es vermutlich, den Begriff „Lebensqualität" im Sinne einer Bezeichnung für ein ganzes Gebiet von Aspekten des menschlichen Lebens zu verwenden, das im wesentlichen mit der Erfüllung zahlreicher grundlegender menschlicher Bedürfnisse zu tun hat, und zwar nicht nur – wegen der großen Vielfalt derartiger Bedürfnisse – mit einer einzigen Dimension, die mit einem Erhebungsinstrument erfaßt werden kann, das eine einzige Meßziffer liefert. In der somatischen Medizin hat die lange vernachlässigte subjektive Erlebnisweise der Krankheit durch den Patienten mehr Aufmerksamkeit erfahren, seit der Begriff „Lebensqualität" eingeführt wurde. Offenbar hat keines der schon lange vorhandenen „psychosozialen" Konzepte zur Erfassung der nicht krankheitsbezogenen Aspekte von Krankheit (wie „soziale Integration", „Behinderung", „Rollenverhalten", etc.) eine derartige Akzeptanz erfahren wie das Konzept der „Lebensqualität". Jahrzehntelang sind die psychischen und sozialen, also die „Lebensaspekte" von Krankheit und Behandlung weitgehend im Hintergrund geblieben und der Vorwurf, daß die Medizin „technokratisch" sei, ist wohl oft berechtigt. Das Konzept der „Lebensqualität", das die subjektive Sicht des Patienten betont, ist hier als großer Fortschritt zu betrachten. Der Nachteil, daß der Begriff relativ unscharf definiert ist, ist mit dem Vorteil verbunden, daß er von vielen Gruppen – von Politikern, Ärzten, Patienten, Angehörigen und von der Industrie – intuitiv verstanden wird und die Chance hat, zu einem von allen akzeptierten Zielkonzept der Gesundheitsversorgung der Bevölkerung zu werden.

Psychiatrie: Das Beispiel der Neuroleptikabehandlung der Schizophrenie

Es ist heute wissenschaftlich eindeutig belegt, daß die Neuroleptika bei der Schizophrenie einen therapeutischen Effekt haben, sowohl in der akuten Krankheitsphase als auch in der Rückfallsprophylaxe. Dies läßt sich zunächst am sogenannten „Pillenknick" zeigen – während bis zur Mitte dieses Jahrhunderts die psychiatrischen Betten in allen Ländern der Welt stetig angestiegen sind, ist es seit damals trotz der weiteren Bevölkerungszunahme zu einer drastischen Reduktion psychiatrischer Betten gekommen, die offensichtlich auf die Einführung der Neuroleptika Mitte der fünfziger Jahre zurückzuführen ist. Placebokontrollierte Studien zeigen darüber hinaus, daß es unter Neuroleptika zu einer wesentlich geringeren Rückfallsrate kommt als unter Placebo.

De facto sind die Rückfallsraten bei der Schizophrenie jedoch noch sehr hoch und es wurde vermutet, daß dies darauf zurückzuführen ist, daß das therapeutische Wissen nicht adäquat zum Einsatz kommt, daß also die *Qualität der Wissensanwendung* mangelhaft ist. Tatsächlich konnte nachgewiesen werden, daß niedergelassene Psychiater Neuroleptika oft zu niedrig dosieren und zu kurzfristig verabreichen, offensichtlich von einer falschen Einschätzung der Häufigkeit der befürchteten Nebenwirkungen geleitet. Diese Einsicht hat zur Ausarbeitung von Leitlinien für die Neuroleptikatherapie geführt und zu dem Schluß, daß die Ärzte besser aufgeklärt werden müssen und daß vermehrt mit den Angehörigen der Patienten gearbeitet werden muß, damit die Compliance der Medikamenteneinnahme besser wird (Kissling, 1994).

An dieser Vorgangsweise, die aus der Sicht der Qualitätssicherung der Wissensanwendung auf den ersten Blick adäquat erscheint, ist jedoch mehrfach Kritik angebracht. Die Konzentration auf die Rückfallsprophylaxe als Outcome-Kriterium der Schizophrenie ist aus der Sicht der Lebensqualitätsforschung obsolet. Die Frage, die vielmehr zu stellen ist, lautet: *Wie* leben Patienten, die unter einer Dauertherapie mit Neuroleptika stehen? Tatsächlich hat ein nicht unbeträchtlicher Teil dieser Patienten, die unter einer üblichen Neuroleptikatherapie stehen, an extrapyramidalen Symptomen zu leiden, wobei die Spätdyskinesien, das Parkinsonoid und die Akathisie nicht nur mit subjektiv unangenehmen Empfindungen verbunden sind, sondern auch die sozialen Kontakte massiv beeinträchtigen. Die *Lebensqualität* vieler Patienten ist deshalb schlecht, wenngleich die Symptome verschwunden sein mögen.

Der Schluß aus diesen Beobachtungen ist zunächst, daß Neuroleptika entwickelt werden müssen, die derartige Nebenwirkungen nicht haben (dies geschieht glücklicherweise). Es erscheint jedoch auch dringend notwendig, alternative psychosoziale Strategien zu entwickeln und zu verbreiten, die die Lebensqualität der Patienten erhöhen (Katschnig und Windhaber, 1997). In den USA hat sich bei enthospitalisierten Patienten gezeigt, daß durch das Stigma der Geisteskrankheit das Selbstwertgefühl verringert wird, daß Depression die Lebensqualität erniedrigt, daß andererseits eine Verbesserung des ökonomischen Status und „empowerment" die Lebensqualität erhöhen (Rosenfield, 1992; Mechanic et al., 1994). Darüber hinaus ist noch bemerkenswert, daß enthospitalisierte Patienten in den USA zwar arm, arbeitslos, unterstandslos und einsam sind und in Substandardwohnungen leben, jedoch betonen, daß sie äußerst zufrieden sind, daß sie außerhalb des Krankenhauses leben. Die subjektive Sicht der Betroffenen muß hier ernster genommen werden. Die in der Gemeinde gewonnene Autonomie als Element einer verbesserten Lebensqualität erscheint nach den vorliegenden Untersuchungen von größter Bedeutung und es sollten Lebensarrangements geschaffen werden, in denen sich Autonomie und Initiative entwickeln können.

Exkurs: Menschliche Bedürfnisse

Eine interessante und plausible Ordnung von menschlichen Bedürfnissen hat vor über einem halben Jahrhundert der amerikanische Psychologe Maslow (1954) aufgestellt. Er unterscheidet fünf Ebenen. Auf der untersten Ebene ordnet er die Erfüllung *biologischer Grundbedürfnisse* an, die zum „Überleben" beitragen. Es handelt sich dabei um Bedürfnisse wie Essen, Trinken und Schlafen. Auf der nächsten Ebene sind *Sicherheits- und Stabilitätsbedürfnisse* in einer unsicheren und gefährlichen Welt lokalisiert; in der darüber gelegenen Ebene ordnet Maslow *soziale Bedürfnisse* an, wie das Bedürfnis geschätzt zu werden; schließlich sind über diesen sozialen Bedürfnissen *psychologische Bedürfnisse*, wie das der Autonomie angeordnet, darüber wiederum *ästhetische und intellektuelle* Bedürfnisse und Aspekte der Selbstverwirklichung. Die implizite Annahme, daß die höheren Bedürfnisse nur befriedigt werden können, wenn die in der Hierarchie auf einer niederen Stufe befindlichen Bedürfnisse befriedigt sind, scheint nicht generell zu stimmen. Einsiedler oder Mönche setzen Bedürfnisse der Selbstverwirklichung vor materielle Bedürfnisse, und die Diskussion um die psychiatrische Enthospitalisierung betont ähnliche Aspekte: Obwohl viele aus Großkrankenhäusern entlassene Patienten im Hinblick auf ihre materiellen Bedürfnisse schlechter dran sind als im Krankenhaus, wird von der Mehrzahl die erlangte Autonomie über alles geschätzt.

Wenngleich die Hierarchie Maslows nicht generell durchzuhalten ist, so ist doch in seiner Darstellung der menschlichen Bedürfnisse ein wesentlicher Aspekt enthalten, der in der heutigen Lebensqualitätsforschung bei körperlichen und seelischen Krankheiten oft vernachlässigt wird, nämlich der Aspekt der Vielfalt dieser Bedürfnisse, der, wie man sagen könnte, „Mehrdimensionalität" des Konzepts Bedürfnis und damit auch des Konzepts der Lebensqualität.

Lebensqualität und psychische Krankheiten

Im Bereich der Psychiatrie hat die Erforschung von Behinderungen eine lange Tradition (Katschnig, 1994a). Begrifflich erscheint es wichtig darauf hinzuweisen, daß „Behinderung" zwar mit dem Begriff der Lebensqualität verwandt ist, aber eine negative Konnotation hat, während der Begriff „Lebensqualität" eher neutral ist und sowohl negative Ausprägungen (schlechte Lebensqualität) also auch positive (gute Lebensqualität) umfaßt. In einem „multiaxialen Zusatz" zum psychiatrischen Teil der 10. Revision der Internationalen Klassifikation der Krankheiten (ICD-10) wurde kürzlich eine eigene Behinderungsachse definiert (Janca et al., 1996), die sicher dazu beitragen wird, daß den nicht direkt krankheitsbezogenen Aspekten psychischer Krankheiten in Zukunft mehr Aufmerksamkeit geschenkt werden wird.

Die Entwicklung von der gemeindefernen Anstaltspsychiatrie zur gemeindenahen Psychiatrie hat wesentlich dazu beigetragen, daß sich Betroffene – Angehörige und Patienten – vermehrt artikulieren und von der Medizin und der Gesellschaft einfordern, daß nicht nur Symptome zum Verschwinden gebracht werden, sondern auch die Lebensqualität der Betroffenen verbessert wird. Die Selbsthilfebewegung der Angehörigen und der Betroffenen hat zu dieser Entwicklung einen wesentlichen Beitrag geleistet (Katschnig und Konieczna, 1989).

Bei Versuchen, Lebensqualität bei psychischen Krankheiten in einer validen und reliablen Art und Weise zu erfassen, hat es sich als notwendig erwiesen, drei Aspekte zu unterscheiden und sich nicht nur auf den in der somatischen Medizin im Vordergrund stehenden Bereich des „subjektiven Wohlbefindens" zu konzentrieren (Katschnig, 1997). Diese drei Aspekte sind

1. das subjektive Wohlbefinden
2. das Funktionieren in sozialen Rollen und
3. die externen Ressourcen (materieller Lebensstandard; soziales Netz)

Dieser Vorschlag entspringt einer sozialpsychiatrischen Kritik an einer rein subjektiven, psychologischen Sicht des Konzeptes „Lebensqualität", in der wenig Platz für Interaktionen mit der Umgebung und für die Einflußnahme auf die soziale und materielle Umgebung bleibt. Darüber hinaus läßt sich aber diese Ausweitung des psychologischen Konzeptes der „Lebensqualität", wie es in der somatischen Medizin gebräuchlich ist, auch durch die Eigenart vieler psychiatrischer Krankheitsbilder begründen. Wenn das subjektive Wohlbefinden allein zur Messung von „Lebensqualität" bei psychischen Krankheiten herangezogen wird, dann ergeben sich, je nach Krankheitsbild und Dauer der Störung, Verzerrungen, die bei reinen körperlichen Erkrankungen nicht bestehen (Katschnig, 1997). Es ergeben sich hier vier Fehlbeurteilungsmöglichkeiten, die man als

emotionale Fehlbeurteilung („emotional fallacy")
kognitive Fehlbeurteilung („cognitive fallacy")
„psychotische" Fehlbeurteilung („reality distortion fallacy") und
Standard-Drift-Fehlbeurteilung („standard-drift fallacy)

bezeichnen könnte.

Eine emotionale Fehlbeurteilung ergibt sich, wenn abnorme Stimmungssituationen vorliegen, also bei Depression oder Manie. Es ist bekannt, daß depressive Patienten mit ihrer „schwarzen Brille vor den Augen" sich selbst, die ihnen zuteil werdende soziale Unterstützung und ihre Entwicklungsmöglichkeiten „zu schlecht" einschätzen, während manische Patienten mit ihrer „rosa Brille" genau das Gegenteil tun. Wenn diese Patienten von ihrer emotionalen Störung genesen sind, können sie diese Fehleinschätzung identifizieren und beschreiben. Unter der kognitiven Fehlbeurteilung sind die falschen Einschätzungen der eigenen Lebensqualität bei einer verringerten intellektuellen Leistungsfähigkeit (geistige Behinderung, Demenz) zu subsumieren. Bei psychotischen Phänomenen (Wahn und Halluzinationen) kommt es per se zu Fehlwahrnehmungen. Schließlich wurde auch beobachtet, daß psychisch Kranke mit lange dauernden Krankheiten durch Verringerung ihrer Ansprüche (ihrer „Standards") oft mit einer geringeren Lebensqualität zufrieden sind als allgemein angenommen würde (Standard-Drift-Fehlbeurteilung).

Das *subjektive Wohlbefinden* kann offensichtlich nur durch den Betroffenen selbst beurteilt werden. Beim Funktionieren in *sozialen Rollen* und bei den *externen Ressourcen* ist eine Beurteilung sowohl durch den Betroffenen selbst als auch durch andere Personen – die Angehörigen und die professionellen Helfer – möglich, wobei es durchaus zu diskrepanten Einschätzungen kommen kann. Welche Sicht sich durchsetzt, ist das Resultat eines schwierigen „Aushandlungsprozesses". In der Regel sind die Diskrepanzen darauf zurückzuführen, daß die externen Beurteiler daran denken, daß das Wohlbefinden des Patienten auch „morgen" gegeben sein muß, so daß hier gegen die subjektive Sicht des Patienten entschieden wird. Dieses Problem kann hier nur aufgezeigt werden und nicht in seinen ethischen, rechtlichen und menschlichen Implikationen ausdiskutiert werden. Die Helfer müssen manchmal die Sichtweise des Patienten übernehmen, die dieser vermutlich hätte, wenn er im Augenblick nicht psychisch gestört wäre.

Diese Schwierigkeiten in der Beurteilung der Lebensqualiät müssen bei ihrer systematischen Erfassung berücksichtigt werden. Abschließend seien deshalb einige Leitlinien für die Beurteilung von Erhebungsinstrumenten für die Erfassung der Lebensqualität bei psychischen Krankheiten dargestellt.

Leitlinien für die Beurteilung von Erhebungsinstrumenten zur Erfassung der Lebensqualität bei psychischen Krankheiten

Derzeit liegen mehrere publizierte Erhebungsinstrumente zur Erfassung der Lebensqualität bei psychisch Kranken vor. Sie können hier nicht im Detail beschrieben werden (vgl. die zusammenfassende Darstellung von Lehman, 1996 und 1997), es können aber – im Licht des gerade Gesagten – die folgenden Leitlinien für die Bewertung ihre Nützlichkeit formuliert werden.

1. Globale Beurteilung versus spezifische Lebensbereiche („Life domains")
   Instrumente zur Erfassung der Lebensqualität, die eine getrennte Beurteilung von einzelnen Lebensbereichen – z.B. Wohnen, Arbeit, Freizeit, Selbstversorgung – gestatten, sind globalen Beurteilungsinstrumenten vorzuziehen. Die Erfahrung zeigt nämlich, daß die Lebensqualität in manchen Bereichen verringert, in anderen aber gut sein kann.

2. Subjektive Wichtigkeit einzelner Bereiche
   Als besonders relevant erscheint auch, zu beurteilen, ob ein Bereich für einen Betroffenen tatsächlich wichtig ist oder nicht. Es kann etwa sein, daß ein Patient eine adäquate Wohnumgebung für nicht so wichtig erachtet wie persönliche Freunde, was sich in der Beurteilung niederschlagen müßte.

3. Subjektive Einschätzung und objektive Einschätzung
   Erhebungsinstrumente, die die Beurteilung sowohl aus der Sicht des Patien-

ten als auch aus der Sicht der Angehörigen und der professionellen Helfer erlauben, sind vorzuziehen.

4. Krankheitsübergreifende versus krankheitsspezifische Erhebungsinstrumente
   In letzter Zeit wurden für die Erfassung der Lebensqualität bei spezifischen psychischen Störungen spezifische Erhebungsinstrumente entwickelt, so etwa für die Depression, wobei es allerdings noch methodische Schwierigkeiten zu überwinden gilt (Katschnig et al., 1996). In vielen somatischen Bereichen dominieren derartige krankheitsspezifische Erhebungsinstrumente, es sind jedoch auch Erhebungsinstrumente in Verwendung, die ganz generell die Lebensqualität und das Funktionieren von Patienten einschätzen („generische" Erhebungsinstrumente).

5. Unabhängigkeit von Symptomen
   Erhebungsinstrumente, die Symptome und Lebensqualitätsitems vermischen, tragen nicht der Tatsache Rechnung, daß die Lebensqualität eine von Symptomen unabhängige Dimension sein sollte. Freilich gibt es – wie bereits ausgeführt – in der Psychiatrie hier besondere Probleme. Die „Quality of Life in Depression Scale (QLDS; Hunt and McKenna, 1992)" besteht beispielsweise fast ausschließlich aus in der Alltagssprache formulierten Depressionssymptomen, so daß die Korrelation zwischen den Scores auf dieser Skala und psychopathologischen Summenscores sehr hoch ist (Katschnig et al., 1996). Die nur am Rande zum Bereich der Lebensqualität zählende „Global Assessment of Functioning Scale", im DSM-III-R und DSM-IV hat in der Definition der einzelnen Ankerpunkte vorgesehen, *entweder* Symptome *oder* das soziale Funktionieren zu beurteilen. Damit läßt sich aus einem vergebenen Score nicht mehr ableiten, ob dieses Score durch Symptome oder durch das Fehlfunktionieren in sozialen Rollen determiniert wurde. Multiaxiale diagnostische Systeme, wie dasjenige der Kinderpsychiatrie aber auch die neue multiaxiale Version der ICD-10 (Janca et al., 1996), der Wisconsin Quality of Life Index (W-QLI; Becker et al., 1993) sowie der Quality of Life and Satisfaction Questionnaire (Q-LES-Q; Endicott et al., 1993) sind Beispiele für Erhebungsinstrumente, die Symptome und Lebensqualität trennen.

6. Selbstbeurteilung versus Interview
   Wegen der oben genannten Fehlbeurteilungsprobleme ist es empfehlenswert, die Lebensqualität psychisch Kranker nicht nur mit einem Selbstbeurteilungsbogen durchzuführen, sondern auch durch ein Interview. Freilich stellt sich hier immer die Frage des Arbeitsaufwandes, die jedoch wegen der möglichen Fehlschlüsse und der sich daraus ergebenden falschen praktischen Konsequenzen ernsthaft diskutiert werden sollte.

7. Lebensqualität der Bezugspersonen
   Gerade bei chronisch psychisch Kranken, die in der Gemeinde leben, ist die Betreuung durch die Bezugspersonen ein wesentliches Element. Während sich die Lebensqualität der Patienten dadurch im Vergleich zu einem Leben in Institutionen erhöhen mag, kommt es oft zu einer Verminderung der Lebensqualität der Angehörigen, die sich um den Patienten kümmern (Simon, 1997). Es sollte deshalb bei der Beurteilung der Lebensqualität von

chronisch psychisch Kranken in der Gemeinde nicht vergessen werden, auch die Lebensqualität der Bezugspersonen – der Angehörigen, aber beispielsweise auch der Betreuer in Wohnheimen – zu erfassen.

Ausblick

Es wird der heutigen Psychiatrie vorgeworfen, daß sie immer noch zu institutionenorientiert und nicht an den Interessen der Betroffenen orientiert ist – nach dem Motto etwa „Ich habe eine Antwort. Haben Sie eine Frage?" Es wird aber heute übereinstimmend die Meinung vertreten, daß die traditionelle Institutionenorientierung einer Patientenorientierung weichen muß. Es besteht auch die Gefahr, daß sich Qualitätssicherungsmaßnahmen vorwiegend an technischen und ökonomischen Parametern orientieren.

Qualitätssicherung muß sich aber – besonders auch in der psychiatrischen Versorgung – auch am Ergebnis orientieren und dieses Ergebnis darf nicht nur die traditionell angestrebte Symptomfreiheit sein, sondern muß auch die umfassende Lebensqualität der Betroffenen und ihrer Angehörigen beinhalten.

Literatur

Becker M, Diamond R, Sainfort F (1993) A new patient focused index for measuring quality of life in persons with severe and persistent mental illness. Qual Life Res 2: 239–252

Bullinger M (1996) Lebensqualität – ein Ziel und Bewertungskriterium medizinischen Handelns? In: Möller H-J, Engel RR, Hoff P (Hrsg) Befunderhebung in der Psychiatrie: Lebensqualität, Negativsymptomatik und andere aktuelle Entwicklungen, Springer, Wien New York, S 13–29

Endocitt J, Nee J, Harrison W, Blumenthal R (1993) Quality of life enjoyment and satisfaction questionanire: A new measure. Psychopharmacol Bull 29: 321–326

Howard L, Wilkinson G (1997) Impact factors of psychiatric journals. Br J Psychiatry 170: 109–112

Hunt SM, McKenna SP (1992) The QLDS: A scale for the measurement of quality of life in depression. Health Policy 22: 307–319

Janca A, Kastrup M, Katschnig H, Lopez-Ibor JJ, Mezzich JE, Sartorius N (1996) The World Health Organization Short Disability Assessment Schedule (WHO DAS-S): a tool for the assessment of difficulties in selected areas of functioning of patients with mental disorders. Soc Psychiatry Psychiatr Epidemiol 31: 349–354

Katschnig H (1994a) Disabilities in a multiaxial formulation. In: Mezzich JE, Honda Y, Kastrup MC (Eds) Psychiatric diagnosis- A world perspective. Springer, Berlin Heidelberg New York Tokyo, pp 191–202

Katschnig H (1994b) Wie läßt sich die Lebensqualität bei psychischen Krankheiten erfassen? In: Katschnig H, König P (Hrsg) Schizophrenie und Lebensqualität. Springer, Wien New York, S 1–13

Katschnig H (1997) How useful is the concept of quality of life in psychiatry? In: Katschnig H, Freeman H, Sartorius N (Eds) Quality of life in mental disorders. Wiley, Chichester

Katschnig H, Poustka F (1976) Zur Sozialpsychologie des Dokumentationsverhaltens im Krankenhausroutinebetrieb. In: Nacke O, Wagner G (Hrsg) Dokumentation und Information im Dienste der Gesundheitspflege. Schattauer, Stuttgart, S 67–80

Katschnig H, Konieczna T (1989) What works in work with relatives? A hypothesis. Br J Psychiatry 155: 144–150

Katschnig H, Simhandl C, Serim M, Subasi B, Zoghlami A, Jaidhauser K, Kramer B (1996) Quality of life in depression – how should it be measured? XXth CINP Congress Melbourne, Melbourne

Katschnig H, Freeman H, Sartorius N (1997) Quality of life in mental disorders. Wiley, Chichester

Katschnig H, Windhaber J (1998) Die Kombination einer Neuroleptika-Langzeitmedikation mit psychosozialen Maßnahmen. In: Riederer P, Laux W, Pöldinger W, (Hrsg) Neuropsychopharmaka. Ein Therapie-Handbuch. Band 4: Neuroleptika, 2. Aufl. Springer, Wien New York

Kilian R (1997) Quality of life of staff working in psychiatric services. In: Katschnig H, Freeman H, Sartorius N (Eds) Quality of life in mental disorders. Wiley, Chichester

Kissling W (1994) Compliance, quality assurance and standards for relapse prevention in schizophrenia. Acta Psychiatr Scand [Suppl] 382: 16–24

Lauer, G. und Mundt, Ch. (1995): Lebensqualität und Qualitätssicherung. In: Haug H-J, Stieglitz R-D (Hrsg) Qualitätssicherung in der Psychiatrie. Ferdinand Enke, Stuttgart, S 184–190

Lehman AF (1996) Measures of quality of life among persons with severe and persistent mental disorders. Soc Psychiatry Psychiatr Epidemiol 31: 78–88

Lehman A (1997) Instruments for measuring quality of life in mental illnesses. In: Katschnig H, Freeman H, Sartorius N (Eds) Quality of life in mental disorders. J Wiley, Chichester

Lodge D (1991) Paradise news. Penguin Books, Harmondsworth, p 26

Maslow AH (1954) Motivation and personality. Harper and Row, New York

Mechanic D, McAlpine D, Rosenfield S, Davis D (1994) Effects of illness attribution and depression on the quality of life among persons with serious mental illness. Soc Sci Med 39: 155–164

Nelson RO (1977) Methodological issues in assessment via self-monitoring. In: Cone JD, Hawkins RP (Eds) Behavioral assessment: New directions in clinical psychology. Brunner/Mazel, New York

Rosenfield S (1992) Factors contributing to the subjective quality of life of the chronic mentally ill. J Health Soc Behav 33: 299–315

Simon M (1997) The relatives of the mentally ill's perspective on quality of life. In: Katschnig H, Freeman H, Sartorius N (Eds) Quality of life in mental disorders. Wiley, Chichester

WHO (1958) The first ten years of the World Health Organization. WHO, Geneva

Lebensqualität in der Onkologie –
Ein Modell für andere Disziplinen?

H. Flechtner

Einleitung

Die Entwicklung innerhalb der Onkologie hat in den letzten 3 Jahrzehnten seit den 60er Jahren verschiedene Richtungen genommen, die im wesentlichen durch die zur Verfügung stehenden Therapiemethoden bestimmt waren. Insbesondere die neueren Zytostatika, die in den 70er Jahren entscheidende Therapiefortschritte bei einer ganzen Reihe von Tumoren erbrachten, haben wesentliche Veränderungen bewirkt. Die Möglichkeiten der Heilung bei einigen onkologischen Erkrankungen (z.B. kindliche Tumoren, Leukämie, Hodentumor) und die Verlängerung der Überlebenszeit bei vielen anderen Tumoren, verbunden mit deutlicher Symptomreduktion, führten zu einer teils sehr optimistischen Bewertung hinsichtlich der in Zukunft zu erzielenden Therapieerfolge. Hieraus entwickelten sich eine Fülle von Kombinationen der drei Therapieverfahren Chemotherapie, Strahlentherapie und Chirurgie, die zunehmend in großen Studiengruppen auf multizentrischer Ebene prospektiv überprüft wurden. In diese Phase fiel am Anfang der 80er Jahre die Förderung großer nationaler Studiengruppen durch das BMFT (damaliges Bundesforschungsministerium), wodurch diese Form der Therapieforschung in Deutschland in größerem Maßstab etabliert werden konnte. Schnell zeigte sich in den Folgejahren jedoch, daß sich bei den zahlenmäßig großen Tumorgruppen (z.B. Mamma-, Lungen-, Magen-, Dickdarm-, Prostata-Ca) die Therapieerfolge nur sehr begrenzt weiterentwickeln ließen. Die erzielten Überlebenszeiten blieben häufig weitgehend unverändert, Nebenwirkungen nahmen aber durch die immer intensiver werdende Therapie deutlich zu, so daß insbesondere die Chemotherapie und in zweiter und dritter Linie auch die Strahlentherapie und Chirurgie ins Zentrum kritischer Hinterfragung gerieten. Zu diesem Zeitpunkt etwa am Ende der 70er und Anfang der 80er Jahre begannen sich kleine Forschergruppen in verschiedenen europäischen Ländern mit der Frage zu beschäftigen, wie sich Therapie und Tumorerkrankung auf die Lebensqualität der Patienten auswirken. Insbesondere in der palliativen Therapiesituation wo es nicht mehr um Heilung gehen konnte, stellte sich die Frage, ob durch die Behandlung nicht eventuell mehr Schaden als Nutzen für den Patienten entstehen würde und wie die erzielten Remissionen zu bewerten seien (Edler und Flechtner, 1987). Auf diesem Boden von Unbehagen an immer intensiver werdenden Therapieverfahren mit immer weniger substantiellem Fortschritt und Nutzen für die Patienten wurden von verschiedenen Gruppen Methoden entwickelt, um die Effekte der Therapie und des Tumorleidens auf das Leben der Patienten, auf die Lebensqualität, untersuchbar zu machen (Schipper et al., 1984). Diese vom „Subjekt Patient" erhobenen Daten sollten nachfolgend in die Onkologie zurückfließen und die zukünftige Planung von Studien beeinflussen können.

Die Entwicklung des „Konstruktes Lebensqualität"

Das Jahrzehnt zwischen 1980 und 1990 erbrachte die Entwicklung und Anwendungserprobung verschiedener Instrumente und Ansätze zur Messung von Lebensqualität im Bereich der Onkologie (Ware und Sherbourne, 1992, Aaronson et al., 1993, Cella et al., 1995). Neben einer ganzen Reihe von methodischen Problemen bei der Messung der verschiedenen Aspekte von Lebensqualität, blieb ein vorherrschendes Thema die Frage nach der Definition beziehungsweise nach dem angemessenen Interpretationszusammenhang von Lebensqualität (Aaronson et al., 1988, Schraub et al., 1995). Ein in diesem Sinne oft zitierter und in Anspruch genommener Rahmen bildete die WHO Definition von Gesundheit mit ihren drei Grundkonzepten des physischen, seelischen und sozialen Wohlbefindens (WHO, 1979). Es bestand Übereinstimmung, daß eine allgemein gültige Begriffsbestimmung des Terminus Lebensqualität schwer oder kaum zu leisten sein würde, daß aber die genannten drei „Großbereiche" mit einer etwas erweiterten Definition der körperlichen Befindlichkeit, des Psychisch – Seelischen (eingeschlossen des Glaubens) sowie des Sozialen (Eingebundenheit in Familie, Freundeskreis, Beruf und Freizeitaktivitäten), zentral bei der Erfassung von Lebensqualität Berücksichtigung zu finden hätten. Nach allgemeiner Übereinstimmung wurde und wird postuliert, daß bei Intaktheit dieser Großbereiche die Voraussetzungen für eine gute Lebensqualität des Einzelnen vorlägen, ohne daß unter einer solchen Konstellation schon automatisch von einer guten Lebensqualität ausgegangen werden könne. Obwohl nachfolgend verschiedene Versuche unternommen wurden, allgemeinere Definitionen zu entwickeln und mit verfügbaren Meßkonzepten in Einklang zu bringen, bildete sich doch relativ eindeutig eine Zugangsweise heraus, quasi ex negativo, bei der von vornherein auf eine zugrundeliegende fest verankerte Definition verzichtet wurde und lediglich der Rahmen der zu verwendenden Begrifflichkeit abgesteckt wurde. Ohne Abwägungen zwischen den Bereichen vorzunehmen, diese in eine Rangfolge zu bringen, bzw. eindeutige Gewichtungen bezogen auf verschiedene Anwendungssituationen vorzunehmen, gingen die drei großen Bereiche der „Physis", der „Psyche" und des „Sozialen" übereinstimmend in die Konzeptionen der Meßinstrumente zur Lebensqualität als bestimmende allgemeine Hauptfaktoren ein. Innerhalb dieser inhaltlich geprägten Umschreibung, die in gewisser Hinsicht einen kleinsten gemeinsamen Nenner aller Ansätze zur Bestimmung von Lebensqualität darstellt, bleibt dann jedoch genügend Raum für zusätzliche Dimensionen oder spezielle Aspekte. Themen wie Spiritualität, Sexualität und Körpererfahrung sind hier als Beispiel zu nennen, in denen sich z.B. auch kulturelle Unterschiede deutlich ausprägen und die entsprechend berücksichtigt werden müssen, um nicht zu Mißverständnissen bei der Interpretation von Ergebnissen und beim Vergleich verschiedener Gruppen von Patienten zu führen. Aber auch die Berücksichtigung spezifischer Situationen, in denen die subjektiv wahrnehmbare Lebensqualität unter besonderen Ausgangsbedingungen steht, wie z.b. bei sehr jungen oder sehr alten Menschen, ist in einem solchen offenen Konzept möglich.

Einer der wichtigsten Schritte war die strikte Trennung zwischen der Erhebung von Lebensqualitätsparametern durch einen Beobachter und der Einschätzung durch den Patienten selbst. Übereinstimmend war es in den letzten Jahren das Ziel der meisten international tätigen Gruppen, die Erhebung der Lebensqualität durch das Selbsturteil der Patienten in das Zentrum der Bemühungen zu stellen. Somit entwickelte sich ein „Konstrukt Lebensqualität", welches im wesentlichen die subjektiven Äußerungen der Patienten als unmittelbaren Ausdruck des Befindens ansieht und – im Gegensatz zu Erhebungsinstrumenten im psychiatrisch – psychologischen Bereich – nicht in erster Linie diese Befindensäußerungen als z.b. psychische Symptomatik oder Copingstrategien etc. interpretiert (de Haes et al., 1985; van Knippenberg und de Haes, 1988).

Zugangsweisen zur Erhebung solcher subjektiver Daten bieten Interviewverfahren mit verschiedenem Strukturierungsgrad sowie Fragebogenverfahren unterschiedlicher Komplexität. Während Interviewverfahren schon aufgrund der zeitlichen Dauer einer solchen Untersuchung sowie der Notwendigkeit geschulten Personals weitgehend explorativen Ansätzen mit kleineren Patientenzahlen vorbehalten bleiben, können Fragebogenverfahren auch bei größeren Anzahlen von Patienten, auch zu wiederholten Zeitpunkten, vergleichsweise erheblich einfacher eingesetzt werden. Dienten die Interviewverfahren zunächst vornehmlich dazu in der Entwicklungs- und Explorationsphase spezifische Problembereiche ausführlich zu erfassen, so entwickelten sich die nachfolgenden Fragebogenverfahren als strukturierte Kondensate aus diesen erheblich umfangreicheren Interviewuntersuchungen. Auf die aufwendigen Konstruktionsbedingungen mit den hierzu erforderlichen Felduntersuchungen an größeren Patientenkollektiven etc., die einen Fragebogen erst zu einem reliablen und validen Untersuchungsinstrument machen, soll an dieser Stelle nicht weiter eingegangen werden (Donovan et al., 1989; Cella, 1995). Erste Schritte mußten zwangsläufig bei diesen sehr komplexen Interaktionsgeschehen zwischen den verschiedensten intra – und extrapsychischen Einflußfaktoren darin bestehen, Vereinfachungen vorzunehmen, ohne den Kern der Fragestellungen dabei aus dem Auge zu verlieren. Neben der wie oben ausgeführten inhaltlichen Prägung, ergab sich auch in der Entwicklung der Zugangswege zur Messung von Lebensqualität recht eindeutig eine Hauptströmung, die den Schwerpunkt der Arbeit und Aufmerksamkeit auf die Entwicklung von Fragebogenverfahren legte. Insbesondere die gerade in der klinischen Onkologie international übereinstimmend angewandte Methode der multizentrischen prospektiven Therapiestudien zur Weiterentwicklung und Modifizierung der zur Verfügung stehenden Therapieverfahren machte es geradezu zwingend notwendig, Verfahren für die Erfassung der Zielgröße Lebensqualität zu entwickeln, die innerhalb solcher Untersuchungen einsetzbar waren. Insbesondere die Möglichkeit zur wiederholten Messung mußte gegeben sein, um Verlaufsaspekte im Längsschnittdesign untersuchen zu können (Flechtner und Holle, 1991). Außer zu explorativen Zwecken in der

Entwicklung von speziellen Fragekomplexen und zur inhaltlichen Absiche-
rung, bezogen auch auf das immer wieder thematisierte Validierungsproblem,
setzten sich die Fragebogeninstrumente als Standardinstrumente gegenüber den
Interviewverfahren auf breiter Basis durch. Zur Zeit liegen in hinreichend über-
prüfter Form eine Reihe von Fragebogeninstrumenten vor, die mittlerweile auch
in die wichtigsten Sprachen übersetzt und dort validiert wurden (Schipper et al.,
1984; Ware und Sherbourne, 1992; Aaronson et al., 1993; Cella et al., 1995).

Gegenwärtiger Stand der Lebensqualitätsforschung

Im eigentlichen Sinne sind zwei Entwicklungslinien zu sehen, wovon die eine
die zunehmende Einbindung von Aspekten der Lebensqualität in die Vorstel-
lungswelt der klinisch tätigen Onkologen betrifft und somit auch den genuinen
Eingang dieser Art von Fragestellungen in die Konzeption und Planung der
onkologischen Therapiestudien. Dieser Prozeß kann als Aneignung eigentlich
soziologisch – psychologischer Konzepte durch die klinische Medizin beschrieben werden. Die Überformung und Umformung sowohl von Begrifflichkeit als
auch vom Inhalt dieser Konzepte führte dazu, daß während der letzten Jahre eben
diese, zunächst für die Medizin fremde, Begrifflichkeit Eingang in die Therapie-
überlegungen gefunden hat und sich hier als anzustrebendes Therapieziel bzw.
als relevante Zielgröße zu etablieren begann (Konsensuspapier, 1991).

Die zweite Linie betrifft das Phänomen, daß die Begriffs- und Inhalts-
entwicklung aus dem angestammten Bereich, also einer eher geisteswissen-
schaftlich – psychologisch – soziologisch geprägten Domäne, selbst einen Weg
genommen hat, bei der sich der Komplex Lebensqualität aus diesen angestammten Verankerungen herausgelöst hat und einen eigenständigen wissenschaftlichen Kontext zu entfalten begann. Verschiedene Arbeitsgruppen (z.B.
EORTC Study Group on Quality of Life), die sich mit der Weiterentwicklung
dieser Thematik beschäftigen, sind insbesondere in ihrer personellen Zusammensetzung durch Multidisziplinarität sowie die sich daraus ergebenden Integrations-
und auch Reibungsmomente der verschiedenen Sichtweisen geprägt und haben
hiermit über die letzten Jahre zu einer deutlichen Konzeptionsveränderung der
zuvor doch eher sehr konservativ dem eigenen Wissenschaftsbereich verhafteten
und von ihm geprägten Ansatzweisen geführt.

Läßt sich für die erstgenannte Entwicklungslinie – sozusagen das Schicksal
des Begriffes Lebensqualität auf dem Weg in eine naturwissenschaftlich geprägten Medizin – zeigen, daß das Subjekt, das Individuum des einzelnen Patienten,
in seiner je nach Zeitpunkt sich unterschiedlich äußernden Ausprägung, erstmals ausreichend Berücksichtigung erfahren kann, so ist für die zweite Linie –
dem eben Gesagten entsprechend, also der Weg des Konzeptes Lebensqualität in
einen mehrwurzeligen, aber neu entstehenden, eigenen Kontext hinein – eher
festzustellen, daß das objektive Moment des Krankheitsgeschehens und die darüber hinaus objektivierende Sichtweise des medizinischen Blickes eine Modifizierung der psychologisch – geisteswissenschaftlichen Blickrichtungen bewirkt,
die es schlußendlich erlauben, sich auch einem Begriff wie Lebensqualität mit
adäquaten empirischen Methoden anzunähern ohne, im Lichte der bezeichne-
ten und zu berücksichtigenden Gesamtsituation, dem Verdikt des bloßen Empi-
rismus bzw. dem Vorwurf der Entsubjektivierung zu verfallen und vor allen

Dingen auch dem Auftrage einer Aufhellung bestimmter klinischer Situationen nachzukommen.

Die Etablierung von Lebensqualität bzw. ihrer Teilaspekte als wichtige oder sogar entscheidende Therapiebewertungsmaßstäbe innerhalb onkologischer Therapiestudien und die entsprechende Akzeptanz in den großen Studiengruppen zeigt deutlich, daß die sich aus den beiden kurz skizzierten Entwicklungslinien ableitenden Konzeptbildungen hier in einem fruchtbaren Diskussions- und Integrationsfeld zusammenfinden. Dies sollte die Möglichkeit eröffnen, die Fragestellungen auch in praktikabler Art und Weise einer tatsächlich überprüfbaren Erforschung zuzuführen.

Trotz der in den letzten Jahren deutlich größer gewordenen Anstrengungen, eben solche Bewertungsaspekte aus dem subjektiven Bereich der Lebensqualität in die entsprechenden Studienplanungen zu integrieren, ist dennoch bis heute festzuhalten, daß aus diesen Anstrengungen bislang nur sehr wenig tatsächlich verfügbare und studienrelevante Fragestellungen beantwortende Ergebnisse vorliegen (Coates et al., 1987, Ganz et al., 1988, Bjordal et al., 1995). Sicherlich ist hierbei zu berücksichtigen, daß entsprechende Untersuchungen, sowohl bezogen auf den empirischen Teil selbst, als auch hinsichtlich Auswertung und Ergebnisinterpretation einen erheblichen Zeitaufwand benötigen, der in der Regel mit dem rein medizinischer Studien kaum zu vergleichen ist (Ganz et al., 1995). Auf den sich hierbei dennoch deutlich zeigenden Widerspruch zwischen Anspruch und „Eindringtiefe" des nun doch schon überall geläufigen Begriffes sei aber trotzdem hingewiesen.

Ausgehend in ihrer Entwicklung von einem deutlichen Unbehagen an einer Onkologie, die sich eher dem medizinisch – technisch Machbaren als dem Wohlbefinden des Patienten verschrieben zu haben schien, gewann der Begriff Lebensqualität an Bedeutung als Gegenpol zu der Eigengesetzlichkeit der Bewertung von Erfolgen und Grenzen der traditionellen Behandlungsformen wie Chemotherapie, Strahlentherapie und Chirurgie. Insbesondere die Tatsache, daß für die allermeisten Tumorarten in der Regel nur palliative Behandlungsverfahren zur Verfügung standen und stehen, führte zu den Fragen nach Sinn und Unsinn von Therapien für den Patienten (Bernhard und Ganz, 1995; Stiefel, 1995).

Wie sollte der Wert einer Behandlung bemessen werden, wenn keine Heilung, kein Überlebenszeitvorteil und oft noch nicht einmal eine deutliche Besserung von Beschwerden erreicht werden konnte, aber zum Teil erhebliche Nebenwirkungen in Kauf zu nehmen waren? Insbesondere die Unterordnung des subjektiven Erlebens unter vorgegebene Ziele von Tumorverkleinerung oder Linderung führte oft zu einer für den Patienten unerträglichen Übermacht des medizinisch „Notwendigen". Hier konnte Lebensqualität begriffen werden als Statthalter des Individuums in einem zunehmend entmenschlichten Therapieautomatismus. Über die in diesem Zusammenhang entstehenden Aufladungen des Begriffes und die von verschiedenen Seiten sicherlich festzustellenden Projektionen wäre gesondert zu berichten. An dieser Stelle kann soviel gesagt werden, daß der sich herausbildende Begriff der Lebensqualität im onkologischen Therapiezusammenhang eine sehr schnelle, sich quasi automatisch herstellende, Verbindung zu Begriffen wie Menschlichkeit, Subjektivität, Ethik, Individualität etc. einging und in dieser durchgängig positiven Konnotation den schon oben beschriebenen Gegenpol zu dem als technisch, manchmal grausam und entindividualisierend begriffenen Vorgehen in der onkologischen Behandlung bildete. Lebensqualität erschien somit sehr schnell als ein ganzheitlicher Begriff, dessen Auseinanderlegen in Teilbereiche eher dieser positiven Grundwertung entgegenzustehen schien, somit auch in der aufgezeigten Polarisierung weitere, eher nüchterne Differenzierungen dem unmittelbaren Empfinden eher gegenläufig zu sein schienen.

Die auch durch die Produktwerbung und die Medien erhebliche Verbreitung gefundene diesbezügliche Verwendung des Begriffes führte zu einer eher merkwürdig anmutenden Besetzung des Begriffes Lebensqualität durch sehr romantisierenden Vorstellungen zuneigenden Kreisen von Helfern. Diese Entwicklung und die damit von vornherein nur positive Inanspruchnahme des Begriffes Lebensqualität, resultierend eigentlich aus einem durchaus berechtigten Unbehagen an einer technischen Medizin, führt im weiteren aber in ihrer auch deutlich verallgemeinernden Sichtweise nun keineswegs dazu, daß die subjektive Befindlichkeit des einzelnen Patienten eine angemessene Berücksichtigung oder allgemein eine bessere Repräsentanz in der Medizin erfährt. Im Gegenteil wird sie fast zur Gewähr, daß solche schwammigen, emotional positiv gefärbten Begriffszusammenhänge sich als eine Art süßliche Schleier auf die genau so unverändert weitertreibende Medizin legen.

Wenn die seriöse wissenschaftliche Auseinandersetzung und vor allen Dingen die nachfolgende praktische Umsetzung in Forschung und in klinischer Realität nun noch so zögerlich und langsam erfolgt, wie es zur Zeit wohl der Fall scheint, dann ist es im Gegenzug nur ein kleiner Schritt, dies alles zu recht als lediglich alibiartige Lippenbekenntnisse zu bewerten – damit dann aber auch den gesamten Ansatz im Kern zu denunzieren.

Die nun auch erfolgende Inanspruchnahme dieser den „Patienten berücksichtigenden" Sichtweise durch die Onkologen selbst und die Einzug haltenden Redeweisen von „Lebensqualität erhalten", „Lebensqualität verbessern" etc. verstärken diesen Prozeß eher noch weiter.

Eine im Sinne des Patienten notwendig nüchterne Betrachtungsweise, die tatsächlich in der Lage wäre, die differenzierten Aspekte von Lebensqualität eines einzelnen Patienten im Therapieprozeß abzubilden, aufzugreifen und in Therapieentscheidungen umzumünzen, geht hier in einer globalisierend beschönigenden Sichtweise vollends unter. Plausibel erscheint ein solcher Prozeß allemal, da es wohl augenscheinlich ist, daß die Rede von Tumorreduktion, von Nebenwirkungsvermeidung und Überlebenszeitverlängerung sehr viel belastender, nüchterner und technischer erscheint als eine gleichlautende Beschreibung der Situation als lebensqualitätserhaltend oder lebensqualitätsberücksichtigend. Die Kontraproduktivität und der Etiketteneuphemismus, der in solchen, inzwischen überall verfügbaren, Verallgemeinerungen liegt, ist evident.

Das primäre Ziel der wissenschaftlichen Annäherung an den Begriff der Lebensqualität kann nicht darin bestehen, das oder ein Maß für gute Lebensqualität für die behandelten Patienten zu definieren, sondern zunächst das Ausmaß von negativen Einflüssen und Belastungen auf die Lebensqualität, ausgeübt durch Erkrankung und Behandlung, genauer zu bestimmen. Informationsquelle ist die subjektive Erlebensqualität des Patienten, die – in meßbarer Form erhoben – zu einer Beurteilung bestimmter Therapiesituationen im zeitlichen Verlauf und zu bestimmten therapierelevanten Zeitpunkten führen soll. Insofern sind diese subjektiv basierten Daten keineswegs von vornherein „positiv besetzt" oder mit Lebensqualitätsverbesserung oder Menschlichkeit oder ähnlich gearteten Begrifflichkeiten verbunden, sondern bewegen sich auf dem neutralen Gebiet von erhebbaren und überprüfbaren Daten.

Dieser eben dargestellte Zusammenhang erscheint insofern bedeutsam, als die Verbreitung des Begriffs Lebensqualität mit dem geschilderten positiven Bedeutungshof eine solch rapide Zuwachsrate verzeichnet (Anderson, 1995), im Gegenzug dazu aber die Anzahl der tatsächlich durchgeführten Untersuchungen und die hieraus erhobenen Ergebnisse, die nun wirklich in der Lage wären, Beiträge zur Lebensqualitätsverbesserung oder Berücksichtigung der Patienten zu leisten, nahezu im umgekehrt proportionalen Verhältnis zueinander stehen (Bernhard et al., 1995).

Ein weiterer Aspekt ist an dieser Stelle hervorzuheben. Er betrifft die Frage des „Ganzen und der Teile". Von verschiedenen Seiten wurde und wird immer wieder der Ansatz verfolgt, die Zielgröße Lebensqualität in einer einzigen summarischen Maßzahl zu erfassen und damit alle unterschiedlichen, hierzu beitragenden Bereiche in einer Größe zu integrieren. Demgegenüber stand und steht das Konzept, die verschiedenen Teilaspekte in ihrer inhaltlichen Unterschiedenheit zu belassen und nicht den Versuch einer, Teildifferenzierungen aufhebenden, Vereinfachung zu unternehmen, bei welcher die ganz unterschiedlichen Aspekte und Facetten von Lebensqualität zu einer einzigen, dann – so das wichtigste Gegenargument – kaum noch interpretierbaren und aussagelosen Meßgröße zusammengefaßt werden. Im weiteren kompliziert zeigt sich diese Art von Vereinfachungsversuch dadurch, daß nicht nur verschiedene Teilaspekte in eins gesetzt werden, sondern daß darüber hinaus auch inhaltliche zusammen mit zeitlichen Bewertungen in einer Maßzahl zusammengefaßt werden.

Die in den letzten Jahren deutlich zunehmenden Anstrengungen, in den Bereichen der Gesundheitsökonomie sowie der Qualitätssicherung zu Bewertungskriterien zu gelangen und damit therapeutisches Handeln ebenfalls einer ökonomischen Kosten-Nutzen-Analyse zu unterziehen, hat die Bemühungen um solche Maße weiter verstärkt (Baniel et al., 1995; Bergman und Aaronson, 1995). Der individuelle Nutzen einer Behandlung soll dadurch auch unter Einbeziehung der subjektiven Wertung bestimmt werden. Damit wären verschiedene Therapiemodalitäten, auch von der Warte des Nutzens für den Einzelnen, einer Beurteilungsmöglichkeit zuzuführen. So legitim ein solcher Forschungsansatz erscheinen mag, so ist dennoch der Verdacht nicht von der Hand zu weisen, daß sekundäre Interessen, die eher ökonomische Konsequenzen primär im Auge haben, hier jenseits aller Wissenschaftlichkeit mit zum Tragen kommen. Damit wird auch die Übertragbarkeit dieser Ansätze, wie der Bewertung der Lebensqualität von Patienten, in andere medizinische Disziplinen in den spezifischen Kontext von Therapiebewertung und Legitimation gerückt. Es nimmt dabei nicht Wunder, daß sich auch unter dem Schlagwort Qualitätssicherung alle relevanten therapiebewertenden Methoden zusammenfinden. Das erhebliche Interesse, welches solchen Entwicklungen, vor allen Dingen von den finanziellen Trägern der Gesundheitssysteme, entgegengebracht wird, spricht eine klare Sprache und wird sicherlich in der Zukunft auch zu einem erheblichen Schub in der Erforschung dieser Zusammenhänge führen.

Schlußfolgerungen

Insgesamt kann festgestellt werden, daß zwar in zunehmendem Maße die Frage nach der Lebensqualität der Patienten gestellt wird und auch entsprechende Fragestellungen in größere multizentrische Untersuchungen eingehen, daß aber dennoch bis zum heutigen Tage relevante Ergebnisse aus solchen Untersuchungen immer noch in verhältnismäßig geringer Zahl verfügbar sind. Obwohl immer wieder Lebensqualität als eigentliches Zielkriterium in Studien genannt wird, ist die Zahl der Untersuchungen bislang sehr gering, die Lebensqualität tatsächlich zur Beantwortung klinisch relevanter Fragestellungen heranziehen. Während der letzten Jahre sind ca. 500–600 Publikationen jährlich erschienen, die sich mit der Thematik Lebensqualität beschäftigen. Von dieser zunächst großen Anzahl bleiben bei genauer Betrachtung aber höchstens 10%, die sich mit Fragestellungen bei definierten Ausgangsbedingungen auseinandersetzen, z.B. bei einer einzelnen Tumorerkrankung mit festgelegter Therapie. Von diesen Arbeiten verbleiben erneut nur 10% bis 30%, in denen tatsächlich versucht wird Fragestellungen zu klären, die zumindest eine prinzipielle Relevanz für klinische Entscheidungsfindungsprozesse haben. Darüber hinaus ist während der vergangenen Jahre, auch unter dem zunehmendem Kostendruck im Gesundheitswesen, eine Verlagerung wissenschaftlicher Aktivitäten hin zur Entwicklung „allgemeiner Maße für Gesundheit" und zur wirtschaftlichen Bewertung von Behandlungsmaßnahmen, im Sinne der Gesundheitsökonomie, verbunden mit Fragestellungen der Qualitätskontrolle und – sicherung in enger Verzahnung mit Fragestellungen medizinischer Entscheidungsfindung zu konstatieren. Die Implikationen dieser Entwicklung für die Lebensqualitätsforschung innerhalb der Onkologie werden in der Zukunft auf mehreren Ebenen zu diskutieren sein. Insbesondere die fortschreitende Konzeptbildung zur Lebensqualität in anderen Teilbereichen der Medizin, wie bei den chronischen Krankheiten im somatischen und im psychiatrischen Bereich, wird zu einer fortschreitenden Bereicherung des Gesamtgebietes führen und hoffentlich zumindest mittelfristig einen Rückgang der beschriebenen Euphemismusprozesse bewirken. Außerdem werden in den nächsten Jahren aus den zur Zeit laufenden Studien in verstärktem Maße Ergebnisse zu erwarten sein. Dann wird sich besser als heute überprüfen lassen, inwieweit die Erforschung der Lebensqualität von Patienten wirklich zu handlungsrelevanten Konsequenzen in der Medizin zu führen vermag, oder ob das Thema Lebensqualität sich als ein zeitgebunden eher flüchtiges Phänomen erweist oder gar seine eigentliche Bestimmung im zur Zeit dominierenden ökonomischen Kontext findet.

Literatur

Konsensuspapier zur Durchführung von Lebensqualitätserhebungen in onkologischen Therapiestudien (1991) In: Schwarz R, Bernhard J, Flechtner H, Küchler Th, Hürny Ch (Hrsg) Lebensqualität in der Onkologie. Aktuelle Onkologie, Bd 63. Zuckschwerdt, München, S. 145–149

Aaronson NK, Bullinger M, Ahmedzai S (1988) A Modular approach to quality-of-life assessment in cancer clinical trials rec res. Cancer Res 111: 231–249

Aaronson NK, Ahmedzai S, Bergman B, Bullinger M, Cull A, Duez NJ, Filiberti A, Flechtner H, Fleishman SB, de Haes JCJM, Kaasa S, Klee M, Osoba D, Razavi D, Rofe P, Schraub S, Sneeuw K, Sullivan M, Takeda F (1993) For the European Organisation for Research and Treatment of Cancer Study Group on Quality of Life. The European Organisation for Research and Treatment of Cancer QLQ-C30: A quality-of-life instrument for use in international clinical trials in oncology. J Natl Cancer Inst 85: 365–376

Anderson LF (1995) Enthusiasm for quality-of-life research rises [news]. J Natl Cancer Inst 87: 712–714

Baniel J, Roth BJ, Foster RS, Donohue JP (1995) Cost and risk benefit in the management of clinical stage II nonseminomatous testicular tumours. Cancer 75: 2897–2903

Bergman B, Aaronson NK (1995) Quality-of-life and cost-effectiveness assessment in lung cancer. Curr Opin Oncol 7: 138–143

Bernhard J, Gusset H, Hürny C (1995) Quality-of-life assessment in cancer clinical trials: an intervention by itself? Support Care Cancer 3: 66–71

Bernhard J, Ganz PA (1995) Psychosocial issues in lung cancer patients. Cancer Treat Res 72: 363–390

Bjordal K, Freng A, Thorvik J, Kaasa S (1995) Patient self-reported and clinician-rated quality of life in head and neck cancer patients: a cross-sectional study. Eur J Cancer B Oral Oncol 31B: 235–241

Cella DF (1995) Methods and problems in measuring quality of life. Support Care Cancer 3: 11–22

Cella DF, Bonomi AE, Lloyd SR, Tulsky DS, Kaplan E, Bonomi P (1995) Reliability and validity of the functional assessment of cancer therapy-lung (FACT-L) quality of life instrument. Lung Cancer 12: 199–220

Coates A, Gebski V, Bishop JF, Jeal PN, Woods RL, Snyder R, Tattersall MH, Byrne M, Harvey V, Gill G (1987) Improving the quality of life during chemotherapy for advanced breast cancer. A comparison of intermittent and continuous treatment strategies. N Engl J Med 317: 1490–1495

De Haes JCJM, Van Knippenberg FCE (1985) The quality of life of cancer patients: A review of the literature. Soc Sci Med 20: 809–817

Donovan K, Sanson-Fisher RW, Redman S (1989) Measuring quality of life in cancer patients. J Clin Oncol 7: 959–968

Edler L, Flechtner H (1987) Remission in Phase II- und Phase III-Studien: Kriterien und Voraussetzungen. Onkologie 10: 330–339

Flechtner H, Holle R (1991) Die Aussagefähigkeit von Lebensqualitätsdaten: Zum Validierungsproblem. In: Schwarz R, Bernhard J, Flechtner H, Küchler Th, Hürny Ch (Hrsg) Lebensqualität in der Onkologie. Aktuelle Onkologie, Bd. 63. Zuckschwerdt, München, S 47–53

Ganz PA, Haskell CM, Figlin RA, La Soto N, Siau J (1988) Estimating the quality of life in a clinical trial of patients with metastatic lung cancer using the Karnofsky performance status and the functional living index-cancer. Cancer 61: 849–856

Ganz PA, Day R, Ware J, Redmond C, Fisher B (1995) Base-line quality-of-life assessment in the national surgical adjuvant breast and bowel project breast cancer prevention trial. J Natl Cancer Inst 87: 1372–1382

Schipper H, Clinch J, McMurray A, Levitt M (1984) Measuring the quality of life of cancer patients: the functional living index-cancer: Development and Validation. J Clin Oncol 2: 472–483

Schraub S, Lecomte S, Mercier M, Bonneterre J, Arveux P (1995) Quality of life measures in oncology. Bull Cancer Radiother 82: 79–84

Stiefel F (1995) "Cancer and quality of life". Support Care Cancer 3: 327–328

Van Knippenberg FCE, De Haes JCJM (1988) Measuring the quality of life of cancer patients: Psychometric properties of instruments. J Clin Epidemiol 41: 1043–1053

Ware JE, Sherbourne CD (1992) The MOS 36-item short-form health survey (SF-36) I. Conceptual framework and item selection. Med Care 30: 473–483

WHO Handbook for reporting results of cancer treatment (1979) Offset publication No. 48, Geneva

Aspekte zur Lebensqualität bei chronisch kranken und behinderten Kindern und Jugendlichen in ambulanter oder stationärer Rehabilitation

R. Voll

Die Forschung über die Lebensqualität chronisch kranker Kinder begann mit der psychoonkologischen Forschung, da Nebenwirkungen der Behandlung wie Chemo- oder Strahlentherapie die Lebensqualität krebskranker Kinder beeinträchtigen. So wurde zum Beispiel in den 50er Jahren der Karnofsky Performance Status für Studien geschaffen (Karnofsky et al., 1951), der eine globale Einschätzung der Behinderung bei onkologischen Patienten ermöglicht. Zeitlich später entstand Literatur über Krebs und Angst, über Krankheitsverarbeitung und über Modelle der Beratung von Angehörigen (Bürgin, 1991; Häberle, 1988 und 1990; Sellschopp et al., 1985; Verres, 1986). Während in der psychoonkologischen Forschung im Zentrum der Überlegungen steht, wie die Lebensqualität der Kinder durch belastende Chemo- und Strahlentherapien beeinträchtigt wird, ist bei Jugendlichen, die zum Beispiel von Geburt an oder nach einem Unfall behindert sind, die Fragestellung umgekehrt. Hier stellt sich die Frage, ob durch geeignete psychosoziale Unterstützung und durch Rehabilitationsmaßnahmen die Anpassung an die Behinderung und somit das subjektive Wohlbefinden verbessert werden kann.

Rehabilitation bedeutet nicht nur eine medizinische, sondern auch eine psychosoziale Rehabilitation, da biomedizinischer Reduktionismus den Rehabilitationserfolg schmälert (Budde, 1988). Psychosoziale Rehabilitation hat eine möglichst weitgehende Reduktion von bestehenden Handicaps einer erkrankten Person zum Ziel. Nach der Definition der Weltgesundheitsorganisation (1980) spiegelt ein Handicap die Konsequenzen für das Individuum im kulturellen, sozialen und ökonomischen Bezug und im Bezug auf die Lebenswelt wider, die von der Gegenwart einer gesundheitlichen Beeinträchtigung (Impairment) oder einer Behinderung (Disability) stammen.

Nach der Definition der WHO werden 7 verschiedene Handicaps unterschieden:

- ein Handicap der Orientierung
- ein Handicap im Hinblick auf körperliche Autonomie bezüglich alltäglicher Verrichtungen
- ein Handicap der Mobilität

- ein Handicap im Hinblick auf Beruf und Beschäftigung
- ein Handicap der sozialen Integration
- ein Handicap der ökonomischen Unabhängigkeit
- andere Handicaps wie Reduktion der Lebensqualität.

Bei der Definition des Handicaps „Reduktion der Lebensqualität" wird im Schlüssel der WHO über Impairments, Disabilities und Handicaps knapp formuliert, daß die Reduktion der Lebensqualität ein Resultat einer spezifischen Benachteiligung ist, die nicht anderswo in der Klassifikation von Handicaps aufgeführt ist.

Zur längerfristigen Bewältigung von Handicaps sind Anpassungsaufgaben während der Rehabilitation zu leisten. Moos et al., (1977) nennen 7 Hauptkategorien von Anpassungsaufgaben für Menschen mit körperlichen Schädigungen:

1. Auseinandersetzung mit den unmittelbaren Auswirkungen der Schädigung
2. Auseinandersetzung mit den Besonderheiten der Behandlungsinstitution und ihren Maßnahmen
3. Entwicklung und Beibehaltung positiver Beziehungen zum Rehabilitationsteam
4. Erhalten des emotionalen Gleichgewichts
5. Erhalten eines positiven Selbstbildes
6. Erhalten positiver sozialer Beziehungen zur Familie und persönlich wichtigen anderen Menschen
7. Vorbereiten auf eine unsichere, von gravierenden Verlusten bedrohte Zukunft.

Erfolgreiche Rehabilitation, die die Verminderung von Handicaps und die Verbesserung von Lebensqualität zum Ziel hat, erfordert die Bewältigung dieser Anpassungsaufgaben. Kächele et al. (1988) schreiben, daß die Anpassung einer erkrankten Person unter anderem durch das Ineinandergreifen von Bewältigung und Abwehr zustandekommt. Anpassungsstörungen reduzieren die Lebensqualität deswegen, da sie nicht zur Verringerung, sondern zur Vergrößerung von Handicaps beitragen. Lebensqualität von chronisch kranken oder behinderten Jugendlichen kann mit einem bio-psycho-sozialen Modell definiert werden, das Engel (1977) begründet hat.

Im biologischen Bereich wird Lebensqualität bestimmt durch körperliches Wohlbefinden trotz chronischer Erkrankung oder Behinderung. Im biologisch-psychologischen Bereich spielt das Erlangen von Selbständigkeit in der alltäglichen Lebensführung eine große Rolle im Hinblick auf die Lebensqualität. Im psychischen Bereich ist das psychische Wohlbefinden entscheidend; psychisches Wohlbefinden setzt die Abwesenheit von Angst, Depression und posttraumatischen Belastungsstörungen voraus. Gleichzeitig ist im Hinblick auf die Lebensqualität wichtig, daß es der erkrankten Person gelingt, ein positives Selbstbild zu bewahren. Dies dürfte einer der wichtigsten Anpassungsprozesse nach Eintreten der Behinderung sein, der wiederum abhängig ist von der Verarbeitung von Krankheit und Behinderung, von Bewältigung und Abwehr und eventuell auftretenden Entwicklungsverzögerungen. Im psychosozialen Bereich wird Lebensqualität gerade während der Rehabilitation von der Zufriedenheit mit der Rehabilitation bestimmt, von der Zufriedenheit mit den besonderen Maßnahmen der schulischen und beruflichen Rehabilitation. Im psychosozialen Bereich ist ebenfalls von Bedeutung, ob es der erkrankten Person gelingt, Freundschaften zu knüpfen, die als Basis der sozialen Integration angesehen werden dürften, da soziale Isolation die Lebensqualität erheblich beeinträchtigen kann. Ebenso ist wichtig, wie befriedigend die Freizeitgestaltung verläuft. Bei behinderten jungen Erwachsenen spielt eine nicht unerhebliche Rolle, ob es gelingt, eine Partnerschaft zu finden. Im sozialen Bereich ist die Unterstützung durch das Elternhaus für chronisch kranke Kinder von großer Bedeutung, ferner, wie die Eltern die Krankheit ihres Kindes verarbeitet haben und wie sich das parenting stress syndrome darstellt. Die Lebensqualität des erkrankten Kindes wird durch das familiäre Klima nach seiner Erkrankung beeinflußt, aber auch von der beruflichen, finanziellen und sozialen Situation der Eltern. Nicht zuletzt spielen gesellschaftliche Faktoren wie die Einstellung der Gesellschaft zu behinderten Menschen und die Gesetzgebung eine Rolle und ob es in der Gesellschaft, in der das Kind lebt, Rehabilitationseinrichtungen gibt. Zukunftsperspektiven wie Beruf und Beschäftigung sind für chronisch kranke oder behinderte Jugendliche im Hinblick auf die Sicherung einer angemessenen Lebensqualität

Tab. 1. Bio-Psycho-Soziales Modell zur Definition von Lebensqualität

Bio	1.	Körperliches Wohlbefinden trotz chronischer Krankheit/Behinderung
Bio-Psycho	2.	Selbständigkeit bezüglich alltäglicher Verrichtungen und alltäglicher Lebensführung
Psycho	3.	Psychisches Wohlbefinden (setzt Abwesenheit von Angst, Depression und posttraumatischen Belastungsstörungen voraus) Erhalten eines positiven Selbstbildes: dieser Anpassungsprozeß ist abhängig von – Verarbeitung von Krankheit/Behinderung – Bewältigung und Abwehr – Entwicklungsverzögerungen
Psycho-Sozial	4.	Zufriedenheit mit der Rehabilitation mit der schulischen oder beruflichen Rehabilitation
	5.	Freundschaften als Basis der sozialen Integration Freizeitgestaltung mit Gleichaltrigen (Peer groups) Partnerschaft bei jungen Erwachsenen
Sozial	6.	Emotionale und soziale Unterstützung durch das Elternhaus Krankheitsverarbeitung der Eltern psychische Erkrankungen der Eltern familiäres Klima, Streit, Trennung/Scheidung der Eltern berufliche/finanzielle und soziale Situation der Eltern
	7.	Gesellschaftliche Faktoren wie Einstellung der Gesellschaft zu behinderten Menschen Gesetzgebung, finanzielle Unterstützung Vorhandensein von Rehabilitationseinrichtungen
	8.	Zukunftsperspektiven wie z.B. Beruf und Beschäftigung

sehr wichtig. Tabelle 1 zeigt das bio-psycho-soziale Modell zur Definition von Lebensqualität in einer Übersicht.

Lebensqualität kann hermeneutisch durch Einzelfallanalyse, z.B. durch verhaltensmedizinische oder psychoanalytische Diagnostik oder empirisch durch psychometrische Verfahren zur Krankheitsverarbeitung, Bewältigung von Behinderung, Anpassung und Zufriedenheit mit der Rehabilitation erfaßt werden.

Die einzelnen hier aufgeführten Faktoren des biopsychosozialen Modells sind nicht voneinander unabhängig, sondern beeinflussen sich wechselseitig. Zunächst seien Zusammenhänge genannt, die selbstverständlich erscheinen: Die Krankheitsverarbeitung wirkt sich auf das körperliche Wohlbefinden aus und umgekehrt haben auftretende körperliche Beschwerden einen Einfluß auf die Krankheitsverarbeitung. Ebenso steht die Krankheitsverarbeitung des Kindes mit der seiner Eltern in Verbindung. Im Hinblick auf die Lebensqualität gibt es aber komplexere Zusammenhänge von erlebter Unterstützung und Abwesenheit von körperlichen Beschwerden oder von Adaptationsniveau, Schwere der körperlichen Behinderung und psychosozialer Unterstützung. Diese Zusammenhänge werden im folgenden anhand von 5 Thesen am Beispiel der Rehabilitation von querschnittgelähmten Personen aufgezeigt, anschließend werden Aspekte zur Lebensqualität bei chronisch kranken Kindern und Jugendlichen in ambulanter versus stationärer Rehabilitation dargestellt.

These 1: Anpassungsstörungen sind komplexer Natur und reduzieren die Lebensqualität

Budde (1988) nennt als Anzeichen von Fehlanpassungen: erhöhte Angstwerte, depressive Symptome, erhöhten Neurotizismus, Gefühle reduzierten Selbstwerts, Körperbildstörungen, verminderte Lebenszufriedenheit, Wahrnehmung eigener Hilflosigkeit und Gefühle des Ausgeliefertseins, emotionale Labilität, abnorme Irritierbarkeit, hohen Drogen- oder Alkoholkonsum, Suizidgedanken und – handlungen, Beeinträchtigung und Reduktion von Sozialbeziehungen und bei jungen Erwachsenen Partnerschaftsprobleme und Sexualstörungen.

Anpassungsstörungen sind diagnostisch von den posttraumatischen Belastungsstörungen zu trennen. Posttraumatische Belastungsstörungen kommen bei behinderten Kindern und Jugendlichen häufiger vor, insbesondere dann, wenn Kinder den eigenen Unfall, der zur Körperbehinderung führte, ohne Bewußtseinsverlust miterlebt haben. Der Diagnostik und Behandlung von Anpassungsstörungen oder posttraumatischen Belastungsstörungen kommt große Bedeutung zu, da sie die Lebensqualität beeinträchtigen.

These 2: Das Ausmaß der körperlichen Behinderung steht nicht in unmittelbarem Zusammenhang mit der erreichten Anpassung und der Lebensqualität

In ihren Langzeituntersuchungen bei 451 Kindern und Jugendlichen mit Spina bifida haben Shurtleff et al., (1977) nachweisen können, daß das Ausmaß des Behindert-Seins nicht die einfache Folge der Höhe der Rückenmarksläsion ist. Vielmehr wird der Grad der funktionellen Einschränkungen im Alltag, soweit dadurch eine Abhängigkeit von fremder Hilfe gegeben ist, auch von anderen Faktoren mitbestimmt, die im psychischen und sozialen Bereich zu suchen sind.

Zwar beeinflußt die Höhe der Läsion die Möglichkeiten der Selbständigkeits-entwicklung und die jeweilige Entwicklungsverzögerung. Die Autoren zeigen jedoch auf, daß Patienten gleichen Alters mit gleicher Läsionshöhe im Grad ih-rer Selbständigkeit und sozialen Aktivitäten, ihrer Alltagsbewältigung wie Fort-bewegung mit dem Rollstuhl, Übersetzen, Überwinden von Hindernissen, selbständigem Einkaufen und Kochen, An- und Auskleiden, Waschen und Ba-den und dem Umgang mit der Inkontinenz sehr stark voneinander abweichen können. Diese große Streuung hinsichtlich des erreichten Funktionsniveaus ist nach Sousa et al., (1976) nicht auf Intelligenzunterschiede, sondern auf Unter-forderungen seitens ihrer Umwelt zurückzuführen. Behindert-Sein entwickelt sich daher für Kinder mit Spina bifida nicht nur als ein völlig vorgegebenes Geschehen, sondern in Verbindung mit ihrer jeweiligen Lebensgeschichte und der Einstellung der Familienmitglieder zu der Behinderung des Kindes.

These 3: Erlebte Ohnmacht und die damit verbundene Reduktion von Lebensqualität
steht nicht im Zusammenhang mit der Schwere der Behinderung

Bei einer multizentrischen Untersuchung wurden 24 Jugendliche mit Myelo-meningocele und 23 Jugendliche mit traumatischer Querschnittlähmung mit einer multimodalen Technik untersucht (Voll, 1996). Die Gruppe der Jugendli-chen mit traumatischer Querschnittlähmung war schwerer behindert, da 11 Personen eine Tetraplegie aufwiesen. Nach Auswertung des Narzißmus-Inven-tars nach Deneke et al., (1989) zeigte sich, daß die schwerer behinderten Jugend-lichen mit traumatischer Querschnittlähmung sich in ihrem Selbstsystem in 5 von 8 Subskalen weniger ohnmächtig fühlten als die leichter behinderten Jugend-lichen mit Myelomeningocele. Dies war nicht mit unterschiedlicher Schulbildung beider Gruppen zu erklären. Nach den Ergebnissen einer Regressionsanalyse war jedoch anzunehmen, daß dieser Befund mit der bei beiden Gruppen unter-schiedlichen Zeitspanne, sich auf die Behinderung einzustellen zu können, in Verbindung stand.

These 4: Emotionale Unterstützung durch das persönliche Bezugsnetz verbessert
Krankheitsverarbeitung, Adaptation und Lebenszufriedenheit

In vielen Arbeiten zur Krankheitsverarbeitung ist die Bedeutung der emotiona-len und sozialen Unterstützung hervorgehoben worden (Lang, 1990; Kächele et al., 1988; Parekh et al., 1988). Möhring (1991) hat auf die Wechselwirkungen von Krankheitsverarbeitung und Partnerschaft bei Erwachsenen hingewiesen, ein Gelingen der Krankheitsverarbeitung ist nach Meinung des Autors häufig von der Qualität der Paarbeziehung abhängig. Mc Coll et al., (1994) betonen den Wert der emotionalen und sozialen Unterstützung für die Lebenszufriedenheit, Adaptation und Abwesenheit depressiver Symptomatik bei 70 erwachsenen quer-schnittgelähmten Personen. Gerade bei behinderten Kindern und Jugendlichen kann sich die Verarbeitung von Behinderung und der Gesundheitszustand durch geeignete psychosoziale Unterstützung verändern.

These 5: Soziale Unterstützung durch die Gemeinde verbessert das psychische
und körperliche Wohlbefinden körperbehinderter Jugendlicher und junger Erwachsener

Für Sozialarbeiter und Rehabilitationsspezialisten, die querschnittgelähmte Patienten betreuen, scheint wichtig zu sein, ein Augenmerk auf die finanzielle Situation ihrer Klienten zu richten. Die meisten Autoren berichten über ein geringes Einkommen für die Mehrzahl der querschnittgelähmten Personen. Chase et al., (1990) berichten über ein Durchschnittseinkommen von weniger als $10 000/ Jahr bei 53% von 60 jungen Erwachsenen mit traumatischer Querschnittlähmung. Anson et al., (1993) zeigen auf, daß diejenigen der 125 untersuchten querschnittgelähmten erwachsenen Personen, die davon überzeugt waren, von ihrer Gemeinde gut unterstützt zu sein, sowohl eine bessere Anpassung zeigten als auch signifikant weniger Blasenentzündungen, einen niedrigeren Blutdruck, eine schnellere Erholungszeit bei der Pflege von Ulcera und weniger Schmerzen aufwiesen als auch weniger Krankenhausaufenthalte benötigten.

Lebensqualität während stationärer Rehabilitation

Die Entscheidung, eine berufliche Ausbildung an einem Rehabilitationszentrum zu beginnen oder dort die Schule fortzusetzen, bedeutet meist einen Wegzug vom Elternhaus. Ein solcher Entschluß wird häufig nach leidvollen Erfahrungen getroffen: Es war am Heimatort unmöglich gewesen, eine Lehrstelle, die der Behinderung Rechnung getragen hätte, zu finden. Der Auszug von zu Hause bedeutet Aufnahme in ein Körperbehinderten-Internat. Heimfahrten sind nur an den Wochenenden oder in den Ferien möglich. Dies bedeutet, daß die körperbehinderten oder chronisch kranken Jugendlichen lernen müssen, sich von der gewohnten Umgebung, von den Freunden und den Eltern zumindest an den Werktagen zu trennen. Diese Trennungen sind von längerer Dauer, da die Berufsausbildungen an Rehabilitationszentren meist dreijährig sind. Eine Aufnahme in ein Körperbehinderten-Internat wird daher zum Life-Event. In einem Aufsatz über historische und transkulturelle Aspekte der Rehabilitation von behinderten Kindern schreibt Rudnitzki (1983): „Es ist sogar danach zu fragen, ob die Formen institutioneller Rehabilitation nicht eine subtile Methode des Abschiebens realisieren, wenn durch Heimaufenthalt die Entwicklung des elementaren Lebensgefühls ‚Heimat' verhindert wird". Der Autor führt weiter aus, daß Rehabilitation buchstäblich zu einer Gewissensfrage wird, deren Beantwortung nicht von irgendeiner Moral diktiert werden kann, sondern auf dem Weg der Identifizierung mit dem behinderten Mitmenschen gefunden werden muß.

Wird dieser Weg der Identifizierung mit den behinderten Jugendlichen beschritten, sind die Jugendlichen bei der Rehabilitationsberatung in den Entscheidungsprozeß von vorneherein einbezogen und haben letztlich ein Vetorecht hinsichtlich einer Internatsunterbringung. Eine sonst von den Jugendlichen als Abschiebung erlebte Unterbringung wäre geradezu natürlich. Je jünger die erkrankten Jugendlichen bei der Internatsaufnahme sind, desto eher tauchen Phantasien auf, jetzt von der Familie wegen der Erkrankung abgeschoben zu werden.

Vorteile ambulanter Rehabilitation im Hinblick auf die Lebensqualität

Ambulante Rehabilitation erspart Trennung und Entfremdung von Kindern und Eltern. Bei ambulanter Rehabilitation können Beziehungen zu Nachbarn und Gleichaltrigen am Heimatort aufrechterhalten werden. Insbesondere sollte bei intakten familiären Verhältnissen und guter psychosozialer Unterstützung des Kindes eine ambulante Rehabilitation vorrangig angestrebt werden. Ambulante Rehabilitation ist nicht nur für die Kostenträger kostengünstiger, sondern auch häufig für die Eltern des erkrankten Kindes, da Kosten für den Aufenthalt am Rehabilitationszentrum und für Besuchsfahrten wegfallen.

In den Großstädten sind manche Kinderkliniken sozialpädiatrische Zentren geworden und damit berechtigt, ambulante Rehabilitation durchzuführen. Problematisch ist, daß es in vielen ländlichen Regionen eine Unterversorgung hinsichtlich ambulanter Rehabilitation gibt. Das bedeutet, daß Eltern, die eine ambulante Rehabilitation für ihr behindertes Kind vorziehen, manchmal nachmittags stundenlang unterwegs sind, um Termine für Logopädie, Ergotherapie oder Krankengymnastik an verschiedenen Orten für das Kind zu bekommen. Für Spiel, Freizeit und Unternehmungen mit Gleichaltrigen bleibt dann den behinderten Kindern wenig Zeit. Dies wirkt sich negativ auf die Lebensqualität aus.

Vorteile stationärer Rehabilitation im Hinblick auf die Lebensqualität

Stationäre Rehabilitation bietet unschätzbare Vorteile, wenn es zu einer sozialen Isolation des Jugendlichen am Heimatort gekommen ist oder eine mangelnde psychosoziale Unterstützung bei broken home besteht. Wenn zum Beispiel die Partnerschaft der Eltern zerbrochen ist und ein Elternteil, häufig die Mutter, in der elterlichen Sorge überfordert ist oder das Kind in einer negativen Krankenrolle fixiert, kann die Internatsunterbringung angezeigt sein. Dies deswegen, da durch die Trennung eine Chance besteht, die Fixierung auf die als negativ erlebte Krankenrolle aufzulösen und zu mehr altersgerechter Autonomie zu gelangen.

Für viele Jugendliche, die zum Teil längere Zeit auf einen Platz in einem Rehabilitationszentrum gewartet haben, ist ein solcher Aufenthalt eine große Chance. Sie können Ausbildung oder Schule ohne Fahrtwege mit den für sie jeweilig notwendigen Therapien wie Krankengymnastik, Ergotherapie oder Logopädie verbinden. Am Ende der Ausbildung erhalten sie einen qualifizierten Ausbildungsabschluß, der ein wichtiger Baustein zum Erlangen der sozialen Integration ist. Und nicht zuletzt sind die chronisch kranken und behinderten Jugendlichen, die sich für eine Internatsaufnahme entscheiden, vorübergehend vom Anpassungsdruck der Leistungsgesellschaft in gewisser Weise befreit: Durch verlängerte Ausbildungszeiten in Schule und Ausbildung können sie sich Zeit lassen. Eine vorübergehende Verschlechterung einer Erkrankung gefährdet die Ausbildung nicht. Dieses Sich-Zeit-lassen-Können schafft wieder Zeit für Beziehung und Gespräch mit Gleichaltrigen. Dies entschädigt für die künstliche Welt des Rehabilitationszentrums, in der sich manchmal Jugendliche, die auf den Rollstuhl angewiesen sind, wegen architektonischer, aber auch menschlicher Barrieren ausgegliedert sehen. Hierzu wurden 25 querschnittgelähmte Jugendliche über die Zufriedenheit mit der Rehabilitation befragt, die Ergebnisse werden im folgenden dargestellt.

Umfrage über die Zufriedenheit mit der Rehabilitation bei 25 querschnittgelähmten Jugendlichen

Ein von uns selbstkonstruierter Fragebogen über die Zufriedenheit mit der Rehabilitation wurde von 25 Jugendlichen mit Myelomeningocele oder traumatischer Querschnittlähmung ausgefüllt, die sich alle in der Berufsausbildung befanden. Der Fragebogen war fünfstufig von „gar nicht" bis „sehr stark" skaliert. Tabelle 2 zeigt die Ergebnisse in Form einer Rangskala.

Bei diesen 25 Personen ist die Zufriedenheit über die Möglichkeiten selbständigen Handelns und über die erreichte Selbständigkeit im körperlichen Bereich groß. Über beide Items wird die größte Zufriedenheit geäußert, sie stehen auf dem Platz 1 und 2 der Rangskala. Auch über das Verhältnis zum Elternhaus und die Unterstützung durch die Eltern wird große Zufriedenheit ausgedrückt. Mit dem Rehabilitationsteam, der Pflege, den Ärzten, den Erziehern, den Therapeuten, den Ausbildern und Berufsschullehrern wird ebenfalls „mittelmäßige bis ziemliche" Zufriedenheit geäußert. Am wenigsten zufrieden sind alle Jugendlichen mit der Situation, einen Großteil der Zeit am Rehabilitationszentrum verbringen zu müssen. Auch die eigene Zufriedenheit mit den Leistungen bei der Ausbildung ist nicht sonderlich hoch. Forschung über die Lebensqualität während stationärer Rehabilitation erscheint dringend angebracht im Hinblick darauf, was die Zufriedenheit von Rehabilitanden an einem Rehabilitationszentrum verbessern kann.

Tab. 2. Zufriedenheit mit der Rehabilitation bei 25 Jugendlichen mit Myelomeningocele oder mit traumatischer Querschnittlähmung, dargestellt sind Mittelwerte

Ich bin zufrieden mit den/der/dem	
Möglichkeiten selbständigen Handelns	4,43
Selbständigkeit im körperlichen Bereich	4,25
Verhältnis zum Elternhaus	4,23
Unterstützung durch die Eltern	4,14
mit mir selbst	3,99
Kontakten zu anderen Rehabilitanden	3,92
zwangsläufiger Trennung vom Elternhaus	3,89
Hilfsmittelversorgung	3,80
Selbständigkeit im Denken	3,79
Pflege	3,78
ärztlicher Versorgung	3,77
Freizeitgestaltung	3,75
Kontakterziehern	3,67
Behandlung KG/Ergotherapie	3,62
gewähltem Ausbildungsgang	3,57
Kontakten zu den Ausbildern/Berufsschullehrern	3,54
gesundheitlichen Zustand	3,43
Wohnsituation im Heim	3,36
Verlauf der Ausbildung	3,33
Leben am Rehabilitationszentrum	3,30
Leistungen bei der Ausbildung	3,04
der Situation, einen Großteil der Zeit am Rehabilitationszentrum zu verbringen	2,83

Zusammenfassung und Ausblick

Erfolgreiche Rehabilitation führt zur Reduktion von Handicaps einer erkrankten Person. Dies verbessert die Anpassung und die Lebensqualität. Die Anpassung und die Lebensqualität werden durch psychosoziale Faktoren, inbesondere durch die psychosoziale Unterstützung einer erkrankten Person, entscheidend mitbestimmt. Eigenverantwortung und Selbstbestimmung auch unter den Bedingungen einer langfristigen Erkrankung oder Behinderung zu erlangen, ist nur möglich, wenn das erkrankte Individuum erlernt, die ihm entgegengebrachte psychosoziale Unterstützung als „Hilfe zur Selbsthilfe" zu nutzen. Sie fordert Eigeninitiative und Bereitschaft zu aktiver Mitarbeit.

Durch die Reduktion von Handicaps wird äußere Autonomie erlangt, oft mit großem persönlichen Zeit- und Kraftaufwand der betroffenen Person im Alltag. Die Akzeptanz von nicht veränderbaren Handicaps führt jedoch zur inneren Autonomie: Abhängigkeit von der Pflege für sich persönlich akzeptieren und organisieren zu können, ist eine Form innerer Autonomie, die ebenso schwer zu erlangen ist. Stephen Hawking (1988), der bedeutende Theoretiker der schwarzen Löcher, der seit Jahren wegen amyotrophischer Lateralsklerose pflegeabhängig ist und nicht mehr sprechen kann, hat diese Autonomie in seinem Leben verwirklicht. Über Computer mit Sprachsynthesizer hat er Studenten unterrichtet. Er hat sein Werk veröffentlicht und trotz der Progredienz der Erkrankung eine Familie mit drei Kindern gegründet. Nach ihm wurde in diesem Jahr die Schule am Rehabilitationszentrum in Neckargemünd in Stephen Hawking-Schule umbenannt.

Literatur

Anson LA, Stanwyck DJ, Krause JS (1993) Social support and health status in spinal cord injury. Paraplegia 31 (10): 632–638

Chase BW, King KF (1990) Psychosocial adjustment of persons with spinal cord injury. Int J Rehab Res 13 (4): 325–327

Budde HG (1988a) Auswirkungen und Bewältigung von Behinderung. In: Koch U, Lucius-Hoene G, Stegie R (Hrsg) Handbuch der Rehabilitationspsychologie. Springer, Berlin Heidelberg New York Tokyo, pp 101–119

Bürgin D (1991) Die Bedeutung der chronischen Krankheit für Kind und Familie. In Schwarz R, Zettl S (Hrsg) Psychosoziale Krebsnachsorge in Deutschland, eine Standortbestimmung. Verlag für Medizin Dr. Ewald Fischer, Heidelberg. Psychosoziale Onkologie, Band I: 129–139

Deneke FW, Hilgenstock B, Müller R (1989) Das Narzißmus-Inventar. Huber, Bern Stuttgart Toronto

Engel GL (1977) The need for a new medical modell: a challenge for biomedicine. Science 196: 129–136

Hawking SW (1988) Eine kurze Geschichte der Zeit. Die Suche nach der Urkraft des Universums. Rowohlt, Reinbek

Karnofsky DA, Burchenal JH, Armistead GC, Southam CM, Bernstein JL, Craver LF, Rhoads CP (1951) Triethylene melamine in the treatment of neoplastic disease. Arch Int Med 87: 477–516

Häberle H, Schwarz R, Brandeis W (1988) Psychosoziale Versorgung der onkologischen Kinderstation. Kinderarzt, 19. Jahrgang 4: 462–467

Häberle H, Ruoff G (1990) Krankheitsbewältigung als Familienaufgabe: Erfahrungen aus dem Heidelberger Familienseminar für krebskranke Kinder. In: Klußmann R, Emmerich B (Hrsg) Der Krebskranke. Springer, Berlin Heidelberg New York Tokyo, pp 31–42

Kächele H, Steffens W (1988) Bewältigung und Abwehr. Beiträge zur Psychologie und Psychotherapie schwerer körperlicher Erkrankungen. Springer, Berlin Heidelberg New York Tokyo

Lang H, Faller S, Schilling S (1989) Krankheitsverarbeitung aus psychosomatisch-psychotherapeutischer Sicht am Beispiel pankreatektomierter Patienten. Psychother Med Psychol 39: 239–247

Mc Coll MA, Rosenthal C (1994) A model of resource needs of aging spinal cord injured men. Paraplegia 32 (4): 261–270

Möhring P (1991) Krankheitsverarbeitung und Partnerschaft. Prax Psychother Psychosom 36: 266–273

Moos RH, Tsu VD (1977) The crisis of physical illness. In: Moos RH (Ed) Coping with physical illness. Plenum, New York, pp 3–21

Parekh H, Manz R, Schepank H (1988) Life-events, coping, social support. Versuch einer Integration aus psychoanalytischer Sicht. Z Psychosom Med 34: 226–246

Rudnitzki G (1983) Historische und transkulturelle Aspekte der Rehabilitation von behinderten Kindern. In: Lipinski C, Müller-Breckwoldt H (Hrsg) Behinderte Kinder im Heim. Reinhardt. München, 9

Sellschopp A, Häberle H (1985) Untersuchungen zur Familiendynamik nach dem Verlust eines krebskranken Kindes. In Bräutigam W, Meerwein F (Hrsg) Das therapeutische Gespräch mit Krebskranken. Huber, Bern, pp 107–120

Shurtleff DB, Sousa JC (1977) The adolescent with myelodysplasia: development, achievement, set and deterioration. Delaware Med Journ 49: 631–638

Sousa J, Gordon LH, Shurtleff CB (1976) Assessing the development of daily living skills in patients with spina bifida. Dev Med Child Neurol 18 [Suppl] 37: 134–142

Verres R (1986) Krebs und Angst. Springer, Berlin Heidelberg New York Tokyo

Voll R (1996) Untersuchungen zum Coping bei motorisch behinderten Jugendlichen während der schulischen und beruflichen Rehabilitation. (Unveröffentlichte Studie)

World Health Organisation (1980) International classification of impairments, disabilities, and handicaps. A manual of classification relating to the consequences of disease. Genf

Lebensqualität in der Kinder- und Jugendpsychiatrie

K. Schmeck

Einleitung

Bei der Beschäftigung mit dem Thema „Lebensqualität in der Kinder- und Jugendpsychiatrie" macht man eine überraschende Entdeckung: Dieses Thema scheint in unserem Fachgebiet bisher nicht zu existieren. In bedeutenden Lehrbüchern der Kinder- und Jugendpsychiatrie (Rutter et al., 1994; Wiener, 1991; Remschmidt und Schmidt, 1988) ist das Stichwort „Lebensqualität" bisher ebenso wenig zu finden wie bei der Literaturrecherche in Datenbanken wie Medline (bei der Kombination der Suchstichworte ‚quality of life' und ‚child psychiatry'in Medline, 1992–1995). Dabei hat die Diskussion um dieses Thema in anderen medizinischen Fachgebieten wie der Onkologie (Diehl et al., 1990; siehe auch den Beitrag von Flechtner in diesem Band) oder der Schmerztherapie Hochkonjunktur (Weber, 1995), da man längst zu der Erkenntnis gelangt ist, daß nicht jede medizinische Maßnahme, die wirksam ist, dem Patienten auch nützt. Auch in der (Erwachsenen-) Psychiatrie ist in den letzten Jahren eine Diskussion über Lebensqualität bei chronischen psychischen Störungen aufgekommen (Helmchen, 1990; Katschnig und König, 1994; Lauer und Mundt, 1995; Katschnig et al., 1997), die in der Kinder- und Jugendpsychiatrie bisher noch fehlt.

Bei dem Begriff „Lebensqualität" handelt es sich um ein psychologisches Konstrukt. Unter diesen Terminus faßt man „die Annahme von Phänomenen oder Vorgängen, die als existent bezeichnet werden, obwohl sie als solche vorläufig nicht vollständig beobachtbar sind" (Arnold et al., 1988). Die zentrale Aufgabe zur Beschreibung eines Konstrukts besteht in der Operationalisierung, also der Entwicklung von Methoden, um die im Konstrukt zusammengefaßten hypothetischen Zusammenhänge erfaßbar und damit auch anwendbar zu machen. Das Schillernde und schwer Faßbare des Konstrukts „Lebensqualität" zeigt sich anschaulich darin, daß bis zum heutigen Tag etwa 800 Meßinstrumente zur Erfassung von Lebensqualität entwickelt wurden (Weber, 1995). Einigkeit besteht darüber, daß Lebensqualität als Bewertungskriterium in der Medizin berücksichtigt werden sollte und geeignet ist, medizinische Entscheidungen zu unterstützen. Uneinigkeit herrscht jedoch darüber, wie dieses Konstrukt am besten operationalisiert werden kann.

Im Gegensatz zu der großen Zahl an Meßinstrumenten bei Erwachsenen ist die Lebensqualitätsmessung bei Kindern sowohl international als auch vor allem in Deutschland noch ein Stiefkind der Forschung. Bullinger und Ravens-Sieberer (1995) führten eine Literaturrecherche durch mit dem Ergebnis, daß drei Viertel aller Arbeiten zum Thema ‚Lebensqualität bei Kindern‘ sich mit den Gruppen der krebskranken und transplantierten Kinder beschäftigen und ansonsten nur noch zu spezifischen Krankheiten wie Asthma (9%), Epilepsie (7%) und Diabetes (4%) eine größere Zahl an Studien bei Kindern vorlag. Im deutschen Sprachraum waren nur drei (krankheitsübergreifende) Fragebögen zur Erfassung der Lebensqualität von kranken Kindern zu finden.

Eine WHO-Arbeitsgruppe traf 1993 die Feststellung, daß bisher existierende Meßinstrumente für den Einsatz in der Kinder- und Jugendpsychiatrie ungeeignet erscheinen (Graham et al., 1996). Von daher soll der Frage, wie Lebensqualität bei psychisch kranken Kindern und Jugendlichen erfaßt werden kann, in diesem Beitrag ein besonderer Stellenwert eingeräumt werden.

Grundsätzliche Aspekte der Lebensqualitätsforschung

In den Sozialwissenschaften wurde der Begriff „Lebensqualität" schon lange vor seiner Verwendung in der Medizin mit starken materiellen und politischen Bezügen geprägt als „die Gesamtheit der sozioökonomischen Indikatoren bzw. unter soziologischem Aspekt die von der Bevölkerung erlebte Zufriedenheit mit Lebensbedingungen in materieller, ökonomischer und politischer Perspektive" (Bullinger, 1994). Laut Bellebaum (1994) sei dieser Begriff so sehr in Mode gekommen, daß die Literatur über dieses komplexe Thema kaum noch übersehen werden könne. Dieser Themenbereich erfahre zur Zeit besondere Aufmerksamkeit, denn im „Begriff Lebensqualität drücken sich Zielvorstellungen einer Gesellschaft aus, die historisch gesehen ein hohes Wohlstandsniveau erreicht hat und an die ‚Grenzen des Wachstums‘ angekommen ist". (Glatzer, 1990)

In vergleichbarer Weise tauchte in der Medizin der Begriff Lebensqualität zu einem Zeitpunkt auf, als der rasante medizinische Fortschritt für eine große Zahl früher nicht behandelbarer Krankheiten Therapieverfahren zur Verfügung stellte (Schölmerich (1990) spricht im Zusammenhang von Lebensqualität mit Organtransplantationen und onkologischen Behandlungsverfahren von ‚Hochleistungsmedizin‘), aber man zu der ernüchternden Erkenntnis gelangte, daß Maßnahmen zwar medizinisch wirksam sein konnten, aber nicht in gleicher Weise zu einer Zunahme der subjektiven Zufriedenheit der Betroffenen führte. So entstanden in Abgrenzung zu den sozialwissenschaftlichen Vorstellungen eines zufriedenstellenden und „schönen" Lebens (Schulze, 1994) Konzepte der sogenannten *gesundheitsbezogenen Lebensqualität*, bei denen es nicht um gesellschaftliche Dimensionen, sondern um persönliches und individuelles Wohlbefinden geht. (Wenn im Folgenden von Lebensqualität gesprochen wird, soll damit immer gesundheitsbezogene Lebensqualität gemeint sein.) Die Einführung des Lebensqualitätsbegriffs als Bewertungskriterium in der Medizin stellt einen Paradigmenwechsel dar, da die subjektive Sichtweise des Patienten über seine Lebenssituation und die Zufriedenheit mit dieser Situation stärker in den Blickpunkt gerückt wird und nicht mehr nur die Meinung von Experten als Bewertungskriterium ausreichend erscheint. Diese umfassendere Sichtweise des therapeutischen Prozesses und seiner Auswirkungen ist bisher in den psychiatrischen Fachgebieten bei der Entwicklung von Qualitätssicherungsmaßnahmen nur unzureichend berücksichtigt worden (Lauer und Mundt, 1995).

Obwohl es zur Zeit noch keine einheitliche Definition des Begriffs ‚Gesundheitsbezogene Lebensqualität' gibt, stimmen verschiedene Autoren (siehe Bullinger, 1994) doch in vier wesentlichen Komponenten überein, die eine allgemeine operationale Definition enthalten sollte (Bullinger, 1993):

psychisches Wohlbefinden
körperliche Verfassung
soziale Beziehungen
Funktionsfähigkeit im täglichen Leben

Eine allgemeine Definition lautet danach folgendermaßen: „Unter gesundheitsbezogener Lebensqualität ist ein psychologisches Konstrukt zu verstehen, das die körperlichen, psychischen, mentalen, sozialen und funktionalen Aspekte des Befindens und der Funktionsfähigkeit der Patienten aus ihrer Sicht beschreibt". (Bullinger, 1991)

Lebensqualität bei psychisch Kranken

Lauer (1994) und Lauer und Mundt (1995) beschreiben als konsistentes Ergebnis verschiedener Studien, daß bei chronisch psychisch Kranken unabhängig von den Diagnosen die Lebensqualität nicht nur niedriger ist als in der Normalbevölkerung, sondern ebenfalls niedriger als bei Patienten mit chronischen körperlichen Erkrankungen oder bei Menschen aus sozialen Randgruppen. Neben einem geringerem globalen Wohlbefinden war ihre Lebensqualität nach ihrer subjektiven Einschätzung vor allem in den Bereichen ‚Wohnsituation', ‚Familiäre Beziehungen', ‚Soziale Kontakte', ‚Finanzen', ‚Persönliche Sicherheit' und ‚Gesundheit' beeinträchtigt. 34% von ihnen waren Opfer von Gewalttaten geworden (Lehman et al., 1982). Da das Selbstwertgefühl sowohl bei Gesunden wie auch bei psychisch Kranken einen zentralen Prädiktor der Lebensqualität darstellt (Lauer und Mundt, 1995) und da gleichzeitig gerade durch psychische Erkrankungen das Selbstwertgefühl in besonderem Maße erschüttert wird, ist dieses für psychiatrische Patienten so bedrückende Ergebnis nicht verwunderlich. Aber auch schon auf basaleren Ebenen menschlicher Bedürfnisse (Maslow, 1954) wie Sicherheitsbedürfnissen (Persönliche Sicherheit, Wohnsituation, Finanzen) und sozialen Bedürfnissen (Soziale Kontakte, Familiäre Beziehungen) ist die Beeinträchtigung psychisch Kranker erheblich und sie sind aufgrund ihrer Erkrankung in der Gefahr, zum gesellschaftlichen Außenseiter zu werden (Battegay et al., 1977).

Lebensqualität bei kinder- und jugendpsychiatrischen Patienten

Während Patienten, deren psychische Erkrankungen erst im Erwachsenenalter beginnen, auf eine Zeit ungestörter Entwicklung zurückblicken können, fällt bei kinder- und jugendpsychiatrischen Patienten die Erkrankung in eine sensible Zeit, in der vielfältige Entwicklungsaufgaben zu erfüllen sind (Resch, 1996) und die Persönlichkeitsentwicklung noch nicht abgeschlossen ist. Gerade in der Adoleszenz ist das Selbstwertgefühl auch bei gesunden Jugendlichen erheblichen Schwankungen und Beeinträchtigungen unterworfen und die zentrale Entwicklungsaufgabe dieses Lebensabschnitts stellt die Suche nach der eigenen Identität dar (Erikson, 1976). Die Bewältigung dieser Entwicklungsaufgabe wird durch das Erlebnis einer psychiatrischen Erkrankung in erheblichem Maße gefährdet. Eine weitere damit verbundene Entwicklungsaufgabe der Adoleszenz ist die Entwicklung von Autonomie und die damit verbundene beginnende Loslösung vom Elternhaus. Auch dieses ist für psychisch kranke Jugendliche deutlich schwerer als für ihre gesunden Altersgenossen.

Eine nicht zu unterschätzende Auswirkung psychiatrischer Erkrankungen im Kindes- und Jugendalter ist die Beeinträchtigung der Schul- und Berufsausbildung. Im günstigeren Fall führt die Erkrankung nur zu einem Verlust von ,Lebenszeit‘, in dem die von den individuellen Fähigkeiten her möglichen Ziele erst zu einem späteren Zeitpunkt erreicht werden. Leider kommt es jedoch häufiger (und nicht nur bei Psychosen mit bleibenden Residuen) zu einem ungünstigeren Verlauf, bei dem die von der intellektuellen Begabung her möglichen Schul- oder Ausbildungsziele wegen chronischer psychischer Beeinträchtigungen wie Ängsten oder Denk- und Aufmerksamkeitsstörungen nicht erreicht werden können.

Wenn eine schwerwiegende psychiatrische Störung wie z.B. eine Psychose im Jugendalter oder sogar schon im Kindesalter beginnt, muß man von einer deutlich erhöhten Vulnerabilität des Betroffenen ausgehen, sodaß neben den gerade beschriebenen Auswirkungen auf die Entwicklung der Kinder auch die Krankheit selbst häufiger einen schwereren und chronischeren Verlauf nimmt wie bei einem Erkrankungsbeginn im Erwachsenenalter. Bezogen auf schizophrene Psychosen bedeutet dies zum Beispiel, daß bei einem Beginn im Kindes- oder Jugendalter von einer deutlich schlechteren Prognose ausgegangen werden muß: über 50% chronischen Verläufen stehen nur ca. 25% partielle Remissionen und weniger als 25% komplette Remissionen gegenüber (Schulz et al., 1994).

Neben der psychiatrischen Erkrankung selbst haben noch weitere Faktoren einen bedeutsamen Einfluß auf die Lebensqualität psychisch kranker Kinder und Jugendlicher (seite Abb. 1).

An dieser Stelle seien nur einige Aspekte näher herausgegriffen (ausführliche Darstellung siehe Schmeck und Poustka, 1997):

1. Einfluß der Behandlung auf Lebensqualität: Daß medikamentöse Therapien zu unerwünschten Nebenwirkungen führen können, ist allgemein bekannt und führt gehäuft dazu, daß gerade im Kindes- und Jugendalter, in dem es noch zu wenige empirisch abgesicherte Ergebnisse zu Wirkungen und Nebenwirkungen von Psychopharmakotherapie gibt, sehr viel Unsicherheit herrscht über den adäquaten Umgang mit Psychopharmaka (Schmidt und Blanz, 1996). Ein gutes Beispiel bietet die Verordnung von Stimulanzien bei hyperkinetischen Kindern. Auf der einen Seite ist eine Neigung bei manchen Kinderärzten zu finden, eine Stimulanzienbehandlung ohne die gleichzeitig notwendige therapeutische Begleitung des Kindes und seiner Eltern durchzuführen. Häufiger jedoch findet man unter dem Schlagwort „Keine Pillen für den Störenfried“ eine unreflektiert ablehnende Haltung, die nicht nur weite Teile der Bevölkerung, sondern leider auch eine zu große Zahl kinder-

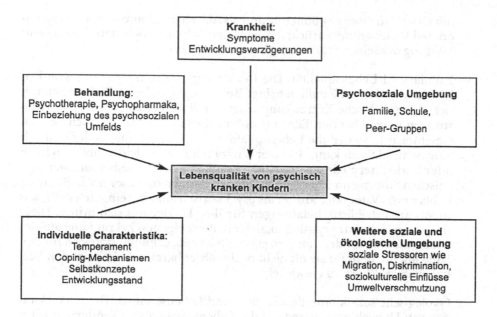

Abb. 1. Einflußfaktoren auf die Lebensqualität psychisch kranker Kinder und Jugendlicher

und jugendpsychiatrischer Fachleute erfaßt hat. Dabei kommt es bei manchen hyperkinetischen Kindern und ihren Familien zum Teil zu dramatischen Verbesserungen der Lebensqualität nach Beginn einer Stimulanzienbehandlung. Nicht ausreichend reflektiert wird in der Regel auch die Tatsache, daß nicht nur Medikamente, sondern auch Psychotherapie zu Nebenwirkungen und unerwünschten Wirkungen führen kann. Als qualitätssichernde Maßnahme werden zur Zeit Leitlinien zur Behandlung kinder- und jugendpsychiatrischer Störungen entwickelt (siehe dazu auch den Beitrag von Döpfner und Lehmkuhl in diesem Band), die zu einer verbesserten Indikationsstellung therapeutischer Maßnahmen führen sollen.

2. Individuelle Charakteristika und Lebensqualität: Zur Bewältigung einer Krankheit, sei sie physischer oder psychischer Natur, ist es notwendig, adäquate Coping-Strategien zu entwickeln. Die Fähigkeit zum Beispiel, sich mit einer traumatischen und zu einer dauerhaften Behinderung führenden Verletzung erfolgreich auseinanderzusetzen, wird relativ stabilen und überdauernden Persönlichkeitseigenschaften zugeschrieben, die schon vor der Traumatisierung angelegt waren (Voll und Poustka, 1994). Auch bei psychischen Erkrankungen ist die Fähigkeit zur Krankheitsbewältigung in starkem Maße abhängig von der zugrundeliegenden Persönlichkeit mit ihrer jeweiligen Temperamentsausstattung, den vor Krankheitsbeginn erworbenen Coping-Mechanismen, den vorherrschenden Abwehrmechanismen und der Stabilität des Selbstkonzepts. Ein Jugendlicher, der vor dem Ausbruch seiner Psychose eher dissoziale Formen des Umgangs mit Anderen hatte, Konflikte eher

mit Gewalt zu lösen gewöhnt war und als Abwehrmechanismen auf Projektion und Verleugnung zurückgriff, wird deutlich mehr Schwierigkeiten beim Umgang mit seiner Erkrankung haben als Andere.

3. Familie und Lebensqualität: Die Beziehung zwischen psychisch kranken Kindern und ihren Familien bringt Belastungen in beide Richtungen mit sich. Die psychische Erkrankung eines Kindes führt zu erheblichen Belastungen sowohl bei den Eltern (Cook und Pickett, 1987) als auch bei den Geschwistern, so daß die Lebensqualität aller Familienmitglieder deutlich eingeschränkt sein kann. In einer Vielzahl an Fällen leiden aber auch ein oder beide Elternteile von psychisch kranken Kindern selber an einer psychischen Störung (in einer tagesklinischen Population unserer Klinik wurde in über 60% Vater oder Mutter als psychiatrisch auffällig eingeschätzt!), was wiederum erhebliche Belastungen für ihre Kinder mit sich bringt. Diese sind dann nicht nur gezwungen, sich mit ihrer eigenen Erkrankung auseinanderzusetzen, sondern müssen ebenfalls lernen, Coping-Strategien für den Umgang mit dem für sie oft nicht nachvollziehbaren und belastenden Verhalten ihrer Eltern zu entwickeln.

4. Ökologische/soziokulturelle Einflüsse und Lebensqualität: Die Auswirkungen von Umweltbelastungen auf die Lebensqualität von Kindern und Jugendlichen haben wir schon an anderer Stelle ausführlicher beschrieben (Schmeck und Poustka, 1997). Deshalb sollen an dieser Stelle nur einige kurze Bemerkungen zu den Einflüssen gesellschaftlicher Faktoren auf die Lebensqualität psychisch kranker Kinder gemacht werden. Lauer (1994) berichtet von einer kanadischen Untersuchung, in der der Aufbau von gemeindenahen Versorgungsprogrammen für schizophrene Jugendliche zu einer 50%igen Verminderung der Rehospitalisierungsrate und gleichzeitig zu einer verbesserten Lebensqualität der betroffenen Jugendlichen führte. In einer Zeit knapper werdender finanzieller Ressourcen ist es von erheblicher Bedeutung, daß Rehabilitationsmaßnahmen für psychisch kranke Jugendliche nicht nur unter finanziellen Gesichtspunkten ausgewählt werden (auch wenn dieser Aspekt natürlich mit einbezogen werden muß). Die bei manchen Jugendämtern in letzter Zeit zu erkennende Praxis, ein therapeutisches Heim zur Nachsorge für ein psychisch krankes Kind unter dem Aspekt der Kostenminimierung auszuwählen (Heime mit einem niedrigeren Personalschlüssel wären unter diesem Gesichtspunkt zu bevorzugen), erhöht die Wahrscheinlichkeit der Rehospitalisierung dieses Kindes und vermindert kurz- und langfristig seine Lebensqualität.

Erfassung gesundheitsbezogener Lebensqualität von psychisch kranken Kindern und Jugendlichen

Bei der Entwicklung eines Meßinstruments zur Erfassung der gesundheitsbezogenen Lebensqualität von Kindern und Jugendlichen mit psychischen Störungen tauchen eine Vielzahl von Fragen auf (zu grundlegenden Aspekten der Erfassung von Lebensqualität bei psychisch Kranken siehe auch den Beitrag von Katschnig in diesem Band):

1. Was ist die adäquate Methode? Vorstellbar wären sowohl ein Fremdrating auf der Grundlage einer Verhaltensbeobachtung wie auch ein Interview mit den Betroffenen oder ein Fragebogen zur Fremd- oder Selbsteinschätzung. Um ein Fremdrating handelt es sich z.B. bei der 6. Achse des MAS der ICD-10 (WHO, 1991), in der globale Aspekte der psychosozialen Adaptation des Patienten durch einen Experten, den klinisch erfahrenen Arzt, eingeschätzt werden. Eine solche Global Assessment of Functioning Scale (GAF) existiert auch im DSM-IV (1994), wo es zusätzlich auch die Social and Occupational Functioning Assessment Scale (SOFAS) gibt. Da die subjektive Sicht des Patienten per definitionem zur Erfassung seiner Lebensqualität wichtig ist (s. o.), sind sowohl Fremdrating im Expertenurteil als auch Fremdeinschätzung durch Bezugspersonen kritisch zu betrachten. Bullinger et al. (1993) sehen als adäquate Methode zur Erfassung von Lebensqualität bei epidemiologischen und klinischen Studien den vom Patienten selbst zu beantwortenden Fragebogen an.

2. Welcher Altersbereich soll erfaßt werden? Für den Einsatz eines Fragebogens zur Selbstbeurteilung ist eine grundlegende Lesefähigkeit erforderlich. Dies bedeutet, daß erst Kinder ab der zweiten (oder besser noch dritten) Klasse befragt werden können. Daneben ist auch ein gewisses Maß an Abstraktionsfähigkeit erforderlich, um sich selber mit Hilfe vorgegebener Items einschätzen zu können, weshalb z.B. Persönlichkeitsfragebögen für Kinder wie der PFK9-14 erst ab dem 9. Lebensjahr beginnen. Selbstbeurteilungsskalen wie die Youth Self Report Form der CBCL (Achenbach, 1991; Döpfner et al., 1993), die ein höheres Maß an Abstraktionsfähigkeit voraussetzen, beginnen erst ab dem 11. Lebensjahr. Bei der Erfassung eines großen Altersbereichs (z.B. vom 9.–18. Lebensjahr) tritt als weiteres Problem hinzu, daß spezifische Probleme älterer Jugendlicher wie ‚Partnerschaft‘, ‚Sexualität‘, ‚Berufswahl‘ oder ‚finanzielle Probleme‘ für Kinder noch nicht von Bedeutung sind.

3. Welche Gruppe von Patienten soll erfaßt werden? Will man aus Gründen der besseren Vergleichbarkeit sowohl psychiatrisch kranke wie auch psychosomatisch kranke Kinder oder solche mit chronischen körperlichen Erkrankungen oder geistigen oder körperlichen Behinderungen erfassen, müssen die Kategorien des Fragebogens breiter angelegt werden, als wenn man nur Patienten mit einem spezifischen Störungsbild wie Schizophrenie (z.B. Gössler et al., 1994), Zwangsstörungen oder Asthma (z.B. Petermann, 1991) als Zielgruppe auswählt.

4. Wie ist der Aufbau des Meßinstruments? In Frage kommen entweder ein einheitlicher, krankheitsübergreifender Aufbau, bei dem allen Probanden die gleichen Fragen gestellt werden, oder ein modularer, eher krankheitsspezifischer Aufbau, bei dem um einen Kern von grundlegenden Fragen, die für alle Befragten gleich sind, weitere Komponenten oder Module gruppiert werden, die spezifische Aspekte der Lebensqualität erfassen können. Der Vorteil eines solchen modularen Aufbaus (Siegrist, 1990) besteht darin, daß durch die Kernfragen eine grundsätzliche Vergleichbarkeit gegeben ist, während gleichzeitig durch entsprechende Module alters- oder störungsspezifische Bereiche abgedeckt werden können.

5. Welches Kriterium erfaßt Lebensqualität am besten? In der Mehrzahl von Fragebögen wird Lebensqualität in verschiedene Bereiche untergliedert, die durch verschiedene Items in Aussageform beschrieben und auf einer mehrfach gestuften Likert-Skala eingeschätzt werden (z.B. KINDL von Bullinger et al., 1994; Fragebogen Alltagsleben von Bullinger et al., 1993; Fragebogen zur Lebensqualität bei Asthma (FLA) von Petermann und Bergmann, 1994). In anderen Verfahren wie z.B. der Münchener Lebensqualitäts Dimensionen Liste (MLDL) von Heinisch et al. (1991) werden zusätzlich weitere Parameter wie ‚Zufriedenheit‘, ‚Wichtigkeit‘ und ‚Veränderungswunsch‘ oder ‚Veränderungsglaube‘ in den als relevant erachteten Bereichen erfaßt. Graham et al. (1996) schlagen vor, neben der Einschätzung des Funktionsniveaus auch deren emotionale Bewertung durch die Parameter ‚Gestörtheit‘ und ‚Zufriedenheit‘ zu erfragen.

6. Welcher Beurteilungszeitraum soll gewählt werden? Bullinger und Mitarbeiter (1994) wählen als Beurteilungszeitraum für ihren KINDL-Fragebogen die Zeitspanne von einer Woche vor dem Tag der Einschätzung. Dieser Zeitraum biete die optimale Referenz, da kürzere Zeiträume eher aktuelle Zustandsschwankungen und längere eher Charakteristika der Person erfassen würden.

7. Können psychopathologische Symptomatik und Lebensqualität getrennt werden? Die Trennung von Symptomatik und Lebensqualität ist grundsätzlich notwendig und wünschenswert, führt jedoch bei psychiatrischen Patienten zu erheblichen Problemen. Wie weiter oben ausgeführt zählt das psychische Befinden zu den vier Hauptkomponenten der Lebensqualität, gleichzeitig stellt aber das emotionale Befinden des Patienten einen wesentlichen Teil des psychopathologischen Befunds dar. Das subjektive Lebensgefühl eines Menschen kann durch Ängste oder depressive Verstimmungen grundlegend beeinträchtigt werden, weshalb eine Erfassung dieser Bereiche notwendig ist und sich eine Überschneidung mit den Symptomen der jeweiligen psychischen Störung nicht immer vermeiden läßt.

Konstruktion des *Fragebogen zur Lebensqualität von Kindern/Jugendlichen*

Nach dem Fazit einer WHO-Arbeitsgruppe, daß bisher existierende Meßinstrumente für den Einsatz in der Kinder- und Jugendpsychiatrie ungeeignet erscheinen (s. o.), begannen Graham und Mitarbeiter mit der Entwicklung eines neuen Meßinstruments. Sie ließen sich dabei von den Gedanken leiten, „that new measures should be child-centered, employ subjective self-report where possible, be age-related or at least developmentally appropriate, have a generic core and specific modules, and put an emphasis on health-enhancing aspects of quality of life" (Graham et al., 1996)

In einem ersten Schritt führten sie zunächst Interviews durch mit Eltern von Kindern mit chronischen körperlichen Störungen, psychiatrischen Störungen oder geistiger Behinderung. Die Fragestellung lautete: Wie haben Krankheiten oder Störungen die Kinder in ihren Alltagsaktivitäten beeinträchtigt? Als Ergebnis dieser Befragungen wurden 15 Bereiche der Lebensqualität dieser Kinder identifiziert, in denen Beeinträchtigungen der Alltagsaktivitäten beschrieben worden waren:

Sich bewegen können
Dinge für sich regeln können
Einnässen und einkoten
Schule
Freizeitaktivitäten
Freundschaften
Mit der Familie zurecht kommen
Körperliche Beschwerden
Angst
Depressionen
Sehvermögen
Verständigung
Essen
Schlafen
Aussehen

Aus diesen 15 Bereichen wurde ein Fragebogen konstruiert, mit dem Kinder und Jugendliche auf einer 7stufigen Likert-Skala zu jedem Bereich die Beeinträchtigung des Funktionsniveaus einschätzen sollen. Zusätzlich wird zu jedem Bereich die emotionale Bewertung des Funktionsniveaus erfragt, d.h. wie sehr sich die Kinder dadurch gestört fühlen, wie es ihnen in diesem Bereich geht, und wie zufrieden sie mit diesem Bereich sind. Erste Analysen mit Stichproben von psychiatrisch gestörten, psychosomatisch gestörten und gesunden Kindern zeigten ermutigende Reliabilität und Validität.

Von Poustka und Schmeck (1996a, b, c) wurde diese Vorlage ins deutsche übersetzt und in Fassungen für Kinder (9–12 Jahre), für Jugendliche (13–18 Jahre) und für Eltern adaptiert. Im Sinne eines modularen Aufbaus wurden bei der Fassung für Jugendliche und bei der Elternfassung noch drei weitere Bereiche angehängt, die für psychiatrisch kranke Jugendliche von besonderer Bedeutung scheinen:

Denken
Selbstwertgefühl
Nebenwirkungen von Medikamenten

Als Beispiel soll der Funktionsbereich ‚Freundschaften‘ aus dem Bogen für Jugendliche exemplarisch dargestellt werden: (Abb. 2 und Abb. 3).

Die Jugendlichen sind aufgefordert, in allen 18 vorgegebenen Funktionsbereichen eine Einschätzung abzugeben, wie sie in den letzten Monaten mit diesem Bereich zurechtgekommen sind, wie sehr sie sich gestört fühlen und wie zufrieden sie damit sind. Zum Abschluß des Fragebogens wird noch die globale Lebensqualität eingeschätzt.

Erste Auswertungen des Fragebogens beim Einsatz in einer jugendpsychiatrischen Population geben Hinweise darauf, daß in der überwiegenden Zahl der Fälle die Dimensionen ‚Gestörtheit‘ und ‚Zufriedenheit‘ spiegelbildlich beantwortet wurden. Durch diese beiden Fragen wird also wahrscheinlich eine einzige Dimension mit den Polen ‚gestört sein‘ versus ‚zufrieden sein‘ abgebildet. Bei einer Bestätigung dieser Vermutung in genaueren Analysen wäre eine Revision des Fra-

6. Freundschaften

Mögliche Probleme: Keinen besten Freund (oder beste Freundin) haben; viel Streit und Zank; keine engen Freunde; oft gehänselt oder schikaniert werden; überhaupt ohne Freunde sein.

Wie gut bist Du in den letzten Monaten damit zu recht gekommen?

So gut wie jeder
andere Jugendliche   ⌊___⌊___⌊___⌊___⌊___⌊___⌋   Habe überhaupt keine
in meinem Alter   1   2   3   4   5   6   7   Freunde

Wie sehr fühlst Du Dich dadurch gestört, wie Du mit anderen Jugendlichen auskommst?

Extrem gestört   ⌊___⌊___⌊___⌊___⌊___⌊___⌋   Gar nicht gestört
                           1   2   3   4   5   6   7

Wie zufrieden warst Du damit, wie Du mit anderen Jugendlichen auskommst?

Sehr zufrieden   ⌊___⌊___⌊___⌊___⌊___⌊___⌋   Gar nicht zufrieden
                           1   2   3   4   5   6   7

Abb. 2. Einschätzung eines Funktionsbereichs

Bitte versuche jetzt alle Bereiche zu berücksichtigen, aus denen die Fragen gestellt wurden.

Wie fandest Du Deine Lebensqualität (wie gut war Dein Leben) in den letzten Monaten?

So gut wie bei
jedem anderen Kind   ⌊___⌊___⌊___⌊___⌊___⌊___⌋   Sehr schlechte
in meinem Alter   1   2   3   4   5   6   7   Lebensqualität

Abb. 3. Globale Lebensqualitätseinschätzung

gebogens sinnvoll, da eine Vereinfachung mit einer Reduktion auf zwei Einschätzungen pro Funktionsbereich zu keinem Informationsverlust führen würde.

Zur besseren Darstellungsmöglichkeit der Ergebnisse wurde ein Lebensqualitätsprofil entwickelt, das auch einen Vergleich zwischen verschiedenen Meßzeitpunkten bei einem Patienten oder zwischen verschiedenen Patienten oder Patientengruppen ermöglicht.

In Abb. 4 ist exemplarisch das Lebensqualitätsprofil eines 16jährigen Jungen dargestellt, der wegen einer Schulphobie (Schulbesuch seit einem ¾ Jahr verweigert) in stationärer Behandlung war. Er litt zusätzlich unter einer deutlichen Adipositas (Gewicht 121 kg) und allergischem Asthma und geriet mit seiner psychisch sehr auffälligen Mutter wiederholt in Streit. Die meiste Zeit verbrachte er im Bett und vor dem Fernseher oder vor seinem Computer. (Die Einschätzung erfolgte einen Monat nach der stationären Aufnahme.)

In der Kinder- und Jugendpsychiatrie wird das psychosoziale Adaptationsniveau auf der sechsten Achse des Multiaxialen Klassifikationsschemas (Rem-

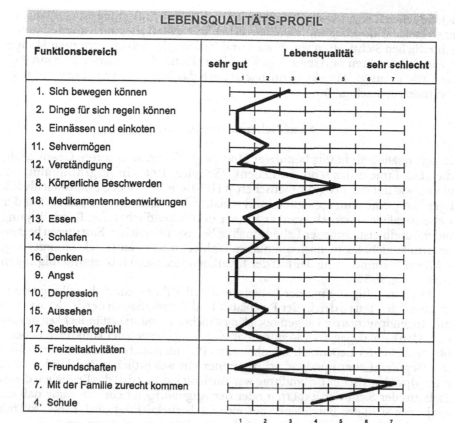

Funktionsbereich	Lebensqualität

Globale Einschätzung der Lebensqualität in den letzten Monaten

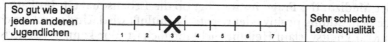

Abb. 4. Lebensqualitätsprofil eines 16jährigen Patienten

schmidt und Schmidt, 1994) erfaßt, wodurch eine getrennte Beschreibung von Symptomatik (Achse I) und Einschränkungen im Alltagsleben (Achse VI) möglich ist (siehe dazu auch die Ausführungen von Katschnig in diesem Band). Im Gegensatz zur Selbsteinschätzung des Patienten über seine subjektiv wahrgenommene Lebensqualität und ihre möglichen Einschränkungen handelt es sich bei der Achse VI jedoch um eine Fremdeinschätzung, die teilweise von der subjektiven Sicht des Patienten abweicht. Aufgrund der vielfältigen und andauernden Schwierigkeiten in den Lebensbereichen ‚Soziale Fertigkeiten‘, ‚Selbständigkeit in der Alltagsbewältigung‘, ‚Verhältnis zu den Eltern‘, ‚Schule‘ und ‚Freizeitgestaltung‘ wurde von den behandelnden Ärzten als Globaleinschätzung der psychosozialen Behinderung des Patienten zum Aufnahmezeitpunkt eine "ernsthafte und durchgängige soziale Behinderung" diagnostiziert. Die Diskrepanz zwischen Selbst- und Fremdeinschätzung ist zum einen aus dem unterschiedlichen Zeitpunkt der Einschätzung erklärbar (Aufnahme vs. vier Wochen nach Behandlungsbeginn), zu einem erheblichen Maß aber auch aus den unterschiedlichen Sichtweisen von Ärzten und Patient, der seinen extremen Mangel an Sozialkontakten und seine Schulprobleme kaum als Einschränkung sah (Seine Einschätzung: "Man kann doch jetzt auch das Abitur von zu Hause aus über das Internet machen!")

Abschließende Bemerkungen

Lebensqualität als häufig benutzter Modebegriff einer saturierten Gesellschaft, die „Das Projekt des schönen Lebens" (Schulze, 1994) in Angriff nimmt, hat eher etwas mit der programmatischen WHO-Definition von Gesundheit als völligem körperlichem, seelischem und sozialem Wohlbefinden zu tun als mit der Lebensrealität psychisch kranker Kinder und Jugendlicher. Die Beschäftigung mit gesundheitsbezogener Lebensqualität bei psychiatrischen Störungen bedeutet primär nicht Suche nach optimalem Wohlbefinden oder Glücksoptimierung, sondern Verminderung der mit der Krankheit assoziierten Beeinträchtigungen (Katschnig, 1994).

Die Beschäftigung mit der Lebensqualität der ihnen zur Behandlung anvertrauten Patienten ist den in der Psychiatrie und vor allem auch den in der Kinder- und Jugendpsychiatrie Tätigen noch längst nicht zur Selbstverständlichkeit geworden. Man kann dagegen einwenden, daß eine Verbesserung der konkreten Lebenssituation und der Lebenszufriedenheit eines Patienten auch ohne die Verwendung des Begriffs ‚Lebensqualität' schon immer ein wesentliches Ziel kinder- und jugendpsychiatrischer Behandlung war. Allzu oft jedoch wird das Erreichen dieses Ziels aus der Sicht der Experten oder der Angehörigen beurteilt, ohne daß die subjektive Sicht der Betroffenen ausreichend berücksichtigt wird. Dieses soll mit der Einbeziehung des Konzepts der Lebensqualität verändert werden.

Auch in der Kinder- und Jugendpsychiatrie ist wie in den somatischen Fächern der Medizin die Frage notwendig, ob die Lebensqualität des Patienten durch die Behandlung positiv oder negativ beeinflußt wird. Und wenn bei chronischem Krankheitsverlauf Heilung nicht möglich ist: Wie kann psychiatrische Behandlung helfen, nicht nur die Symptome zu reduzieren, sondern auch die Lebensqualität des Patienten zu verbessern?

Bei der Verbesserung der Ergebnisqualität kinder- und jugendpsychiatrischer Behandlung wird die Einschätzung der Lebensqualität eine zunehmend wichtigere Outcome-Variable werden. Dazu ist es unabdingbar, das Konstrukt ‚Lebensqualität' auch für Kinder und Jugendliche mit psychischen Störungen zu operationalisieren und ein reliables und valides Meßinstrument zu entwickeln. Der hier vorgelegte *Fragebogen zur Lebensqualität von Jugendlichen* bedeutet einen ersten Ansatzpunkt. Er steckt noch in den Anfängen seiner Entwicklung und bedarf noch eingehender Überprüfung und möglicherweise auch Überarbeitung.

Gemäß dem Titel des vorliegenden Buches „Von der Qualitätssicherung zur Lebensqualität in der Kinder- und Jugendpsychiatrie" sollten die in vielfältiger Weise geplanten qualitätssichernden Maßnahmen dazu dienen, die gerade bei jungen Patienten mit psychischen Störungen so deutlich beeinträchtigte Lebensqualität verbessern zu helfen.

Literatur

Achenbach TM (1991) Manual for the Youth Self Report and 1991 Profile. University of Vermont, Department of Psychiatry, Burlington

Arnold W, Eysenck HJ, Meili R (1988) Lexikon der Psychologie. Herder Verlag, Freiburg

Battegay R, Benedetti G, Rauchfleisch U (1977) Grundlagen und Methoden der Sozialpsychiatrie. Vandenhoeck und Ruprecht, Göttingen

Bellebaum A (1994) Lebensqualität. Ein Konzept für Praxis und Forschung. In: Bellebaum A, Barheier K (Hrsg) Lebensqualität. Ein Konzept für Praxis und Forschung. Westdeutscher Verlag, Opladen, S 7–12

Bullinger M, Kirchberger I, von Steinbüchel N (1993) Der Fragebogen Alltagsleben – ein Verfahren zur Erfassung der gesundheitsbezogenen Lebensqualität. Z f Medizinische Psychologie 3, S 121–131

Bullinger M, v Mackensen S, Kirchberger I (1994) KINDL – ein Fragebogen zur Erfassung der Lebensqualität von Kindern. Z Gesundheitspsychol 2, S 64–77

Bullinger M, Lebensqualität: Grundlagen und Anwendungen (1994) In: Petermann F, Bergmann K-C (Hrsg) Lebensqualität und Asthma. Quintessenz, München, S 17–28

Bullinger M, Ravens-Sieberer U (1995) Grundlagen, Methoden und Anwendungsgebiete der Lebensqualitätsforschung bei Kindern. Prax Kinderpsychol Kinderpsychiatr 44, S 391–398

Cook JA, Pickett SA (1987) Feelings of burden and critcalness among parents residing with chronically mentally ill offspring. J Appl Soc Sci 12, pp 79–107

Diehl V, v Kalle A-K, Kruse T, Sommer H (1990) „Lebensqualität" als Bewertungskriterium in der Onkologie. In: Schölmerich P, Thews G (Hrsg) „Lebensqualität" als Bewertungskriterium in der Medizin. Fischer Verlag, Stuttgart, S 149–167

Döpfner M, Melchers P, Fegert J, Lehmkuhl G, Lehmkuhl U, Schmeck K, Steinhausen HC, Poustka F (1993) Deutschsprachige Konsensus-Versionen der Child Behavior Checklist (CBCL 4–18), der Teacher Report Form (TRF) und der Youth Self Report Form (YSR). Kindheit und Entwicklung 3: 54–59

Erikson E (1976) Identität und Lebenszyklus. Suhrkamp, Frankfurt

Glatzer W (1990) Lebensqualität. Brockhaus Enzyklopädie, Bd. 13. Mannheim

Gössler R, Klier C, Strbl R (1994) Selbsteinschätzung und Fremdeinschätzung der Lebensqualität schizophrener Patienten in der Rehabilitation. In: Katschnig H, König P (Hrsg) Schizophrenie und Lebensqualität. Springer, Wien New York, S 111–117

Graham P, Flynn D, Stevenson J (1996) A new measure of health-related quality of life for children: preliminary findings. Psychol Health

Helmchen H (1990) „Lebensqualität" als Bewertungskriterium in der Psychiatrie. In: Schölmerich P, Thews G (Hrsg) „Lebensqualität" als Bewertungskriterium in der Medizin. Fischer Verlag, Stuttgart, S 93–115

Katschnig H, König P (Hrsg) (1994) Schizophrenie und Lebensqualität. Springer, Wien New York

Katschnig H (1994) Wie läßt sich die Lebensqualität bei psychischen Krankheiten erfassen? In: Katschnig H, König P (Hrsg) Schizophrenie und Lebensqualität. Springer, Wien New York, S 1–14

Katschnig H, Freeman H, Sartorius N (Eds) (1997) Quality of life in mental disorders. Wiley, Chichester

Lauer G (1994) Ergebnisse und Probleme der Lebensqualitätsperspektive. Deutsches Ärzteblatt 91, Heft 13, S 694–695

Lauer G, Mundt Ch (1995) Lebensqualität und Qualitätssicherung. In: Haug HJ, Stieglitz RD (Hrsg) Qualitätssicherung in der Psychotherapie. Enke, Stuttgart

Lehman AF, Ward NC, Linn LS (1982) Chronic mental patients: The quality of life issue. Am J Psychiatry 139:10, pp 1271–1276

Maslow AH (1954) Motivation and Personality. Harper and Row, New York

Petermann F, Bergmann K-C (Hrsg) (1994) Lebensqualität und Asthma. Quintessenz, München

Poustka F, Schmeck K (1996a) Fragebogen zur Erfassung der Lebensqualität von Kindern. Unveröff. Fragebogen, Frankfurt

Poustka F, Schmeck K (1996b) Fragebogen zur Erfassung der Lebensqualität von Jugendlichen. Unveröff. Fragebogen, Frankfurt

Poustka F, Schmeck K (1996c) Elternfragebogen zur Erfassung der Lebensqualität von
  Kindern und Jugendlichen. Unveröff Fragebogen, Frankfurt
Remschmidt H, Schmidt MH (Hrsg) (1988) Kinder- und Jugendpsychiatrie in Klinik
  und Praxis. Thieme, Stuttgart
Remschmidt H, Schmidt MH (Hrsg) (1994) Multiaxiales Klassifikationsschema für psy-
  chische Störungen des Kindes- und Jugendalters nach ICD-10 der WHO. Huber,
  Bern, 3. Aufl.
Resch F (1996) Entwicklungspsychopathologie des Kindes- und Jugendalters. Ein Lehr-
  buch. Psychologie Verlags Union, Weinheim
Rutter M, Taylor E, Hersov L (Eds) (1994) Child and adolescent psychiatry: Modern
  approaches. Blackwell Scientific Publications, London
Schmeck K, Poustka F (1997) Quality of life and childhood disorders. In: Katschnig H,
  Freeman H, Sartorius N (Eds) Quality of life in mental disorders. J Wiley, Chichester
Schmidt MH, Blanz B (1996) Psychopharmakotherapie im Kindesalter. Ein Kompendi-
  um für Kinderärzte. Enke Verlag, Stuttgart
Schölmerich P (1990) Einführung. In: Schölmerich P, Thews G (Hrsg) „Lebensqualität"
  als Bewertungskriterium in der Medizin. Fischer, Stuttgart, S 9–11
Schulz E, Martin M, Remschmidt H (1994) Zur Verlaufsdynamik schizophrener Erkran-
  kungen in der Adoleszenz. Z Kinder Jugendpsychiatr Bd. 22, Heft 4, S 262–274
Schulze G (1994) Das Projekt des schönen Lebens. Zur soziologischen Diagnose der
  modernen Gesellschaft. In: Bellebaum A, Barheier K (Hrsg) Lebensqualität. Ein
  Konzept für Praxis und Forschung. Westdeutscher Verlag, Opladen, S 7–12
Siegrist J (1990) Grundannahmen und gegenwärtige Entwicklungsperspektiven einer
  gesundheitsbezogenen Lebensqualitätsforschung. In: Schölmerich P, Thews G
  (Hrsg) „Lebensqualität" als Bewertungskriterium in der Medizin. Fischer, Stutt-
  gart, S 59–66
Voll R, Poustka F (1994) Coping with illness and coping with handicap during the
  vocational rehabilitation of physically handicapped adolescents and young adults.
  Int J Rehabil Res 17: 305–318
Weber I (1995) Lebensqualität: Messung und Ergebnisbeurteilung. Deutsches Ärzte-
  blatt 92, Heft 18, S 961
Wiener JM (Ed) (1991) Textbook of child and adolescent psychiatry. American Psychiatric
  Press, Washington

Sachverzeichnis

SpringerPsychotherapie

Christoph Mundt, Michael Linden, Winfried Barnett (Hrsg.)

Psychotherapie in der Psychiatrie

1997. 44 Abbildungen. XV, 482 Seiten.
Broschiert DM 118,–, öS 826,–
ISBN 3-211-82980-6

Anläßlich einer neuen ärztlichen Weiterbildungsordnung mit dem nunmehrigen Facharzt für Psychiatrie und Psychotherapie hat die Deutsche Gesellschaft für Psychiatrie, Psychotherapie und Nervenheilkunde (DGPPN) ein Statuskolloquium „Psychotherapie in der Psychiatrie" veranstaltet, zu dem Psychotherapieforscher aus allen deutschsprachigen psychiatrischen Kliniken und Abteilungen eingeladen waren. Das Buch enthält eine repräsentative Auswahl der Beiträge, die einen Querschnitt durch die gegenwärtige Psychotherapieforschung innerhalb der deutschsprachigen Psychiatrie ergeben. Darüber hinaus kommen Vertreter der Klinischen Psychologie und Psychosomatik zu grundsätzlichen Themen zu Wort, so daß daraus ein aktueller Überblick über Forschungsschwerpunkte und Probleme psychiatrischer Psychotherapieforschung resultiert – eine ideale Ergänzung und Aktualisierung vorhandener Darstellungen der Psychotherapie um die Forschungsperspektive.

Inhalt
Entwicklung der Psychotherapie seit 1980 • Grundlegende Probleme • Schizophrenie • Affektive Störungen • Angststörungen • Zwangsstörungen • Sucht • Spezielle Krankheitsbilder • Kinder- und Jugendpsychotherapie • Verhaltenstherapeutische Settings und Konzepte • Diagnostik und Prozeßforschung • Ausbildung und Qualitätssicherung • Besondere Gesichtspunkte

 SpringerWienNewYork

Sachsenplatz 4-6, P.O.Box 89, A-1201 Wien, Fax +43-1-330 24 26
e-mail: order@springer.at, Internet: http://www.springer.at
New York, NY 10010, 175 Fifth Avenue • D-14197 Berlin, Heidelberger Platz 3
Tokyo 113, 3-13, Hongo 3-chome, Bunkyo-ku

SpringerPsychotherapie

Gerhard Lenz, Ulrike Demal,
Michael Bach (Hrsg.)

Spektrum der Zwangsstörungen

Forschung und Praxis

1998. 17 Abbildungen. XIV, 165 Seiten.
Broschiert DM 39,–, öS 275,–
ISBN 3-211-83058-8

Die Zwangsstörung gilt mit einer Lebenszeitprävalenz von 2,5% der Allgemeinbevölkerung als vierthäufigste psychische Störung. Neuere Forschungsergebnisse weisen auf inhaltliche Beziehungen der Zwangsstörung mit anderen psychischen Störungen hin, die auf einem dimensionalen Kontinuum zwischen Kompulsivität („Zwanghaftigkeit") und Impulsivität („Dranghaftigkeit") angeordnet werden können. Zu diesen sogenannten „Spektrumstörungen" zählen unter anderem Eßstörungen, Kaufrausch, Hypochondrie, Trichotillomanie und selbstschädigendes Verhalten.
Neben Epidemiologie, Phänomenologie, Neurobiologie und Diagnostik werden hier vor allem therapeutische Ansätze (medikamentös, psychotherapeutisch) der Zwangsstörung und der oben genannten Spektrumstörungen diskutiert.

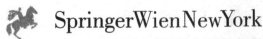 SpringerWienNewYork

Sachsenplatz 4-6, P.O.Box 89, A-1201 Wien, Fax +43-1-330 24 26
e-mail: order@springer.at, Internet: http://www.springer.at
New York, NY 10010, 175 Fifth Avenue • D-14197 Berlin, Heidelberger Platz 3
Tokyo 113, 3-13, Hongo 3-chome, Bunkyo-ku

Springer-Verlag
und Umwelt

Als internationaler wissenschaftlicher Verlag
sind wir uns unserer besonderen Verpflichtung der
Umwelt gegenüber bewußt und beziehen umwelt-
orientierte Grundsätze in Unternehmensentschei-
dungen mit ein.

Von unseren Geschäftspartnern (Druckereien,
Papierfabriken, Verpackungsherstellern usw.) verlangen wir, daß sie sowohl beim Herstellungsprozeß
selbst als auch beim Einsatz der zur Verwendung
kommenden Materialien ökologische Gesichtspunkte berücksichtigen.

Das für dieses Buch verwendete Papier ist aus
chlorfrei hergestelltem Zellstoff gefertigt und im
pH-Wert neutral.